Mil dicas para entender seus filhos

de 0 a 7 anos

Harry Ifergan e Rica Etienne

Mil dicas para entender seus filhos

de 0 a 7 anos

Tradução:
LUCY MAGALHÃES

Jorge Zahar Editor
Rio de Janeiro

Título original:
Mais qu'est-ce qu'il a dans la tête?
1000 astuces pour mieux comprendre votre enfant de 0 à 7 ans

Tradução autorizada da segunda edição francesa aumentada,
publicada em 2000 por Hachette Littératures, de Paris, França

Jorge Zahar Editor Ltda.
rua México 31 sobreloja
20031-144 Rio de Janeiro, RJ
tel.: (21) 240-0226 / fax: (21) 262-5123
e-mail: jze@zahar.com.br
site: www.zahar.com.br

Capa: Sérgio Campante

CIP-Brasil. Catalogação-na-fonte
Sindicato Nacional dos Editores de Livros, RJ.

Ifergan, Harry
I25m Mil dicas para entender seus filhos: de 0 a 7 anos / Harry Ifergan e Rica Etienne; tradução, Lucy Magalhães. — Rio de Janeiro: Jorge Zahar Ed., 2001

Tradução de: Mais qu'est-ce qu'il a dans la tête?
Inclui bibliografia.
ISBN 85-7110-605-3

1. Crianças — Formação. 2. Psicologia infantil. 3. Pais e filhos. 4. Educação de crianças. I. Etienne, Rica. II. Título.

CDD 649.1
01-0753 CDU 649.1

Sumário

PREFÁCIO

Às vezes, dizemos que não é fácil ser pai ou mãe. E alguns (pessoas muito competentes no assunto) até pensam que, o que quer que se faça, estará errado. Entretanto, é realmente na relação entre pais e filhos que se tece, muito cedo, o futuro da vida dos adultos.

Os pais são, ao mesmo tempo, o modelo a imitar — talvez fora do alcance, principalmente se a expectativa é grande demais — e o modelo a não seguir, para poder ter personalidade própria. Imitação e oposição, aceitação e recusa são atitudes legítimas da criança, mas é preciso que os pais compreendam as razões dessas reações e meçam suas conseqüências. As boas intenções, o desejo de proteger, a aprendizagem dos costumes da vida, mesmo com muito amor, não bastam para que uma criança se torne ela própria e assuma a sua identidade.

Em contrapartida, há erros que não se devem cometer, como planejar, no lugar do filho, o que será o seu futuro. Como ser ela mesma, se a criança realiza o desejo dos pais? Só a oposição permite existir.

Desejar ter um filho é a concretização do amor entre duas pessoas. Esse desejo não deve se prolongar e transformar-se em desejo no lugar do filho, obrigando-o a moldar-se às aspirações dos pais, no que se refere aos comportamentos, à vida afetiva, social ou profissional. Pôr uma criança no mundo é criar um ser humano, que deve separar-se de você para viver a sua própria existência. O amor que se tem por ela não deve ser egoísta e deve respeitar a sua liberdade e até os seus erros. Amar verdadeiramente o filho é amá-lo por si mesmo e não por aquilo que queremos que ele seja.

Essa contínua interação entre o filho e seus pais se desenvolve em um contexto particular, que chamamos família. É o ponto de encontro de muitas outras interações, entre os próprios pais e entre os filhos. Com um filho apenas já não é fácil, com vários então...

Os autores deste livro representam uma mãe e um pai, que eles são na realidade, e falam por experiência própria. Mas também são profissionais de psicologia, de pedagogia e de comunicação. Com eles, tudo parece simples, porque tudo parte do concreto, de situações cotidianas, ditas com as palavras de cada um de nós. Eles introduzem o bom senso onde só havia conflitos e

Introdução

Esta obra se destina aos pais que têm dificuldades com seus filhos na vida cotidiana. Dúvidas, preocupações e problemas são abordados a partir de situações reais: "O bebê chora sempre na mesma hora", "Cadê o paninho dele?", "Os meninos grandes me batem no recreio", "Ele não pára no lugar" etc.

Cada questão é tratada a partir de três pontos de vista: o dos pais, o da criança e o do psicólogo. Em seguida, apresentam-se respostas: conselhos práticos, atitudes a adotar, armadilhas a evitar.

Esses elementos são chaves oferecidas aos pais desorientados para desarmar os conflitos o mais rapidamente possível, superar as dificuldades e compreender melhor o ponto de vista da criança.

Mais acentuadamente que os adultos, a criança está em perpétua transformação. Seus comportamentos e atitudes se modificam a olhos vistos. Assim, é difícil para os pais seguir a evolução do seu caráter — e as respectivas conseqüências — sem um mínimo de referências e orientações. É delas que trataremos passo a passo, segundo a cronologia dos estágios de evolução, da primeira infância até a "idade da razão".

Até mesmo antes do fim do seu primeiro ano, o bebê se dá conta de que é um ser bem distinto de sua mãe. Durante algumas semanas, tem medo quando ela se ausenta e quando está em presença de pessoas que não conhece. Então, ele compreende o quanto é vulnerável e dependente. É o que chamamos de "angústia do 8º mês".

A partir dos 18 meses, a criança se opõe para afirmar-se e existir por si mesma. É a fase do "não", tão temida pelos pais.

Por volta dos três anos, uma parte da vida afetiva da criança é agitada pelo famoso complexo de Édipo. A menina demonstra uma extrema atração pelo pai e afasta a mãe, sua "rival"; o menino descobre o ciúme em relação ao pai, que no entanto ele admira.

Paralelamente a esse período, que durará três ou quatro anos, superpõem-se outras etapas, às vezes menos difíceis, nas quais a criança adquire mais autonomia, à custa de certos medos.

Para evoluir e desenvolver-se psicologicamente, ela deverá esforçar-se, superar algumas crises e encarar os pais, que nem sempre a compreenderão, pois ela ainda expressa suas emoções com dificuldade.

Quando acha certos pontos de sua evolução difíceis demais, a criança prefere regredir, isto é, voltar a uma fase que já conhece. Assim, pode voltar a fazer xixi na cama, a falar como neném ou pedir para não dormir no escuro. Essas "marchas a ré" a tranqüilizam e lhe servem de trampolim para prosseguir no desenvolvimento. Assim, a vida de uma criança é feita de progressos fulgurantes e regressos necessários.

Essas etapas naturais, mas difíceis de administrar, às vezes tornam a criança menos disponível, menos dócil e menos receptiva. Por sua vez, os pais têm dificuldade em acompanhar o seu ritmo flutuante. Daí as incompreensões mútuas, que resultam em crises. Aliás, os pais também atravessam períodos de indisponibilidade (estresse, problemas conjugais, excesso ou falta de trabalho, problemas de saúde) que os tornam inacessíveis ao seu filho. Nessas ocasiões, todos os belos princípios educativos vão pelos ares. Surgem mais facilmente a palmada ou o "sermão". A vida é assim... Pelo menos, tentaram compreender a criança quando tudo ia bem. Como dizia o psicanalista Bruno Bettelheim, o objetivo não é ser pais perfeitos, porém, mais modestamente, "pais bons o suficiente".

Esta obra gostaria de traduzir o sentimento da criança e fazê-lo chegar ao coração dos pais.

HARRY IFERGAN E RICA ETIENNE

Uma Criança de Personalidade

Uma criança de personalidade é audaciosa, segura, cheia de determinação e energia; é tenaz, voluntariosa e resoluta. Provoca a admiração dos pais, que pensam: "No mínimo, irá longe na vida e saberá defender as suas convicções."

Mas toda moeda tem a outra face: a personalidade também pode se expressar por crises repetidas de raiva, oposição sistemática, "artes" aos montes ou uma originalidade desconcertante. O "atirado" vive permanentemente no limite do perigo, o "do contra" provoca as chamadas à ordem, o individualista não respeita os outros, o original vive em outro planeta.

Daí o dilema dos pais. Será que a criança está indo "longe demais"? Devem refrear os seus impulsos espontâneos e, talvez, "domar a personalidade" dela ou cortá-la da sua verdadeira natureza? Ou devem, ao contrário, temperar o seu caráter e socializá-la mais?

Do seu lado, a criança se constrói escolhendo entre os modelos educativos propostos pelo seu ambiente. É por isso que, na mesma família, com pais idênticos e uma educação com princípios semelhantes, cada criança desenvolve uma personalidade que difere da dos irmãos e irmãs. Essa lenta elaboração da personalidade só terminará na adolescência. Enquanto isso, os pais precisarão de muito bom humor, paciência e firmeza, para deixar expressar-se esse caráter bem marcado, mas ensinando-lhe o indispensável respeito aos outros.

Por que o bebê está chorando?

• *O lado dos pais*

Logo que o bebê começa a chorar, toda a família se abala. Perguntam: será que está com fome, está com calor, molhou a fralda? Mas não adianta trocar a fralda. Aquela coisinha berra mais ainda, redobrando a inquietação dos pais. Resultado: todos estão à beira de um ataque de nervos, meio inquietos, meio exasperados. É grande a tentação de chamar o médico. Mas, na última vez em que ele veio, garantiu que a criança "não tinha doença nenhuma". Só resta a você andar com ela no colo, para baixo e para cima no corredor, até que, vencido pelo cansaço, você a põe no berço, evidentemente com dor na consciência...

• *O lado da criança*

Seu bebê não está chorando, está se comunicando! Ainda não é capaz de pronunciar frases com uma sintaxe elaborada. Seu único vocabulário são os gritos. Já nos primeiros meses, seu repertório é bastante variado. Gritos de fome, vigorosos e poderosos como se sua vida dependesse disso; gorjeios de satisfação, mostrando que o neném, limpo e de barriga cheia, está contente; ronquinhos agitados (acompanhados de movimentos da cabeça da direita para a esquerda) significando que está com sono; choros de desconforto, porque está sujo ou com calor; gritos de dor (cólica, arroto difícil, soluço e, mais tarde, otite noturna ou dor de dente); a partir do 2º ou 3º mês, gritos de chamamento ou pequenos gemidos prolongados sem choro, que querem dizer simplesmente: "Me pega no colo"; gritos de protesto ("Não quero mais essa mamadeira", "Me deixa em paz); enfim, gritos de raiva, acompanhados de soluços profundos, por volta do 8º mês, e que podem durar até os três ou quatro anos.

• *Opinião do psicólogo*

Alguns pais podem pensar, sem razão, que o bebê está sofrendo e o acarinham demais, o que, na verdade, o impede de acalmar-se.

Um estudo com nenéns de seis semanas revelou que eles choram em média 2 horas e 45 minutos por dia, às vezes um pouco mais ou um pouco menos, sem que isso seja motivo de alarme. Nessa idade, a criança já afirma certos traços de caráter: é tranqüila ou, ao contrário, exigente, reivindicativa, irritadiça, extrovertida, "exibida". Observou-se que os seus gritos vão num crescendo, do nascimento aos três meses, depois diminuem em freqüência, voltando a aumentar por volta dos 18 meses até os três anos, o famoso período de oposição e afirmação da sua personalidade.

Ao invés de inquietar, gritos e choros deveriam tranqüilizar os pais. Pelo menos, a comunicação está se fazendo. Chorar não é forçosamente sinal de desconforto ou dor. Às vezes, é exatamente o contrário. Observações feitas em meio hospitalar mostram que um bebê verdadeiramente doente não chora. Assim, deveríamos desconfiar de uma criança excessivamente tranqüila. Só quando o bebê melhora é que ele restabelece o laço, graças ao "cordão acústico". Essa expressão foi forjada por psicólogos, em analogia com o cordão umbilical, que permite ao feto satisfazer as suas necessidades antes mesmo de poder expressá-las. O cordão acústico tem o poder de chamar a atenção, permitindo assim a resposta às necessidades do bebê.

As reações provocadas, especialmente na mãe, são múltiplas: inquietação, tristeza, exasperação, dúvida sobre a sua competência, e também batimentos cardíacos acelerados, inchação dos mamilos, escoamento de leite em caso de aleitamento.

Um bebê que chora está interpelando os pais, está lançando sinais que eles vão tentar decodificar. Os primeiros laços se tecem, inicialmente, com incerteza. Com o tempo, os pais vão satisfazer cada vez melhor as necessidades do neném. A mãe ou o pai dirão: "Ele está chorando porque os dentinhos estão nascendo", "Ele está com sono, vou colocá-lo para dormir". Os pais, mais serenos — e finalmente certos de que são competentes —, serão mais tranqüilizadores para o filho que, com isso, se acalmará.

- *O que você pode fazer*

Com a maioria dos bebês, é inútil esperar uma verdadeira noite de sono antes de oito semanas: "Barriga vazia não tem ouvidos", diz o ditado, com razão. Alguns especialistas afirmam que, antes de oito semanas e 5kg (valores médios), o bebê ainda não formou "reservas" suficientes para resistir à fome. Assim, é melhor responder sem hesitar ao seu pedido, mesmo que o choro acorde os pais bem no meio da noite.

Se o bebê está chorando, verifique sempre primeiro se tudo está bem. Ele não está obrigatoriamente com fome, pode estar molhado ou incomodado porque sente muito calor. "Ver como ele está" não quer dizer necessariamente pegá-lo no colo. Você pode aproximar-se dele, em silêncio ou falando suave e calmamente, o que o tranqüilizará. Se o bebê está chorando quando está limpo, sem fome e em ambiente calmo, admita que ele tem, simplesmente, necessidade de chorar. Isso não tem nada de inquietante, é até indispensável em certas noites. Se, ao contrário, os gritos são queixosos, se se parecem com gemidos e persistem mesmo quando ele está no seu colo, tome a temperatura, pois talvez ele esteja doente. Se ele parece estar "fora do normal", não hesite em chamar o médico.

Antes dos três ou quatro meses, um bebê nunca faz manha. Só mais tarde, quando os pais correm ao menor apelo, ele começa a compreender que o seu choro provoca a chegada deles. Passados 10 ou 15 minutos, atenda, pois o choro auto-sustentado se torna a própria causa da sua irritação.

De qualquer forma, os estudos mostram que os bebês de menos de seis meses aos quais se dá uma resposta adequada e diversificada (palavras gentis, sorrisos, cantigas de ninar, colo, calma, mamadeira, troca regular de fraldas) são também os que choram menos nos minutos seguintes e os que começam a "gorjear" mais cedo, com um ou dois anos.

Leve em conta o temperamento do seu filho. Alguns bebês, já "bagunceiros" no ventre materno, se tornam irritados e tirânicos com pais excessivamente indulgentes. Outros, calmos por natureza, se tranqüilizam mais facilmente, com ou sem mamãe "ao alcance da mão". Tenha paciência: assim que completar três meses, ele chorará menos e começará a vocalizar.

- *Armadilhas a evitar*

Um bebê precisa de calma, silêncio e repouso. Nos primeiros dias, tem necessidade de 15 a 18 horas de sono. É óbvio que as passagens incessantes de colo para colo, os risinhos, as gracinhas e sorrisos permanentes o cansam e só servem para aumentar o choro.

Não estabeleça um horário fixo para as suas refeições, o que pode provocar irritação. É melhor acompanhar o ritmo do bebê, pelo menos durante os três ou quatro primeiros meses. Além disso, ao invés de insistir em lhe dar banho antes dele mamar, inverta a ordem das prioridades. Isso não representa nenhum risco.

Não se acuse de interpretar mal o choro do seu filho. Para isso, é preciso tempo, e muita tentativa-e-erro. Os pais perfeitos, 100% operacionais, que entendem tudo imediatamente, não existem.

Zoom
Os "alimentos afetivos"

Manoela é a própria ilustração das conseqüências de um "golpe de Estado" materno. Mal a pobre coitada abria a boca, era imediatamente posta ao seio, para fechar a torneira de lágrimas. Sua mãe decretara que ela chorava porque estava com fome. Sempre. Quando chegou a hora de desmamar, ela vinha correndo com a mamadeira na mão. Com 12 meses, Manoela não podia dizer: "Não, mamãe; eu preciso é de calma, ou de carinho."

Com sete anos, Manoela era obesa. Fora induzida a um sistema de compensações, que funcionava sempre a partir de um princípio único: a comida. Ao menor problema, a menina devorava alguma coisa.

Boris Cyrulnik, famoso especialista em comportamento, usou em um de seus livros a bela metáfora de "alimentos afetivos". Realmente, o alimento é o primeiro diálogo que se faz entre a mãe e a criança. Algumas mães, como a de Manoela, cheias de boas intenções, querem ser a qualquer preço acolhedoras e generosas. Insistem em fazer o filho comer, repetir, comer de novo, como se, por uma estranha alquimia do coração, saciar, cumular, fosse a mesma coisa que amar cada vez mais.

Infelizmente, essa "cevagem" de amor pode fazer engordar mais do que a hereditariedade. Aliás, alimentar o corpo equivale a alimentar o espírito? Os pais de Manoela nunca tomaram o hábito de dar *um sentido*, o verdadeiro sentido, às suas solicitações, o que é uma pena. Manoela acha sempre que está com fome, mas na verdade...

O bebê chora sempre na mesma hora

• *O lado dos pais*

Depois que completou um mês, o bebê se recusa a dormir e se transforma numa "máquina de berrar" entre as 17:00 e as 21:00, exatamente quando o papai volta para casa. Você (às vezes) tem a inconfessável vontade de jogá-lo pela janela. Você se angustia, principalmente porque se acha incapaz de compreendê-lo e aliviá-lo. Perguntas passam pela sua cabeça: "Será que eu sou uma boa mãe? Será que ele está com fome? Sentindo dor? Está infeliz? Por que esse choro? O que ele está querendo dizer? Será que é a famosa dor de barriga do recém-nascido ou será que ele já está me testando, para ver a minha reação?"

• *O lado da criança*

Muitas vezes, depois da mamada, enquanto estava dormindo tranqüilamente, o neném se agita de repente. Contorce-se em todas as direções, morde os punhos com raiva, dobra as pernas sobre a barriguinha, esticada como um tambor. Alguns arrotos ou gases parecem indicar que está com dor de barriga. Parece sofrer, e nem o colo, nem o seio, nem a mamadeira ou a chupeta o aliviam por muito tempo. Ainda por cima, a ansiedade do papai e da mamãe, suas solicitações irritantes, a mania que eles têm de ficar passeando com ele pela casa toda, para fazê-lo dormir de novo, acabam provocando no bebê uma excitação incontrolável.

• *Opinião do psicólogo*

Essas supostas crises de dores de barriga, chamadas de "cólicas do lactente", afetam cerca da metade dos bebês, e acontecem, em geral, logo nas primeiras semanas. Desaparecem tão bruscamente quanto apareceram, no fim do 3º ou 4º mês, no máximo.

Embora muito banais e sem gravidade, essas cólicas são extremamente penosas para todos e ainda não têm explicação. Alguns especialistas pensam que elas se devem à má digestão do leite ou a distensões gasosas provocadas pela imaturidade do tubo digestivo; nesse caso, as crises de cólica aparecem em qualquer momento do dia ou da noite. Elas impedem o bebê de aproveitar o tempo sereno da mamada, e às vezes ele sente até dificuldade em engolir.

Há 20 anos, o obstetra Frédéric Leboyer propunha, para essas cólicas, uma explicação original, que hoje é retomada: no ventre da mãe, o bebê é naturalmente ninado por movimentos que o acalmam. Com o nascimento, ele passa para uma quase imobilidade forçada, que se acompanha muitas vezes de cólicas. E é só no momento exato em que o recém-nascido se torna capaz de mover-se e virar-se no berço que elas finalmente desaparecem. A mobilidade recuperada permitiria ao neném eliminar as tensões acumuladas durante o dia. Em resumo, graças aos movimentos, ele expressaria aquilo que, até então, só podia manifestar por meio de gritos e cólicas.

Os psicólogos não estão longe dessa interpretação. Segundo eles, a tensão do ambiente desencadearia essas cólicas nos bebês super-receptivos.

Uma mãe angustiada, que corre para o filho ao menor gemido, ou, ao contrário, excessivamente estimulante, acabaria mantendo o bebê em estado de vigília, ou antes, em alerta permanente. O neném não teria outra solução senão descarregar as suas tensões internas através do choro.

• *O que você pode fazer*

As cólicas (e os problemas de sono que elas provocam) desaparecem, no máximo, por volta do 4º mês. Seja paciente, como a maioria dos pais. Se você se reconhece no retrato da mãe superprotetora e excessivamente atenciosa, por que piorar isso com o medo de "fazer errado"?

Durante a crise, alguns pequenos conselhos poderão melhorar a situação: verifique sempre se o bebê não está com fome. Se esse for o caso, um pouco mais de mamadeira ou alguns minutos a mais ao seio acabarão tranquilizando-o.

Tente também o remédio contra gases — receitado pelo pediatra — para diluir na mamadeira. Faça massagem na barriguinha, movendo as mãos no sentido horário, para auxiliar a evacuação de eventuais gases. Ou, melhor ainda, faça uma massagem em todo o corpo, com óleo de amêndoas doces, o que também favorecerá na criança, posteriormente, uma melhor percepção do seu "invólucro corporal". Se ela tem tendência a regurgitar, um xarope anti-regurgitação pode ser eficaz.

Você pode tirar a roupa do bebê e passear com ele, em contato pele a pele, naquele suporte em forma de "bolsa de canguru". Não é necessário esperar que as costas do neném estejam suficientemente fortes para isso. Graças aos novos modelos desse suporte, o bebê se sente bem nele desde o nascimento. Você também pode deitar-se e deitá-lo sobre você. O seu calor, o seu cheiro e o ritmo calmo da sua respiração vão tranqüilizá-lo.

Se nada disso funcionar, não sinta culpa e deixe-o chorar. O bebê gosta de sentir que tem o direito de expressar-se no único registro que conhece, sem que lhe tragam, automaticamente, uma mamadeira, uma fralda, um colo ou... uma mamãe.

Em desespero de causa, se você teme o ódio da vizinhança, dê uma volta com ele de carrinho pelo quarteirão (ou de carro pela rua), até que ele adormeça.

- *Armadilhas a evitar*

Não é porque ele chora depois da mamadeira da noite que você deve trocar a marca do leite, sem indicação médica. Essas "cólicas" não provam a intolerância a uma ou outra marca. É inútil mudar. Do mesmo modo, evite diluir ou engrossar a mamadeira; o bebê poderia ficar insatisfeito ou ter aumentados os seus problemas de digestão.

Responder aos gritos dele com os seus ou com exasperação apenas prolongaria a crise.

O bebê tem medo de estranhos

- *O lado dos pais*

Por que ele se assusta quando alguém se aproxima dele? Antes, ele era um "amor de bebê". Podia-se apresentá-lo a qualquer pessoa, em qualquer lugar, a qualquer momento. Bastava um sorriso para ele sorrir de volta e arrulhar de prazer. Agora, você tem que afastar as pessoas mais insistentes.

- *O lado da criança*

Entre seis e 15 meses, a criança teme o encontro com as pessoas que conhece pouco, mesmo na presença dos pais. Sem saber por quê, o bebê tem uma sensação de insegurança e ameaça. Teme que o separem de sua mãe — ou, quando esta se encontra ausente e ele é confiado a uma pessoa desconhecida, tem medo de que essa pessoa tenha feito desaparecer a mãe.

Inquieto, o neném pode gritar, chorar, proteger o rosto com as mãos, esconder-se na saia da mãe ou puxar a sua mão com impaciência, para ir embora o mais depressa possível. É um estratagema geralmente eficaz, pois a mãe decodifica perfeitamente a mensagem e adota as atitudes tranquilizantes esperadas: aproxima a criança de si, acalenta-a, e até abrevia a conversa, quando o choro (e os decibéis) aumentam.

- *Opinião do psicólogo*

A angústia dita "do 8º mês" corresponde à reação de medo que a criança expressa, por volta dos oito meses, diante de uma pessoa que lhe é estranha ou pouco familiar. Essas manifestações, extremamente variáveis segundo a criança, vão da simples desconfiança até a crise de choro intenso.

Ao menos por esta vez, a palavra "angústia" não deve evocar alguma coisa negativa ou patológica. Pelo contrário, essa sinalização (choro+gritos) faz parte do desenvolvimento harmonioso da personalidade. Esse medo do outro é o sinal de que a criança distingue bem a sua mãe e seus familiares daqueles que lhe são estranhos. Antes, o bebê sorria indiferentemente para qualquer rosto que se inclinasse para ele. Agora, ele sabe reconhecer.

Nesse sentido, pode-se afirmar que a angústia do 8º mês é uma passagem necessária, que permite à criança organizar o seu pensamento de modo mais evoluído do que antes. Nessa fase, ela já percebeu bem que não vive mais de maneira fusional com sua mãe. Pressente que esta e ela são dois seres distintos e, por isso, teme que um não-familiar venha separá-las. Resta-lhe aprender a separar-se da mãe, muito progressivamente.

- *O que você pode fazer*

Por volta do 6º mês, se ele já não fez isso, proponha ao seu bebê um objeto que se tornará familiar e tranqüilizador: um tecido macio, bichinho de pelúcia etc. Isso o ajudará a fazer, pouco a pouco, a transição entre o mundo "com você" e o mundo "sem você".

Em caso de ausência prolongada (hospitalização, viagem profissional, férias), a mamãe pode gravar previamente uma fita contando histórias, cantando e reconfortando o "anjinho" com palavras doces. Algumas crianças conseguem encontrar consolo graças a uma peça de roupa previamente usada pela mãe ou impregnada com o perfume habitual desta.

Na presença de um desconhecido, tranqüilize o seu neném; não desdenhe do seu medo. Ele precisa de gestos que o acalmem, e se você vai para um quarto próximo, fale com ele de longe ou cantarole; assim ele saberá que você está presente.

- *Armadilhas a evitar*

Não espere que ele tenha oito meses ou mais para recomeçar a sair com seu marido. Quatro meses é a idade ideal para habituá-lo com as baby-sitters e babás, que nessa fase ele aceitará melhor. No início, deixe os dois sozinhos durante algum tempo, enquanto você faz compras, depois um pouco mais, e enfim uma grande parte da noite.

Entre seis e 15 meses, recomenda-se, *teoricamente*, evitar uma nova babá, não levar o bebê a começar a freqüentar a creche nem separá-lo dos pais. Mas, na prática, muitas crianças superam essa fase sem maiores dificuldades.

Ela é "do contra"!

• *O lado dos pais*

Mal Luísa aprendeu a pronunciar três ou quatro palavras, já começa a dizer "não". Da manhã à noite, é "não" para tudo. Não se limita a recusar: opõe-se violentamente e esperneia no chão. As situações em que se comporta assim são inúmeras. Você acaba até imaginando, com vergonha mas com satisfação, que ela vai receber uma palmada bem merecida. O problema é que ela é assim o tempo todo. Então, palmada o dia inteiro é a solução?

• *O lado da criança*

Basta substituir o "não" por "eu" que você terá a chave do problema. Opondo-se dessa maneira, a criança se afirma e repete: "Sou eu, eu e eu que decido."

• *Opinião do psicólogo*

A fase do "não", tão difícil para os pais, começa pelos 18 meses e termina, na melhor hipótese, aos três, quatro anos. Ela é fundamental para a criança e lhe permite organizar a sua personalidade e estruturá-la — assim como o medo de estranhos aos oito meses de idade.

Pouco importa, no fundo, saber o que a criança recusa; ela diz "não" para se afirmar. Antes mesmo que os pais tenham tempo de lhe pedir que arrume o seu quarto ou saia do carrossel, ela já pensou "não".

Para uma criança, dizer "não" significa apenas: "Eu acho que não! E você?" Ela quer simplesmente uma resposta dos pais. Favorável ou não, essa resposta terá, pelo menos, o mérito de indicar os limites.

• *O que você pode fazer*

Ele diz não. Como desarmar a bomba pronta para explodir?

Saiba dosar firmeza e compreensão. Reaja sem ofendê-lo. O caso é delicado: você tem que representar, ao mesmo tempo, o rochedo que não se quebra ao primeiro "não" e conservar uma certa margem de manobra, no caso em que se trate de um "não" verdadeiro e não de uma oposição sistemática.

Ele teima em não comer ou em não se vestir? Tente desviar-lhe a atenção, fale do amiguinho que vai chegar, das compras que vocês vão fazer juntos, do passeio...

Quanto ao carrossel ou situação equivalente: logo de saída, previna a criança que ela tem direito a um certo número de voltas; comece a contagem regressiva, dizendo a cada volta: "Faltam duas, falta uma... é a última." Vá pegá-la tranqüilamente, mas decida-se a não ceder, se ela se recusar a sair. Na primeira ou na segunda vez, ela protestará; na quinta vez, não mais. De qualquer forma, a sua determinação será mais forte.

A criança precisa ouvir, e você deve repetir sempre que necessário: são os pais que transmitem as regras e não as crianças que as inventam.

- *Armadilhas a evitar*

Uma vez que tomou sua decisão, mantenha-a!

Ceder freqüentemente demais seria o mesmo que inscrever-se na associação "SOS pais espancados". Não se culpabilize por ter-se oposto firmemente ao seu filho. Se a sua recusa diante da crise dele é justa, você não tem razão para sentir-se culpado(a). Se você não está em condições de enfrentar a determinação dele, seja mais flexível; não estabeleça alguma proibição ou punição que você não conseguiria manter.

Ela tem personalidade

- *O lado dos pais*

Quando a senhorita quer, quer mesmo. Nada de comer nesse pratinho; é o outro, com a Barbie, que ela quer. Se alguém sugere a blusa azul, é a vermelha que ela exige, com os sapatos laranja!

Decididamente, essa menina sabe se impor. Sua personalidade inteira é desconcertante para os pais, mas eles a admiram, contra a própria vontade. É preciso muita coragem para enfrentar os adultos. Ela quer sempre ter a última palavra, mas o pior é que você cede, muitas vezes até sem perceber, para não criar problema. Pois você tem medo dessas crises. É simples: com ela, você não ousa mais visitar os amigos, ou você a manda para a cama mais cedo quando eles vêm à sua casa. Além disso, você não a "empresta" a qualquer um. Suas babás sabem muito bem disso...

- *O lado da criança*

Incrível como ninguém me compreende! Por que ela não teria o direito de escolher o que lhe convém, o que lhe dá prazer, o lugar onde quer ir, o que gosta de comer quando tem vontade? Por que decidem sempre, no lugar dela, sobre as coisas que lhe dizem respeito? Com as suas crises, ela está querendo dizer que sempre é a vez dos adultos, e nunca a sua.

- *Opinião do psicólogo*

Ter personalidade é ter caráter, logo, um "eu" constituído. A criança não atinge essa fase antes dos 18 meses, idade em que aprende a dizer "não". Nesse período, ela se deu conta de que, quanto mais ela dizia "não", mais os pais resistiam. Ora, quanto mais reação e resposta havia, mais ela tinha a impressão de existir, e assim tranqüilizava-se.

A partir dos três ou quatro anos, a criança que tem uma personalidade forte vai passar pouco a pouco do "não" sistemático — modo de comunicação arcaico mas necessário ao seu desenvolvimento — para o "não" refletido, que afirma seus gostos e escolhas. Ela tem uma opinião e deseja que se levem em conta os seus desejos, projetos, motivos pessoais e ritmo de vida.

Assim, nem todos os "pestinhas" de três anos são manhosos. Muitas vezes, até são crianças muito bem-dotadas, talvez subestimadas, e que não são suficientemente levadas em consideração.

É preciso ver sob as aparências. A criança pode ter um caráter afirmado sendo ao mesmo tempo vulnerável; ela se expressa impondo-se, para se proteger melhor. Como o ouriço, ela se defende com os seus espinhos. Se os retirarmos, ela se torna frágil.

Também podemos indagar o sentido que essas aparências têm. A criança é uma tela na qual são projetadas as atitudes dos que vivem no seu ambiente próximo. Ela pode reproduzir modos de comunicação que viu funcionarem bem, e pode afirmar-se na família da mesma maneira que viu os adultos fazerem.

- *O que você pode fazer*

Comece explicando ao seu filho uma coisa muito simples: podemos obter o que queremos sem exigências nem grosserias. Se ele reclama em tom autoritário ou queixoso, interrompa-o imediatamente, dizendo que, enquanto ele proceder assim, você nem escutará.

Desarme os seus planos, não entrando no seu jogo e antecipando a continuação dessas manobras. Interrompa tudo, logo que você sentir a situação degenerar. Algumas palavras podem bastar e acalmá-lo. Ou então puna-o. Quem procura, acha...

Quando a tensão atingir o máximo, e depois que ele usou todas as armas — chorar, gritar, espernear no chão —, pegue-o como se fosse um embrulho, leve-o para o quarto dele, com firmeza mas sem brutalidade, e explique que agora ele pode fazer o que quiser. Só volte depois que ele se acalmar. Se ele tiver vontade de reagir berrando ou debatendo-se, problema dele.

Excepcionalmente, e se a crise é realmente penosa, saiba que certos pais acham que uma chuveirada morna é eficaz. De qualquer forma, você deve reagir, pois, quanto mais a sua reação tardar, mais a angústia dele aumentará.

Se ele faz chantagem, não hesite em responder no ato: "Se você não quer comer (ir para a cama, fazer os deveres), tudo bem. Amanhã, nada de amiguinho (televisão, bala)." Argumento claro e irrespondível.

- *Tudo tem remédio*

É melhor saber controlar essa personalidade sempre que necessário, e ensinar-lhe a suportar não obter tudo imediatamente. Os outros também existem, com suas próprias exigências e diferenças. Durante a sua existência, será que ele ganhará tantos presentes, e será que os outros suportarão suas raivas e suas manias? Ele precisa aprender a fazer trocas e a compartilhar; a aceitar as concessões e a negociação; e é você que o prepara para isso.

Veja também o lado bom das coisas. Essa criança tem segurança para dar e vender, não fica com medo por uma coisa à-toa e reivindica claramente os seus desejos; isso é bom, não? Mais tarde, ela saberá o que quer e defenderá o que achar correto, sem suportar passivamente os acontecimentos. Falta apenas ela aprender a respeitar os outros.

- *Armadilhas a evitar*

É mesmo manha, ou ela apenas expressa a sua opinião? Nesse caso, por que puni-la? Não há nada de comparável entre a crise diante da prateleira de doces do supermercado e a raiva quando a afastam de uma atividade que ela adora. Não deveríamos perguntar à principal interessada o que ela deseja? Afinal, isso equivaleria a considerá-la uma pessoa.

É inútil ameaçá-la com o "colégio interno" ou com o "quarto escuro", se você está cansado de saber que nunca fará isso. Não queime toda a sua munição. Quando se promete, é preciso cumprir; não reagir seria romper o contrato. A criança espera limites, e quando estes não existem, fica com medo. Com o tempo, ela não levará mais as suas ameaças a sério. Ora, as ameaças são de um valor determinante em todas as "negociações" que mais tarde vocês terão juntos.

Outro erro lamentável: dobrar a sua personalidade, principalmente diante dos outros. É verdade que ela o levou ao desespero, mas faça um esforço e demonstre flexibilidade e tato. Ao invés de dizer "Pare com isso, não seja criança!", prefira dizer "Pare de se comportar *como* criança!" Você também não precisa lhe dizer, na frente dos seus amigos, que ela ainda faz xixi na cama, nessa idade. Ela está justamente lhe mostrando que "já é grande". Explique que há outros meios de dizer isso.

De modo geral, evite rotulá-la. Por exemplo, o rótulo da "criança impossível" ou "que sabe o que quer". Lembrando-lhe sempre que ela é incontrolável, ela acabará acreditando que funciona segundo um único modelo, aquele que os pais vêem. Na escola, será um "líder negativo", entre os amigos, "uma chata". E se ela aceita esse papel negativo de que a acusam sem parar, é porque não consegue imaginar nenhum outro. Dizem e repetem que ela só faz o que lhe dá na cabeça — o que, na verdade, não é assim. Também há momentos em que ela sabe ser cativante, positiva ou terna. Nessas horas, talvez você possa lhe dizer: "Gosto mais de você quando você é assim. É muito melhor, muito mais agradável, até para você, não é?"

Zoom
Ele tem crises de raiva terríveis

"Perder o fôlego" é a mais freqüente — e mais impressionante — das crises de nervos da primeira infância. Ela ocorre às vezes já aos cinco meses, mas principalmente em torno dos dois, três anos, período em que a criança sonha com liberdade... no colo da mãe. Essa crise pode ser vivida pelos pais como um risco de morte iminente. No entanto, esse episódio espetacular não tem gravidade.

De que maneira ele ocorre? Bruscamente, depois de uma frustração, mesmo leve (como uma pequena punição), a criança começa a tremer, sua respiração se torna rápida, seu tórax fica bloqueado. Desmaia e cai no chão como uma boneca de trapos. Durante alguns segundos, que parecem uma eternidade, os olhos se reviram, e a criança tem dificuldade para retomar a respiração. Às vezes, fica roxa.

Calma! A criança não corre nenhum perigo, e depois de alguns segundos, no máximo um minuto, ela desperta da inconsciência, tranqüila, sem nem se lembrar do que ocorreu.

Tudo acontece como se essa "fuga" apagasse, assim, a situação penosa. A "perda do fôlego" ocorre, evidentemente, na presença de uma pessoa impressionável e angustiada, que dará um certo sentido a essa cena, atribuindo-lhe importância. A mãe e a avó são as vítimas preferidas. Essas crises se multiplicam à medida que a inquietação dos adultos aumenta. A tal ponto que a criança pode acabar exercendo sobre as pessoas do seu ambiente uma verdadeira tirania e uma chantagem permanente. Ninguém tem coragem de lhe recusar nada, com medo de provocar uma nova crise.

O que se deve fazer em caso de crise: conservar a calma a qualquer preço e não mostrar à criança a que ponto você está impressionado. Se você não consegue controlar a sua emoção, saia do lugar: **sem platéia, não há show.** Seja como for, ela não morrerá. Os pais podem estar certos de que se trata, sem dúvida alguma, de um exagero: a criança usa a reação deles para piorar a situação ou acabar com ela. De qualquer forma, nada de desculpas ou carinhos por tê-la tratado um tanto bruscamente. Ela ficaria sabendo em que ponto atacar, para ter todo o mundo a seus pés.

Ele adora palavrão

• *O lado dos pais*

Ele tem um prazer evidente em repetir palavrões o dia inteiro e você começa a pensar de onde ele tirou isso, até o dia em que, no ônibus, ele berra na frente de todos: "Papai, é verdade que a gente não pode dizer *um* merda?" e cumprimenta a vizinha com um tonitruante "Bom dia, dona Babaca!". Será que ele saberá se comportar, quando for preciso? Temo que não. Como ensinar-lhe a controlar a sua linguagem? Será que você deve proibir esse vocabulário "enfeitado"? Até que ponto tolerá-lo? Você não sabe o que pensar...

• *O lado da criança*

Ele não se contenta em ser limpo e ir ao banheiro como os adultos. Ele gosta de falar disso, de dizer cocô, xixi etc. E como, entre os dois e os quatro anos da criança, todo o mundo ri e acha isso engraçadinho (ou, pelo contrário, sem graça nenhuma), ele tem um prazer malicioso em repetir essas palavras. Se, além disso, surge a proibição, essa transgressão só se torna mais agradável. Às vezes, você tem a nítida impressão de que ele zomba de você ou testa até que ponto você o deixa ir.

• *Opinião do psicólogo*

Durante a chamada "fase oral", a criança encontra prazer sugando, comendo e levando à boca tudo aquilo que está ao seu alcance. No período seguinte, durante a fase anal, ele terá prazer em controlar os esfíncteres. Tem vontade de tornar-se autônomo e adulto, e conseqüentemente limpo. A criança percebe que pode separar-se de um "objeto" que lhe pertencia, puxando ela própria a descarga. Ela domina muito bem o conjunto das operações; para ela é uma vitória. Talvez não seja por acaso que a fase anal comece em torno dos dois anos e dure até os quatro ou cinco, período em que a oposição sistemática aos pais está no auge.

"Qual é a relação" pensa você "entre limpeza, fase anal e o gosto pelas palavras como cocô, xixi?"

Na medida em que há prazer em controlar-se mais e tornar-se limpo, há necessidade de expressar tudo isso. **A criança é tanto mais limpa quanto mais**

***sujo* for o seu vocabulário.** Nessa idade, esse deslocamento da "sujeira" deve ser considerado como uma evolução psicológica necessária.

Com o tempo, o repertório da criança desliza para conotações mais evocadoras ainda, e muitas vezes de caráter sexual. É verdade que, como os esfíncteres estão próximos das partes genitais, eles são recobertos pelo mesmo véu pudico, e até com proibições. Ao lado dos clássicos "merda" ou "bosta", aparecem novidades como "bicha", "pinto" etc. O mundo simbólico entra em jogo. Alguns psicólogos não hesitam em dizer que a libido já se expressa através dessa linguagem grosseira. A palavra em si e a reação que ela desencadeia no outro suscitam na criança um verdadeiro júbilo atráves dos símbolos.

Então, é preciso preocupar-se? Que uma criança saiba usar símbolos para melhor compreender o mundo é primordial. Muitas vezes, ela interpela os pais quanto à sexualidade ou à linguagem grosseira. Mas, por isso, deve-se permitir e aceitar tudo? Claro que não.

- *O que você pode fazer*

Aos dois ou três anos, seria impossível contrariar todas essas falas escatológicas, principalmente quando a criança tem um irmão ou irmã maiores, que lhe ensinam o vocabulário. Entretanto, ela deve aprender que tal coisa não se diz, principalmente em certas situações: à mesa, a gente se comporta, ou quando há pessoas que não conhecemos ou que poderiam não gostar disso. Ela deve compreender que o vocabulário também deve ser controlado.

Com a idade de seis ou sete anos, uma torrente de palavrões vai passar pela cabeça da criança. Para orientá-la, você deve repetir incansavelmente as suas regras: "Você pode dizer isso, mas só na hora certa", ou então: "É estritamente proibido dizer isso." Mas a experiência ensina que as crianças que são muito censuradas em casa e que não têm, absolutamente, o direito de dizer palavrões diante dos pais, são as que, na escola, exageram na dose e são mais "sujas" — para grande espanto dos pais, no dia em que ficam sabendo. Além disso, por que fingir que os adultos constituem um mundo à parte e não podem ouvir essas palavras quando eles próprios as utilizam, às vezes?

Não deixe de explicar, tantas vezes quanto possível — evidentemente, tudo depende da idade da criança e da palavra em questão —, a significação dos novos "horrores" que ela traz para casa como troféus. Assim, ela avaliará melhor até que ponto palavras grosseiras, insultos e palavrões podem ser muito inconvenientes, cruéis ou agressivos.

Alguns pais autorizam os palavrões uma vez por dia. Isso evita a cristalização sobre a proibição e a tentação de transgredi-la indefinidamente.

Outra técnica: proponha ao seu filho, ou deixe-o inventar palavrões divertidos e mais apresentáveis: "putsgrila", "burraldino", "não enche o sapato", "abundância", "sugismundo", "a lesma lerda", "antalógico"... A imaginação dele não tem limites e você nem suspeita de quantos recursos ele dispõe... Também nesse ponto você ficará surpreso.

Se o assunto gira em torno do eterno "pinto", talvez seja o momento de uma pequena aula de anatomia. Alguns livros explicam isso muito bem.

Zoom
Mas por que os pais têm o direito de dizer palavrões?

Os filhos têm mil boas razões para repetir os palavrões dos pais: por imitação, por identificação, pelo prazer de falar como os adultos, por vontade de testá-los, por curiosidade, por despreocupação ou por ignorância.

Então, como evitar, nesse caso, que você sirva de modelo contra a sua vontade?

Primeiro, explique ao seu pequeno papagaio que, com cinco ou seis anos, uma criança não deve comportar-se como um adulto. Este sabe exatamente quando deve usar palavrões e quando não deve. Além disso, ele sabe exatamente do que está falando e com quem. Mais humildemente, acrescente que, às vezes, os adultos também fazem bobagens, mas isso não é razão para imitá-los. Diga-lhe que, quando você era pequeno, também não tinha o direito de dizer palavrões. Faça com que ele entenda que, mais tarde, quando ele tiver assimilado o sentido dessas palavras e souber controlá-las perfeitamente, você tolerará mais facilmente alguns deslizes de linguagem — deslizes evidentemente muito elásticos, em função das famílias, e que devem ser discutidos: "Isso, você pode dizer; aquilo, não."

Ele é desobediente

- *O lado dos pais*

"Você arrumou as suas coisas? E os deveres, já fez? Desligou a televisão e lavou as mãos antes de comer?" Por que ele não escuta o que você diz? É inútil falar, em qualquer tom: com gentileza, tentando convencer, ameaçando... Nada adianta. Ele não escuta. Como é que ele pode desafiar assim a sua autoridade? Ele pode ser partidário da lei do menor esforço, distraído, ou ouvir mal, mas a esse ponto?! Será que você é transparente e as suas palavras vão direto para a lata do lixo?

- *O lado da criança*

"Você me pediu para arrumar o quarto? Não ouvi." No fundo, não é tanto o que lhe pedem que o aborrece, mas antes a acumulação de tarefas que o esgota antecipadamente. Os pais pedem coisas demais. E se fossem só eles... Ele já teve que obedecer às ordens da professora, do guarda ao atravessar a rua, do padeiro que pediu que ele esperasse a sua vez, do síndico que exige que se limpem os pés no capacho, do irmão maior que quer isso, da irmãzinha que quer aquilo, e você, ainda por cima? Chega! Vira o disco! Não perca o seu latim, os ouvidos dele estão saturados. Aliás, ele mesmo nunca pede nada, não é?

- *Opinião do psicólogo*

A experiência mostra que as crianças particularmente desobedientes também são aquelas que foram "do contra" durante o famoso período do "não", aos dois anos de idade. É como se elas continuassem no mesmo caminho. Continuam desafiando os pais, medindo-se com eles, impondo-se pela inércia ou pela recusa explícita, e, finalmente, não ouvem nada que possa contrariar os seus planos.

Por sua vez, os pais pedem demais, sem ao menos se darem conta disso, ainda mais que a criança confunde facilmente um simples pedido ("Me passe o sal") com uma ordem a executar imediatamente ("Põe a faca no lugar agora!"). Essa convicção, mais ou menos apoiada no tom, tem uma conseqüência evidente: a criança vai, por si própria, selecionar os pedidos aos quais obedecerá prioritariamente. À menor incerteza dos pais, à menor hesitação, ela compreenderá que não "precisa" obedecer.

O caso se complica se os adultos duvidam de si mesmos, de sua capacidade de se fazerem respeitar. **A criança que desobedece obriga os pais a reagir. Ela os desafia, para que eles (re)exponham os seus princípios educativos, o que a tranqüiliza.**

É importante que o pequeno provocador saiba quem detém a autoridade. Mostrar-lhe que você é pai (mãe) o reposiciona no seu lugar de criança; além do mais, depois de deixar as "saias da mamãe", ele sonha com uma certa igualdade com os adultos.

• *O que você pode fazer*

Antes dos dois ou três anos, a criança não deixará passar nenhuma ocasião de explorar o seu ambiente e experimentar tudo. Muitas vezes, as exigências que você fizer estarão em contradição com os objetivos dela; então, ela começa a descobrir que pode fazer e obter muitas coisas por si mesma. Para a criança, a noção de proibição não tem muito sentido. Será preciso repetir-lhe muitas vezes o que ela pode ou não fazer e, em poucas palavras, a razão dessa proibição. Assim, um dia, ela se controlará e não tocará mais na privada ou na tomada. Enquanto isso, paciência, e, ao invés de repreendê-la permanentemente porque ela só faz o que lhe dá na cabeça, desvie a sua atenção para uma atividade autorizada, pois ela deve continuar a descobrir o mundo que a cerca. Seja sempre positivo, e ela ficará menos frustrada.

Nada disso impede que você ensine seu filho a ser obediente. Se ele deixa o Lego quando você o chama pela terceira vez, é que ele pôs a sua ordem acima da vontade dele. É um bom sinal, pois ele está começando a se controlar voluntariamente. Se ele simplesmente se recusa, insista com calma mas firmemente.

Depois dos três ou quatro anos, a criança compreende cada vez melhor as ordens, assim como a noção de bem ou mal. Mas não exija demais, pois ela procurará obedecer a você apenas para lhe satisfazer. **Somente mais tarde, por volta dos seis anos, ela compreenderá realmente o sentido de certas proibições, a ponto de aplicá-las sem as suas recomendações.**

Balize o terreno, ajude-a a assimilar melhor a noção de tempo: "Pode brincar com o lego, mas depois que acabar, você tem 5 minutos para arrumar tudo."

Peça ajuda a ela, sem dar ordens e agradecendo-lhe se ela aceitar. Mas não exagere nos agradecimentos, afinal obedecer não é uma façanha.

Fale em tom normal, com calma, com a ponta de firmeza ou flexibilidade necessária. Se você elevar a voz, ela obedecerá talvez com medo dos seus gritos, ou se sentirá obrigada a reagir, de um modo ou de outro, na hora ou depois. Se as suas habituais vociferações a deixam indiferente, você terá perdido a sua energia à toa, e ela sentirá que o(a) manipulou. Aliás, a criança é uma imitadora de primeira ordem; mais tarde, ela pode muito bem expressar-se do mesmo modo para fazer-se ouvir e fazer-se obedecer. Conclusão: berre com parcimônia. A cólera é uma arma tanto mais eficaz quanto mais excepcional.

• *Armadilhas a evitar*

Às vezes e contra a sua vontade, a sua atitude pode estimular o seu filho a lhe desobedecer. Em vez de dizer: "Você está cansado; vá para a cama", avise: "Hoje, eu estou cansado(a), não estou com paciência, está na hora de você se deitar." Ele não terá nada a dizer quanto a isso, pois você não lhe está atribuindo uma fadiga que ele não sente. Com as suas palavras, você o previne do seu estado e lhe pede que leve isso em conta. Ele obedecerá mais facilmente.

Quando você quer ser ouvido, não use fórmulas como "Será que você quer fazer...?" e prefira "Você vai fazer isso!", que deixa menos escolha para a criança.

Saiba como evitar que uma situação degenere. Exemplo típico: no carro, quando certos pestinhas se tornam insuportáveis. Se o seu puxa o cinto de segurança e começa a chicotear o banco de trás, proponha-lhe contar o número de táxis com a luz acesa ou o máximo de carros vermelhos. Isso o distrairá por um momento.

Em casa, não tente o seu mexe-em-tudo com objetos que, infalivelmente, ele vai manipular e pode estragar. Por algum tempo, deixe-os fora do alcance, assim como você faz com os produtos domésticos perigosos.

Enfim, pense nisto: uma autoridade sistemática excessivamente grande não deixa nenhuma escapatória para a criança: ela tem que obedecer e submeter-se (arriscando-se a tornar-se um camaleão passivo e bobo) ou desobedecer para afirmar a sua vontade e seus gostos pessoais (pobre de você!).

Zoom
Permissividade: o presente envenenado

Podemos ser permissivos para ter paz. Então, abdicamos da nossa autoridade de pais e reagimos às catástrofes apenas com urros e maus-tratos — o que tem valor educativo medíocre, convenhamos.

Também podemos ser permissivos por escolha educativa. Esses pais, superprotetores e amorosos, consultam permanentemente o filhinho querido, para saber-lhe os desejos e cumpri-los imediatamente: "Vamos fazer isto ou aquilo?"

"O que você quer comer?", a tal ponto que o pobre coitado nem tem mais vontades espontâneas. Ele é obediente ao extremo, é verdade, mas quando chegar à adolescência, vai querer desejar e existir por si mesmo.

Enfim, podemos ser permissivos com razão. Certos limites também não foram feitos para ser ultrapassados? Saiba ser flexível e tolerar alguns pequenos desvios, lembrando ao mesmo tempo os limites intransponíveis: "Desta vez, pode deixar comida no prato, mas coma ao menos o que eu separei." Ou ainda: "Pode sair da mesa, mas primeiro peça licença e espere eu dizer que sim." E quando ele infringe a regra dos palavrões diante de você — "É mesmo mamãe, a gente não pode dizer merda?" — olhe-o com um ar malicioso e falsamente severo, como se estivesse piscando o olho para ele.

Os "Dengosos"

Não se diz que receber e compartilhar é a melhor escola de vida?

Beijinhos e carinhos indicam à criança o quanto é amada e estimada. Assim, ela aprende a reproduzir, como que em espelho, os sentimentos recebidos e a expressar, por sua vez, o que sente. Porém, mais ainda, a criança cercada de afeto, atenção e presença encontra na família um nicho protetor, onde pode abrigar-se por momentos, mas também de onde pode sair, embora, no início, o bichinho de pelúcia lhe seja necessário para suportar a ausência dos pais.

A criança amada consegue estruturar-se melhor psicologicamente. Essa segurança a leva a ser confiante e ávida, diante da novidade da vida.

Quando a sua demanda afetiva se torna mais acentuada, por exemplo durante o complexo de Édipo, ou quando a disponibilidade dos pais é sentida como insuficiente, alguns "sinais" se acendem, expressando um sofrimento passageiro. Felizmente, existem mil maneiras de diminuí-lo

Dedo ou chupeta?

• *O lado dos pais*

Todos os pais "de primeira viagem" se defrontam, logo de saída, com esse problema "existencial": dedo ou chupeta? Duas escolas se opõem: uma resolutamente contra, outra absolutamente a favor.

Os argumentos da primeira são irrefutáveis: os bebês se tornam dependentes da chupeta e não podem dispensá-la durante vários anos; levam à boca esses bicos de borracha horrivelmente sujos, que andaram rolando por tudo quanto é lugar. Assim, o problema é resolvido de maneira simples: nada dessas "porcarias" em casa!

Segunda escola: argumentos opostos. Já que o bebê tem uma necessidade fisiológica de sugar, não seria bom propor-lhe a boa e velha chupeta, que o acalmaria em qualquer ocasião, oferecendo simultaneamente aos pais longos momentos de calma? Aliás, acrescentam os partidários dessa escola — com certa razão —, a chupeta tem uma vantagem indiscutível: pode ser tirada quando se quiser, mas o dedo... Como você fará quando ele tiver oito ou dez anos? Corta o dedo? Como se vê, em ambos os campos, os argumentos são sérios!

• *O lado da criança*

O bebê anda de um lado para outro, o dia inteiro, com a chupeta na boca. Elas estão na casa toda, como um tapete de flores coloridas, no berço, no carrinho, no bolso da babá. Mas o que é tão atraente para ele nesse pedacinho de borracha?

Basta observá-lo; ele nos fornece a resposta. Para se acalmar, o neném suga tudo o que lhe cai nas mãos. Se os adultos ainda ignoram as bases fisiológicas desse efeito calmante, o bebê "sabe" que, desde o 6º mês de gravidez, já sugava no ventre da mãe e que, ainda nos primeiros dias, acalmava-se com o polegar na boca. Isso faz parte das competências do recém-nascido, dizem os especialistas. A natureza sabe fazer as coisas, não é?

• *A opinião do psicólogo*

Chupar o polegar — ou seu equivalente, a chupeta — é um reflexo arcaico da criança, um reflexo instintivo, que deixará vestígios até a idade adulta, como veremos. Partindo dessa necessidade do recém-nascido, o que pensar da chupeta ou do dedo, e qual dos dois preferir?

Apesar das acusações que se fazem à chupeta, ela faz bem à criança. Se esta chora na cadeirinha, a chupeta é um modo de evitar constantemente o colo. Aos três ou quatro meses, o bebê aprende a encontrar sozinho o meio de acalmar-se e suportará melhor a frustração provocada pela separação do pai ou da mãe.

O polegar também acalma. Só que ele é tão simples de usar que nem há necessidade de chorar para obtê-lo. Algumas crianças conservam esse hábito até os 12 anos. Ora, a partir dos cinco anos, há um perigo real de que os dentes fiquem em má posição. Assim, os dentistas preferem que se abandone a chupeta por volta dos três anos, no momento em que as brincadeiras começam a distrair a criança.

Quanto aos adultos, seria bom que eles se interrogassem sobre seus próprios modos de compensação. O cigarro, os punhados de amendoim, os drinques sucessivos não seriam o vestígio arcaico dessa necessidade de sugar para se acalmar? Evidentemente, essa tranqüilização "auto-obtida" passa ainda e sempre pela boca.

- *O que você pode fazer*

Para acalmar a criança na hora de dormir, deixe-a sugar o dedo — se for preciso, estimule-a a fazer isso, caso esteja muito agitada — ou ofereça a chupeta. Esses derivativos lhe permitem canalizar o excesso de tensões, no fim do dia.

Para evitar o choro às 3:00 da manhã porque a chupeta caiu, basta instalar três ou quatro em uma cestinha de espuma ou tecido, amarrada ao berço. Existem chupetas luminosas, mais fáceis de achar. Prefira as "anatômicas", que limitam parcialmente as más posições dentárias.

Escolha as chupetas que não tenham furos, para evitar os problemas de "cólica" dos primeiros meses, provocados pela aerofagia. Jogue fora as chupetas muito gastas, potencialmente perigosas. E saiba que existem alergias ao látex e que as chupetas de silicone evitam esse inconveniente.

- *Armadilhas a evitar*

Muitas vezes, alguns pais, para ter sossego, usam a chupeta como se ela fosse uma mordaça. Depois, não se espantem se a criança ficar tímida ou demorar para falar...

Por sua vez, a criança pode achar a chupeta tão agradável e satisfatória que terá tendência a recorrer sempre a ela. Os pais devem controlá-la. O ideal é que a chupeta seja usada para a sesta ou à noite, antes de dormir, e de vez em quando durante o dia, em momentos bem precisos — quando o papai está demorando para chegar, quando o neném chora e nada o consola. De qualquer forma, é preciso ensiná-lo a viver sem chupeta e controlar o uso desta com sensatez, sabendo que ela não substitui nem as palavras, nem os carinhos, nem o bichinho de pelúcia ou o paninho. Ela deve ser uma solução alternativa prática mas momentânea.

A chupeta "em altas doses" é, na primeira infância, o que o *walkman* é na adolescência: dá prazer, mas isola do mundo. É uma coisa mágica, não se precisa dos outros. Ora, uma criança não pode viver pendurada em sua chupeta e somente nela; como todos os outros bebês do mundo, ela é estimulada por muitas coisas que ainda lhe são desconhecidas e deveriam interessá-la: por que contentar-se com essa auto-satisfação? O uso permanente da chupeta é um sinal de alarme, principalmente nas crianças excessivamente calmas e boazinhas, que nunca pedem nada: às vezes, isso significa que o ambiente é muito pouco estimulante. O risco dessa situação? Simplesmente, essas crianças não têm curiosidade, tornam-se passivas, introvertidas, ou evoluem mais tarde para a bulimia sob todas as suas formas — comida, cigarro, álcool — para recuperar um prazer que passa pela via oral, tão favorecida durante a infância.

Zoom
Nem dedo, nem chupeta, nem paninho!

"Meu filho nunca teve nada: nem bichinho de pelúcia, nem paninho, nem chupeta, nem mesmo dedo. Será que isso foi prejudicial para ele, doutor?" Não há razão para preocupar-se. Uma criança pode ser normal *também* sem os sacrossantos fetiches da infância.

Cadê o paninho dele?

• *O lado dos pais*

Que personagem incrível, esse paninho! É evidente que ele tem um poder inegável sobre o seu bebê. Você não diz, antes de sair: "Pegue o seu paninho"? Na creche ou na escola maternal, as "tias" insistem para que você não o esqueça, para que ele possa se consolar mais facilmente. Esse amigo inseparável da criança, carregado de sentido, a acalma muitas vezes. Mas justamente por ser tão indispensável, ele torna frágil a paz da família.

Às vezes, o Dr. Jekyll se transforma em Mr. Hyde... Em caso de perda ou esquecimento, é um drama, um desastre! Sem falar dos problemas logísticos provocados pela escolha excêntrica desse objeto de predileção. Já vimos bebês cercados de enormes travesseiros, dos quais eles não podiam se separar, e que a família tinha que carregar o tempo todo, pra cima e pra baixo.

• *O lado da criança*

Por volta dos 19 meses, o bebê compreende que é um ser diferente de sua mãe. A indispensável fusão original se apaga pouco a pouco. Ele percebe que o papai ou a mamãe nem sempre estão disponíveis ou presentes e constata que, cada vez mais, fica sozinho. Nesse ponto começam as primeiras dificuldades da separação. Então, naturalmente, ele escolherá, por tentativas e muitas vezes entre os objetos familiares do berço — fralda, bichinho de pelúcia, pedaço de tecido —, aquele que será o seu indispensável companheiro.

• *Opinião do psicólogo*

O "paninho" é um objeto fiel, sempre presente, impregnado de um perfume tão particular, tão gostoso... A criança está "casada" com esse pedaço de pano "para o melhor e para o pior". A mamãe ou o papai vão embora? O paninho fica. Com isso, ele se torna o laço necessário, a transição entre o conhecido e o desconhecido, entre o seu mundo íntimo e o exterior.

Infelizmente, esse paninho tão amado pode ser perdido. Então, é preciso administrar a superação dessa etapa, pois esse acontecimento pode ter uma grande influência sobre o futuro. Como diria Françoise Dolto, boa parte da nossa vida adulta já foi vivida, em miniatura, entre zero e seis anos. As futuras experiências de perdas e separações têm suas raízes nessas primeiras emoções. Quanto mais facilmente as ausências e frustrações da primeira infância tiverem sido vividas, melhor serão suportadas as carências e separações na idade adulta.

Algumas crianças passam muito confortavelmente por essas rupturas, outras não. A perda do "paninho", como modelo de separação, é muitas vezes um momento importante na vida de uma criança. É uma verdadeira *passagem iniciática*.

Quando e como a criança vai separar-se do seu "paninho"? Será que ela vai arrastar esse pedaço de pano velho pelo resto da vida? Não se preocupe. Pouco a pouco, o objeto se tornará menos invasor. Em casa, na presença dos amiguinhos, ela vai escondê-lo na gaveta. Esse amigo de sempre vai ficar apenas para a hora de dormir ou de ir para a escola — para ter mais coragem... Assim, é inútil apressar as coisas, esconder esse paninho irritante. Uma coisa é certa: com 20 anos, seu "neném" não pensará mais nisso!

- *O que você pode fazer*

Já no 6º mês, ponha ao alcance da mão do bebê um objeto discreto, que poderá tornar-se o seu "paninho". Lave-o regularmente desde as primeiras semanas, a fim de que a criança não se apegue excessivamente ao cheiro. Se não, será o próprio cheiro que fará o papel do "paninho". Ela não se incomodará com um bichinho de pelúcia imundo, mas e você? Prepare um segundo pelúcia para a creche, a fim de reduzir os inevitáveis riscos de perda.

E se essa perda acontece, o que fazer? Evidentemente, tudo depende da idade da criança. Aos dois anos, esse objeto ainda é indispensável; sua perda é vivida como uma minicatástrofe. Aos sete anos, é muito diferente e talvez seja até a ocasião de separar-se dele. De qualquer forma, é preciso que os pais reconheçam o que representa essa perda essencial para a criança. É preciso ajudá-la a viver bem a separação, para que ela a supere.

- *Armadilhas a evitar*

Perderam o bichinho de pelúcia. Ao invés de dizer: "Não tem importância, vamos comprar outro ursinho" e agir como se nada tivesse acontecido, mostre que você compreende a sua dor e que está ali para ajudá-la. Só depois, com ou sem a sua ajuda, ela saberá substituir o bichinho.

Esteja consciente também do fato de que não propor nada ao seu filho em substituição ao brinquedo é um modo de admitir que ele é capaz, agora, de suportar certas dificuldades (solidão, tristeza, fadiga etc.) sem compensações nem sucedâneos. Concorda?

Zoom
Paninho ou dente torto?

Por ocasião da primeira visita ao dentista — em geral aos seis ou sete anos — este, muito observador, nota que os dentinhos estão crescendo tortos. Resultado: com ou sem habilidade, ele recomenda à criança não chupar o dedo. Qual a ligação com o "paninho"?, perguntará você. É que, antes de dormir, o anjinho suga o polegar, firmemente agarrado ao seu objeto de estimação.

Às vezes, a criança está pronta para abandonar o dedo e o objeto, para ter dentes bonitos, ou simplesmente porque precisa menos deles; mas, muitas vezes, ela se sente incapaz disso. Deve-se então forçá-la, usar subterfúgios, fazê-la usar luvas para dormir, molhar o dedo num líquido amargo? Uma coisa é certa: se a criança não está pronta, o problema ressurgirá sob outra forma.

Quero casar com o papai

• *O lado dos pais*

Ela vai direto ao assunto. Faz gracinhas para o pai, lança olhares furibundos para a mãe e aproveita a ausência desta para executar grandes manobras de sedução. Perplexidade paterna. Deve entrar no jogo dela, para fazê-la feliz? Ou devolvê-la ao seu lugar, o que certamente a magoaria?

• *O lado da criança*

Para obter do pai (mãe) querido(a) olhares de ternura, sinais encorajadores e provas de amor, os "edipianos" farão tudo, absolutamente tudo, e até os atos mais desleais: atitudes de valentão, olhares sedutores, roupas e fitas, crises de ciúme, de raiva, olhadas assassinas, tentativas de golpe de Estado na cama dos pais.

• *Opinião do psicólogo*

Entre os dois e os seis anos, a menina, assim como o menino, vão atravessar um período de exaltação, bem conhecido sob o nome de complexo de Édipo.

O "drama" tem dois atos. Primeiro ato, entre dois e quatro anos: a criança é atraída um pouco mais — às vezes muito mais — pelo pai ou pela mãe, o sexo oposto ao seu. Segundo ato, de quatro a seis anos: a menina quer agora "ter" o pai somente para si (e o menino, a mãe); ela descobre um sentimento novo e estranho, o ciúme em relação à mãe, considerada uma rival. A sedutora-mirim se opõe mais freqüentemente à autoridade materna. O menino procura provocar o pai, principalmente brincando de brigar, ocasião que ele aproveita para matar a sua vontade de lhe fazer mal. Mas, ao mesmo tempo, entristece-se com isso, pois apesar de tudo ama o pai e teme perder a sua afeição.

Em certos momentos, a ambivalência dos seus sentimentos mergulha a criança na confusão e na culpabilidade. Ela constata que seu rival continua terno, afetuoso e até orgulhoso dela. Tudo isso acaba preocupando-a, sem que a situação se pareça com a famosa tragédia grega. Estamos bem longe de Édipo, o herói da mitologia que, sem saber, matou o pai e se casou com a mãe. Não; os pequenos edipianos são apenas sedutores prontos a captar a atenção do progenitor preferido, mesmo que lhes aconteça desejar, em instantes fugitivos, o apagamento do rival.

Em geral, a história acaba bem. Entre os cinco e os sete anos, o menino admite que não poderá "casar-se" com a mãe. Então, começa a tomar o pai como modelo, identificando-se completamente com ele, e isso até à puberdade. Para a menina, o "esvaziamento" do Édipo é geralmente mais tardio, e talvez menos radical.

A impossibilidade de casar-se com o pai (com a mãe) é, para o edipiano, uma verdadeira decepção, mas também um motor da sua evolução e um fator de abertura para o mundo. Já que esse amor é proibido, a criança vai procurar outro, em outro lugar. A imagem da princesa ou príncipe encantado começará a caminhar na sua cabeça. Um ideal substitui outro. O Amor Impossível sempre leva a todos os outros.

O complexo de Édipo, descrito pela primeira vez por Freud, é perfeitamente admitido no Ocidente. Entretanto, é expresso de modo desigual pelas crianças: algumas o vivem com violência, outras nas entrelinhas e sem choques, como uma rubéola que passa despercebida. Ele pode eternizar-se ou ser rapidamente desviado para uma figura feminina e maternal, tal como a professora, no caso do menino, ou uma imagem masculina viril e protetora, como o avô, no caso da menina. De qualquer forma, para uma figura simbólica que tenha autoridade.

• *O que você pode fazer*

Se o seu anjinho multiplica as abordagens sedutoras a você, os beijos na boca e os pedidos de casamento, apesar da sua satisfação interior, lembre a ele simplesmente que ninguém se casa com o pai ou com a mãe. Em contrapartida, evoque um futuro risonho: "Mais tarde, você também poderá se casar e ter filhos. E um dia você também dirá a eles a mesma coisa que eu estou dizendo agora."

Se a menina "rouba" as meias ou o batom da mãe, não se preocupe. Essa identificação provisória a ajuda a encontrar o caminho para crescer e tornar-se, um dia, um ser diferente.

• *Armadilhas a evitar*

Ele (ou ela) murmura o seu amor exclusivo ao seu ouvido. Esse estágio de adoração é certamente cativante e lisonjeiro. Mas não se esqueça de preservar o casal que você forma com seu cônjuge. Evite, pois, certos equívocos e ambigüidades. Para que a criança coma tudo, não diga: "Se você limpar o prato, caso com você quando você crescer." Ela está permanentemente sintonizada com a Rádio Verdade, e agora você a engana! Pode estar certo de que você lhe causará a primeira decepção sentimental.

Ele está sempre agarrado na minha saia

• *O lado dos pais*

"Por que ele não vai ficar um pouco com o pai?", lamenta-se você, no seu foro íntimo. Será que é normal que ele seja agarrado com você a esse ponto? Mal você volta para casa, ele "toma conta" de você e a impede de respirar! Você não está pedindo muito: só o tempo de retomar o fôlego. Mas nada adianta; é *você* que ele quer, e imediatamente. Você sonha vê-lo independente. Por enquanto, ele está longe disso!

• *O lado da criança*

Entre os dois e os seis anos, os "grudentos" e "grudentas" são em geral os caçulas ou filhos únicos. Não é porque o papai e a mamãe os acarinham muito que isso lhes basta. Não, eles exigem um verdadeiro tempo para eles, e muita disponibilidade. Não suportam que você fique absorvida(o) por um livro apaixonante ou um trabalho urgentíssimo. E eles, então, será que eles valem menos do que uma história ou do que um trabalho banal?

• *Opinião do psicólogo*

Entre zero e dois anos, a mãe viveu em perfeita simbiose com o seu filho. Projetou nele muitos sentimentos de ternura e amor; entre eles, um grande apego foi se tecendo. Se se trata do primeiro filho, o bebê fez dela uma mãe pela primeira vez. Se é filho único ou caçula, merece — pensa a mãe — um tratamento especial. A criança, desde pequena, sente isso e se lembra disso. Seria então por acaso que ele se agarra às suas saias, e não às calças do pai? Certamente, a fusão original deixou vestígios.

Quando a mãe cerca seu filho (menina ou menino) de um excesso de afeição e se mostra superprotetora, este não dispõe de muitas soluções: ou se opõe e afirma a sua independência de caráter, ou, pelo contrário, se funde com ela e responde aos seus excessos com outros excessos. O limite entre os dois seres se torna impreciso. É de se espantar, então, que, quando a sua "metade" falta, a criança se sinta perdida e se proteja, perseguindo-a com seu assédio, para tornar-se ela mesma, e inteira?

Entre os dois e os seis anos, um novo dado se acrescenta ao precedente. Durante o período edipiano, o menino está em plena fase de sedução e de dependência em relação à mãe. Assim, é muito compreensível que ele procure, por momentos, apoderar-se dela. Por sua vez, a atitude da mãe pode revelar-se paradoxal e favorecer a dependência da criança. Embora exasperada pela sua falta de espontaneidade e de autonomia, ela o dissuade, ao mesmo tempo, de qualquer iniciativa: "Deixa que eu faço", diz muitas vezes essa mãe, "você não vai conseguir, você é pequeno demais." No exato momento em que o menino ia afastar-se e tomar distância, a mãe, com a sua fala, o traz de volta e lhe demonstra mais ainda a sua dependência. Essa atitude contraditória é vivida pela criança como um paradoxo. Seu impulso é refreado. Não ousa tomar nenhuma iniciativa, com medo de causar-lhe preocupação ou irritá-la. Teme perdê-la de vista e se agarra às suas saias.

A imagem do esparadrapo é interessante. Todos nós brincamos com esse pedaço de tecido colante, tão colante que no fim não se solta mais dos dedos, que tentam então descolá-lo. Mal um dedo fica livre do esparadrapo, o outro fica preso. A brincadeira não tem fim. A mãe acredita pegar um pouquinho no filho e encontra-se colada nele, sem poder sair. Só uma intervenção exterior — pai, creche, escola, férias — permitirá à criança fugir dessa relação demasiadamente exclusiva.

É óbvio que a mãe não tem consciência das suas contradições. Em geral, são as pessoas da casa que a advertem, com bom ou mau humor; mas ela não se reconhece facilmente na situação descrita. Para ela, o seu filho é tímido, ponto final! É uma questão de temperamento, só isso. Então, é hora de perguntar: esse amor excessivo que ela lhe dedica — e o fato de que a criança o retribui — não viria reparar uma fragilidade interior, antiga ou recente (insatisfação conjugal, dependência em relação ao cônjuge ou vida frustrante e pouco aberta para o exterior)?

De qualquer forma, a mãe se volta progressivamente para o filho e forma com ele um par, uma "bolha fusional", que o filho não pediu e que suporta sem desconforto aparente, mas não sem conseqüências para a sua vida social ou afetiva, no futuro.

Em uma relação familiar perfeitamente equilibrada, uma criança mais independente também pode começar a pedir com insistência, e durante algum tempo, a presença do pai ou da mãe. O detonador pode ser um incidente banal (briga com os coleguinhas, doença etc.). A criança pede um pouco mais de escuta do que habitualmente. Não há razão para preocupar-se. É preciso apenas estar presente, tranqüilizá-la, estimulá-la, para dar-lhe asas.

• *O que você pode fazer*

Esteja atenta às observações dos outros. Se eles lhe dizem, por exemplo, que você é uma verdadeira supermãe, e que seu filhote deveria voar com as próprias asas, eles não estão forçosamente errados. Examine seriamente os seus próprios comportamentos. Isso é do interesse de toda a família. Se necessário, peça conselho àqueles que você ama e que a conhecem bem.

Se o seu menino não "desgruda", não hesite em delegar certas funções ao seu cônjuge. "O papai" também pode responder muito bem às suas solicitações. Dito isso, será preciso ter uma boa conversa com o papai em questão, para pedir-lhe que ele a apóie e a substitua, nas horas em que você não agüenta mais!

Em lugar de suportá-lo, quando ele a rodeia, procurando atenção, proponha-lhe uma ocupação ou peça a ele que a ajude: pôr a mesa, regar as flores ou desenhar enquanto você está trabalhando. Isso o manterá ocupado por algum tempo.

Você está absolutamente indisponível? Diga isso a ele! Agora não tem outro jeito, mas prometa que depois (daqui a uma hora, amanhã) você lhe fará uma boa surpresa (história, compras, passeio etc.).

• *Armadilhas a evitar*

Saiba como não ser tão indispensável. Uma criança tem que saber enfrentar sozinha certas situações.

Desde pequena, ensine-a, com gentileza, a suportar a presença de uma terceira pessoa. Seria pena que ela imaginasse que, fora de você, não há salvação. Do mesmo modo, se ela parece medrosa e inibida, ao invés de oferecer-lhe uma compreensão excessiva e paralisante, encoraje-a a explorar o mundo: "Tenho certeza de que você vai conseguir."

Mimado demais

- *O lado dos pais*

Mal um novo brinquedo ou filme aparece no comércio, o recreio inteiro começa a comentar. Na mesma noite, seu filho o pede, prometendo-lhe, em troca, calma e obediência. Você sente bem que vai ceder mais uma vez. E, no fundo, que mal haveria em lhe dar prazer? Você até acha, com esses presentes, que pode estimulá-lo a ter melhores resultados na escola.

Muito bem. Mas existem os argumentos, cem vezes repetidos, do vovô: "No meu tempo...", "menino mimado demais ... não vai ter noção de esforço e de merecimento." E se houvesse alguma verdade em tudo isso?

- *O lado da criança*

Você sabe que ninguém nasce mimado: torna-se!"Me dá, me dá mais!" O filho depende necessariamente dos pais. Se pede com insistência e obtém tudo o que quer pelo cansaço, por que não se aproveitaria dessa situação? Ainda mais que, regularmente confrontado com a ausência dos pais ou com sua falta de disponibilidade, ele acaba compensando as suas frustrações com uma acumulação de objetos ou exigências.

- *Opinião do psicólogo*

Lembrete semântico: uma criança "mimada" é um anjo afagado, acarinhado, acariciado, acalentado. Também é um moleque teimoso, impaciente, exigente, desobediente. Essa dualidade da palavra expressa uma ambivalência que também se encontra no comportamento dos pais.

Uma criança normalmente mimada é objeto de cuidados, de ternura, de "investimentos". Esse capital afetivo lhe dá confiança e lhe permite existir plenamente. No início, a criança mimada dessa forma constitui um todo com os seus pais. Seus primeiros mimos são principalmente dons naturais: o nenêm é acariciado com o olhar, acalentado com a voz, alimentado de presença. Até a idade da marcha e da palavra, ele evolui em uma bolha fusional. Depois, começa um "desmame" progressivo. Ele precisa menos dos cuidados dos pais e estes têm menos tempo a lhe dedicar; em contrapartida, começam a lhe oferecer mais objetos.

Como é uma criança mimada demais?

Muitas vezes, é filho único ou caçula. Também é uma criança entregue a si mesma cedo demais, por falta de disponibilidade dos pais; ela pode, então, mostrar-se despótica e turbulenta. Uma criança, ao contrário, superprotegida por causa de um acidente ou de uma doença pode sentir-se eternamente frágil e também pedir para ser permanentemente mimada. Uma criança ciumenta reivindicará mais e mais provas de amor para tranqüilizar-se. Uma criança que vive em uma família sob tensão, fragilizada por brigas ou problemas, muitas vezes se refugiará num mundo tranqüilizante, cheio de objetos.

Como tantas vezes acontece nos tempos atuais, também um filho único que vive com a mãe divorciada. Este é excessivamente mimado por causa do sentimento de culpa de que a mãe não consegue livrar-se. Ela procura compensar a ausência do pai mostrando-se duplamente generosa.

Por sua vez, ela própria está à procura do amor do filho. Muitas vezes, instaura-se entre eles uma forte cumplicidade, quaisquer que sejam o sexo e a idade da criança. Esta tem um status mal definido, de bebê da mamãe e de substituta do pai, o que a leva a pedir e exigir para afirmar o seu poder. Um menino de seis anos já desempenha o papel de "maridinho" mas também o do bebê, que precisa de que todos estejam à sua disposição. Nesse caso, a criança mimada não é a única a solicitar; há também a mãe, que deseja um filho muito próximo dela.

Mimar é dar mais do que o razoável.

Cada brinquedo amontoado no quarto é um pedaço de amor, de pensamento, de ternura ou de coração dirigido ao filho. É um "eu te amo" conjugado nas formas da pelúcia ou da fita de vídeo. Aliás, o valor comercial do presente importa pouco. No rosto do pai ou da mãe tão generosos, o filho compreende perfeitamente o sentido desse dom de amor e de prazer.

Entretanto, existe uma noção de excesso: *mimar mais do que o razoável.* O presente só está ali para tranqüilizar a criança sobre a capacidade afetiva dos pais. É como uma promessa em reserva, um capital de amor que se permite que a criança adivinhe.

Na verdade, alguns dos pais que agem dessa maneira estão acertando as contas com a própria infância. Eles pensam: "Meu filho terá tudo o que eu não tive." Mimando-o, eles mimam um pouco a si mesmos.

Os "pais-mimadores" também têm a necessidade de ser importantes para seus rebentos. É uma maneira de dizer: "Está vendo, eu sou capaz de te dar o que você pede." Eles afirmam o valor das coisas... e o seu valor. Esses pais podem ter uma enorme necessidade de identidade e de reconhecimento, que a sociedade não lhes dá, ou não lhes dá mais, e que eles encontram no seu filho.

Enfim, por que negar? Acontece muitas vezes que os pais mimam os filhos por falta de disponibilidade: um brinquedo dado, guloseimas, representam algum tempo ganho! Freqüentemente, a culpabilidade persegue esses pais não-disponíveis: já que não podem gastar tempo com a criança, gastam dinheiro com ela...

Entretanto, não há motivo de preocupação enquanto a criança crescer em uma família estruturada, na qual o pai (mesmo ausente) participa, na qual a sua autoridade paira sobre esse pequeno mundo, em que as regras são ditas e os limites situados. Ali cessa o reino do filho tirano e todo-poderoso.

• *O que você pode fazer*

Na dúvida, é melhor ser um pouco mais severo do que excessivamente permissivo, pois, quando tem consciência de que está pedindo demais, a criança espera a recusa dos pais. Não dar limites é mimar no sentido de "estragar".

Se você realizar facilmente demais esses desejos perpétuos, não reconhecerá mais o valor deles. Na verdade, o próximo presente se torna efêmero, apagando o anterior e assim sucessivamente. Aliás, quando se chega a esse ponto, o reivindicador nem diz mais "obrigado". E se você não exigir esse reconhecimento mínimo, estará perto da zona de não-retorno. Então, boa sorte com o "Disque pais desorientados"! Ou vá diretamente à seção "Tudo é recuperável", algumas linhas abaixo.

Você quer lhe agradar? Ela merece uma recompensa? É inútil arruinar-se por isso. Um simples vasinho de flores no quarto dela pode deixá-la surpresa e dar-lhe uma calma interior, tão necessária na idade das dúvidas.

Melhor do que lhe prometer o centésimo carrinho ou a milésima boneca Barbie, dê-lhe... tempo. Por exemplo, reserve uma tarde para vocês ficarem juntos, só os dois; ou marque encontro com ele várias noites seguidas, para lhe contar uma história formidável em capítulos. Beijinhos e carinhos caem muito bem. E também os recados escondidos debaixo do travesseiro ou na pasta da escola: "Você é a minha princesa", "Gosto muito de você", assinado "Mamãe".

Você não tem tempo disponível? A televisão pode tornar-se o refúgio predileto de seu filho. Mas cuidado com os excessos.

A partir de cinco ou seis anos, saiba limitar o tempo passado diante da telinha a tantos minutos por dia, tempo definido e acordado previamente. Ou então, faça com que ele desligue logo que terminar o programa ou o desenho animado. Dando-lhe esses limites, você reduzirá as teimosias (de criança mimada) e a passividade. Você lhe dará mais ocasiões de autocontrolar-se. Ao mesmo tempo, você terá menos oportunidades de ceder à bulimia televisiva dele, maneira como qualquer outra de mimá-lo.

O quarto do seu filho está abarrotado de objetos e presentes? Alguns brinquedos podem ser guardados no quarto de serviço e tirados dali alguns meses depois. Ele os descobrirá de novo com satisfação. Pense em doá-los.

Vantagem: ganhar espaço e fazer da criança uma pessoa generosa, e não um acumulador obsessivo.

- *Tudo é recuperável*

Reaja antes que seja tarde demais, começando por admitir que o seu filho é, realmente, uma "criança mimada", como as pessoas às vezes observam. Essa constatação é o prelúdio necessário à mudança.

Reagir é aprender a estabelecer novos limites. Também é suportar — sem ceder — que no futuro o seu filho possa ter uma crise de raiva ou de lágrimas porque não obteve o que pediu e porque o seu grau de tolerância à frustração está perto do zero absoluto.

Reagir é também antecipar as crises dele e não deixar a situação degenerar até o ponto em que ele teima mais e mais nos pedidos inaceitáveis. Reagir é não ficar em situação de obrigação diante do seu filho.

Enfim, reagir é educar, a fim de que, por sua vez, ele não se torne um "pai-mimador". É romper o círculo vicioso, transmitido de geração a geração.

Fique tranqüilo: uma criança mimada durante um período da sua existência não se torna forçosamente um déspota. Ela pode corrigir o rumo, com a sua ajuda e às vezes sem ela. A experiência mostra que muitas investem o seu desejo de "onipotência" na área escolar, esportiva ou artística.

- *Armadilhas a evitar*

Que perigos existem em mimar a criança demais?

O pediatra e psicanalista britânico Donald Woods Winnicott dizia: "É saudável que um bebê conheça toda a extensão da sua raiva." Na vida, existe o princípio de desejo e o princípio de realidade. Uma criança a quem se cede em tudo e imediatamente, "a quem nunca se recusou nada", como dizem os pais, suporta mal a frustração. Torna-se sem defesa diante dos obstáculos encontrados na existência e não tem nenhuma perspectiva estimulante de futuro. Muitos desses pais que cedem sempre vêem o filho no presente, ao passo que aqueles que sabem dar sem mimar vêem o filho no tempo e no futuro. Eles lhe oferecem perspectivas, lhe mostram o valor do desejo e da espera, para melhor saborear o que é obtido.

Ele quer mesmo esse brinquedo? Tudo bem, ele o terá na hora certa. Não ceda imediatamente. Ensine-o a merecer o presente, ou a ter paciência até que as finanças estejam mais favoráveis.

Ajude-o a estar seguro da sua escolha e a não comprar a primeira quinquilharia que ele vê. Ele deve compreender que não se gasta dinheiro por impulso, só porque é preciso possuir a qualquer preço.

Zoom
Os brinquedos burros

Às vezes, as crianças ganham brinquedos tão caros e tão bonitos, mas tão frágeis, que os pais passam o tempo proibindo-os: "Pode brincar com ele, mas só dentro de casa!" "Ah, não. Deixa ele no armário!" "Nem pensar, é uma peça de coleção!" Em resumo, os pais o compraram para *o seu próprio* prazer; estão realizando, através do seu rebento, os próprios sonhos de criança.

Também existem os brinquedos vagabundos, as quinquilharias baratas, desmanteladas em meia hora. Comprando-os, os pais esperam 5 minutos de alívio. Mas "o tiro sai pela culatra", pois mal põe os olhos nele, a criança destruidora reduz a coisa a migalhas. E mais dinheiro perdido!

Evidentemente, existem os brinquedos inteligentes. Tão inteligentes que a criança não sabe usá-los. Ficam num canto, cobertos de poeira. Mas a solução é simples: basta sentar-se com o jogador perplexo e fazê-lo descobrir as qualidades insuspeitadas da caixa, graças às instruções de uso. Com um golpe de varinha mágica, os pais dão ao objeto todo o seu valor. Não se deve pensar que basta pagar; também é preciso conduzir a criança pelo caminho da descoberta.

Principalmente, existem os brinquedos acumulados, amontoados e logo inúteis e inutilizáveis. Demais é demais. Como se orientar nessa bagunça? "Ah, eu já tinha esse?" Esvaziar permite certamente ver melhor e dar a cada brinquedo o valor que ele merece.

Quero um cachorrinho!

• *O lado dos pais*

Todos os dias ele pede esse animal com insistência. Será que ele precisa de um amigo? De afeição? Deseja tomar distância dos irmãos e irmãs, tão "espaçosos"?

Uma coisa é certa: o problema dos pais é outro, pois um animal precisa de cuidados. Será que você topa os "passeios-pra-fazer-xixi", as obrigações quanto à alimentação, limpeza, lugar para dormir, veterinário, organização durante as viagens de férias...? Sem falar do conflito com o seu cônjuge, que decreta, não sem razão, que "no campo, tudo bem, mas num apartamento...!"

• *O lado da criança*

"Quero um cachorrinho para eu gostar dele e ele gostar de mim", confessa a criança, acrescentando com malícia: "Vou ser o dono dele e ele vai fazer tudo o que eu mandar." Impossível ser mais claro: ele procura um amigo e um bode expiatório, um companheiro de brincadeira e um saco-de-pancada.

Antes dos seis ou sete anos, a criança é totalmente ambivalente em relação ao animal. Para ela, é uma pelúcia gigante, de que ela gosta, porque ele lhe faz carinhos, ronrona no seu colo, olha para ela com afeição; mas também é um animal sobre o qual ela tem todos os poderes e do qual deseja ser dona absoluta. Daí alguns contratempos (rabos puxados, orelhas torcidas) e também algumas mordidas graves (seis a sete mil por ano).

• *Opinião do psicólogo*

Os amigos de pêlos, penas ou escamas são quase 20 milhões na França, dos quais nove milhões de cães. Isso significa que a demanda de animal por uma criança é amplamente difundida e que nem sempre esta sente falta de afeição porque pede um "miau" ou uma tartaruga. Muito pelo contrário, afeição ela tem para dar e vender. O animal vai equilibrá-la, tranqüilizá-la e canalizar a sua energia transbordante.

Ele também servirá — infelizmente! — de receptáculo para a sua agressividade e sua cólera contida, quando ela própria for repreendida, frustrada ou incompreendida. Muitos gatos e cães serviram de vítima temporária para o pequeno déspota, que tinha desejos assassinos sobre o irmãozinho deitado no berço. Nesse caso, e sem cinismo nenhum, não seria melhor ver o ciumento se vingar no seu cachorro Jerônimo do que no bebê?

Por volta dos quatro ou cinco anos, o sadismo em relação aos animais, muito freqüente, é natural e pouco inquietante, pois é temporário. Nessa idade, a criança evolui ainda no seu mundo mágico e imaginário, sem muita ligação com o real nem com suas conseqüências. Assim, ela não prevê que, puxando o rabo do cachorro, vai receber uma boa mordida! Se Felina, a gata, vem atrapalhá-la em plena montagem do quebra-cabeça, a criança não compreende por que a malvada vem de propósito acabar com a brincadeira. Para ela, o animal é também uma pessoa, à qual ela atribui intenções. Aliás, fala dele como se se tratasse de um membro da família. Só mais tarde, aos seis ou sete anos, o pensamento lógico suplantará o pensamento intuitivo. É o melhor período, então, para pensar na compra de um pequeno companheiro, evitando riscos excessivos para o animal e para o seu dono.

Um animal não se dá de presente, adota-se! Isso implica, para a criança, uma aprendizagem, e um acompanhamento dos pais, que lhe mostram os limites e obrigações de uma tal "aquisição".

Os pais devem poder assumir as suas responsabilidades e comprometer-se por anos sem falta, pois o trabalho não é dos menores. O animal é um ser vivo que prestará muitos serviços, mas causará forçosamente algumas preocupações à criança. Esta, de maneira simples e totalmente desprovida de artifícios, ficará diante da sexualidade, dos partos, da separação, da doença ou da morte.

Inevitavelmente, haverá problemas. O que fazer se é preciso sacrificar o animal porque está doente e sofre demais? Deve-se ou não explicar à criança que foi preciso "dar uma injeção" na ninhada de cãezinhos ou gatinhos? Deve-se dizer que se vai castrar os machos ou esterilizar as fêmeas para evitar certos "inconvenientes"? E quanto ao abandono do animal, porque "faz besteiras", é agressivo demais ou complica as viagens de férias?

Em certos casos, a criança talvez se identifique demasiadamente com o seu companheiro. Será que também podem "dar uma injeção" nela, ou abandoná-la porque ela não se comporta? Os pais deverão, pois, explicar-lhe precisamente onde termina o paralelo entre ela e o seu animal. As ansiedades e depressões da primeira infância consecutivas ao abandono ou à morte do animal querido estão longe de ser excepcionais; os psicólogos sabem disso.

Também é preciso saber decodificar certos sinais: logo depois da aquisição de um animal, é normal que a criança lhe dedique muito tempo. Mas se o animal se torna um amigo inseparável, um lenço que enxuga todas as lágrimas e um confidente exclusivo demais, cuidado com uma possível depressão.

- *O que você pode fazer*

Se você está quase concordando, explique as obrigações bem reais que a chegada de um animal implica. Ele não é um brinquedo que fica quietinho no seu canto. Em função da idade do seu filho, mostre-lhe que ele deve assumir, junto com você, certas tarefas, pelas quais será responsável: dar comida, limpar a casinha etc.

Antes que seja tarde demais, não hesite em ter com ele uma última conversa. Afinal, ele tem as suas razões para desejar tanto esse animal. Que razões? Você verá que essa conversa será muito proveitosa.

Se ele ainda tem algum dinheiro da mesada, peça-lhe uma participação simbólica na compra do animal. Isso é um bom meio de pôr à prova a sua motivação.

"Vale o que está escrito." Peça-lhe que registre no papel — ou em fita — as tarefas pelas quais será responsável. Na hora certa, esse "documento" será ótimo para lembrar-lhe as promessas esquecidas. Essas poucas precauções dão um sentido e um valor a essa adoção. A criança percebe melhor que existe realmente uma diferença entre um brinquedo e um animal.

Se você decidiu não ceder, explique as suas razões. O ambiente talvez não seja bom, por causa da falta de tempo ou de espaço. E você já tem pouca disponibilidade para o seu filhote, então...

Diga-lhe que um animal de estimação não é um presente qualquer, ele crescerá com a família e será preciso tomar conta dele durante dez ou 15 anos, talvez. Assim, nem pensar em enjoar dele depois de um mês ou um ano, como aconteceu com a última Barbie. O que fazer com ele durante as férias? Quem vai cuidar dele? "Não vamos abandonar o bichinho na beira da estrada, como tanta gente faz, não é mesmo? E se ele ficar doente? Se ele morrer?" Mostre-lhe que você levou em consideração o seu pedido e pesou cuidadosamente os prós e os contras.

- *Armadilhas a evitar*

Antes de considerar esse desejo como um capricho e ignorá-lo, tente pelo menos escutar o seu filho e argumentar um pouco; essa é a condição indispensável para uma frustração menor.

Não ceda se ele tiver uma crise terrível porque quer de qualquer jeito aquele poodle, e já. Isso é a prova de que ele não é capaz de ter um. Como ele suportaria a frustração se o Pompom não obedecesse à primeira ordem? Vamos adiar o assunto... E esperar um pouco mais de maturidade.

A Autonomia

Com essa segurança tão nova, as asas do "anjo" crescem depressa! Mal saiu do berço, está engatinhando pela casa ou na creche. Ele se solta do círculo familiar para abrir-se para a sociedade. Pelo caminho, vai abandonando, bem ou mal, os vestígios e fetiches dos primeiros tempos: dedo, chupeta, "paninho", penico e mamadeira.

Nesse momento, ele também tem medo. Está constantemente na ambivalência: vontade de crescer mas medo de não "estar à altura" e decepcionar os pais. Estes devem lhe explicar que a gente tem o direito de ser *grande* para certas coisas e *pequeno* para outras, enfatizando, ao mesmo tempo, os progressos que ele fez.

Levada pelo turbilhão das suas grandes conquistas, a criança às vezes pede uma "pausa para ser bebê". Como recusar isso? Não se cresce todo o tempo de uma maneira positiva e progressiva. A vida avança por patamares; a criança também. Às vezes, ela tem o direito de regredir: voltar ao "xixi na cama", retomar o ursinho abandonado, usar por algum tempo a mamadeira, ter medo do escuro, como aos dois anos.

Os pais devem ter cuidado com as "falsas aparências". Quando um "homenzinho" de cinco anos parece ter sete ou oito, todos podem deixar-se iludir pelo seu tamanho e exigir demais dele. Seria uma pena reduzir o seu tempo de infância! Inversamente, um "bebezão" de seis ou sete anos continuará a fazer-se tratar como um neném, porque parece mais novo que a sua idade. Mas, para crescer, é preciso que o juízo também cresça!

Quando começar a usar o penico?

• *O lado dos pais*

Entre os adeptos do "ainda é cedo" e os partidários do "quanto antes melhor", todos os pais terão um dia que tratar da questão. Alguns farão a "guerra do penico" com o bebê, já aos 18 meses. Dois estilos de vida, duas filosofias, mas afinal uma evidência: ele vai conseguir. Com a mesma facilidade? Essa é a pergunta que os pais deveriam fazer.

• *O lado da criança*

Os pais ficam encantados quando o neném consegue ficar sentado no penico por mais de 30 segundos e obter um resultado concreto. Dão parabéns, fazem elogios. Mas o bebê está longe de toda essa agitação. Às vezes, ele tem medo. Por três razões: não conseguir na próxima vez; ter que abandonar definitivamente as fraldas, nas quais ele se sente tão bem; e ser diretamente confrontado com essa coisa estranha que sai dele.

• *A opinião do psicólogo*

O período da conquista do controle dos esfíncteres abre uma parte determinante do capítulo "autonomia".

Faz pouco tempo que a criança sabe dizer *eu*; com o controle, ela poderá dizer *eu posso*. Mas essa formidável aquisição não se faz em um dia. Já no 4º mês, o neném toma consciência de que alguma coisa acontece na sua barriga e ele pode acelerar voluntariamente o trânsito empurrando. Percebe logo, e muito bem, a maneira como os pais encaram a questão do controle. Durante o banho e a troca de fraldas, a mãe e o pai dizem coisas cujo tom, terno ou irritado, vale mais que mil discursos.

Com o tempo, o controle dos esfíncteres se desenvolve. Por volta dos 18 meses, o bebê está, teoricamente, pronto para isso. Só que muitos medos ou hesitações ainda podem adiar o acontecimento até os dois anos: nessa idade, a criança mal começa a tomar consciência de que pode esperar e "segurar-se". Ela nada sabe sobre a sua anatomia e seu funcionamento e imagina que os alimentos entram no corpo como num saco e saem pelas nádegas. Apenas aos quatro anos, aproximadamente, graças à sensação claramente sentida do trânsito intestinal e dos órgãos implicados, a criança supõe que existe um "cano" que liga a sua boca ao traseiro.

Isso quer dizer que, antes, a criança tinha dificuldade em compreender como tudo isso "funcionava". Cada vez que ela se senta no penico ou no vaso e puxa a descarga para eliminar as fezes, pode ter medo de perder uma parte de si mesma. **Ela representa o próprio corpo mais ou menos como se fosse um quebra-cabeça. Se uma peça desaparece, ela teme a dispersão. Podemos compreender, assim, que ela não tenha tanta pressa de procurar o penico.** Por isso é que ela vai se esconder para fazer... na fralda. E se por acaso ela demonstrar prazer nessa prática solitária, não há nada de mal nisso: ela deseja simplesmente ficar "inteira".

As famílias excessivamente escrupulosas tendem a sentar a criança no penico a cada meia hora. Ela acaba por se sentir inquieta ao primeiro sinal dos intestinos. Esperta, ela pressente que, a partir desse primeiro sucesso estrondoso, os pais vão cobri-la de exigências. E por que eles não aproveitariam a ocasião para obrigá-la a abandonar a chupeta ou o "paninho", e até o colo?

Último obstáculo para o controle: as fraldas, evidentemente!. Elas são tão práticas, tão seguras e confortáveis! O bebê teme separar-se delas e não conseguir "segurar-se". O período de transição, quando ele usa penico e fralda, merece pois a paciência e o tato dos pais. É nesse exato momento que é melhor não pressioná-lo: ele está adquirindo a noção de interior e de exterior. Ainda tem dificuldade em separar-se das suas fezes, do seu cheiro, do seu calor, da sua matéria. Mas essa situação é... transitória.

A aprendizagem precoce ou sistemática do controle comporta riscos?

A fase do estágio anal, descrita por Freud, é para todas as crianças uma fonte de sensações alegres: prazer de dar e de conter, logo de controlar(-se). Para as crianças obrigadas a usar o penico cedo demais, com exigências parentais exorbitantes, a zona anal pode tornar-se superinvestida. Dessas primeiras experiências infantis poderão derivar certos traços de caráter: obsessão com a ordem, com a limpeza ou com o trabalho bem-feito; parcimônia, extremo detalhismo, amor quase maníaco à palavra, pedantismo etc.

• *O que você pode fazer*

Quando o seu filho tiver 18 meses, compre com ele um penico bem estável e equilibrado; deixe-o à sua disposição, num canto do quarto ou no banheiro. Por volta dos dois anos, ele terá vontade de ir sozinho, para fazer como os adultos e também para lhe dar prazer.

Não há uma idade "normal" para o controle. Algumas crianças verdadeiramente "educadas" são capazes de dominar os esfíncteres antes dos 18 meses.

Mas sabemos que uma criança que teve essa aprendizagem precoce, antes de saber andar (12-15 meses) pode apresentar posteriormente inibições como passividade, falta de temeridade. Por quê? Simplesmente porque, na medida em que já tem dificuldades para andar, impor-lhe o controle dos esfíncteres é um esforço suplementar.

A atitude dos pais sobre o que acontece "abaixo da cintura" é muito comunicativa. Os pais que se sentem à vontade quanto a essa questão e que sabem, quando chega a hora, deixar a porta do banheiro entreaberta, sem trancar-se para fazer essas coisas, aliviam essa função simples e natural de todos os tabus e complexos habituais; a criança sente isso. Para ela, fazer cocô não será uma coisa suja. Isso é importante, pois a zona solicitada não é neutra; está próxima da zona genital e, na confusão, a criança poderia ter, em relação à última, uma atitude negativa.

Quando ela exige a sua presença, fica muito tempo sentada no penico, canta, olha o livro de figuras, insiste para que você deixe a porta aberta, por que pressioná-la? Ela precisa de tempo, de um ambiente protetor e de um pequeno ritual, pelo menos no início.

Se ela recusa absolutamente o penico, proponha-lhe usar o vaso dos adultos, com um adaptador para crianças. Se nada adianta, é porque ela ainda não está pronta. Respeite isso. Deixe que ela fique com a fralda, o que evitará bloqueios.

- *Armadilhas a evitar*

Seu filho pode usar o penico durante algum tempo e depois voltar a "fazer" na fralda durante algumas semanas ou meses ainda, sem que isso seja um episódio grave de regressão. Ele não merece ser repreendido por isso, a pretexto de que, se conseguia antes, tem que conseguir agora. Admita que ele precisa de uma pausa suplementar, antes de tornar-se perfeitamente autônomo. Para essas "verdadeiras-falsas" aprendizagens, tenha algumas fraldas de reserva.

Mas fique atento(a) se uma criança de quatro anos começa a sujar regularmente a calça. É importante compreender as razões dessa eventual fase de incontinência. Se ela persistir além de algumas semanas, não hesite em consultar um pediatra ou um psicólogo.

Vai arrumar seu quarto!

- *O lado dos pais*

"Quantas vezes eu tenho que repetir? É muito simples: você não pode tirar todos os brinquedos ao mesmo tempo nem sair deixando tudo desarrumado. Depois, quem arruma?" Essa é a eterna queixa de todos os pais, sem exceção. Portanto, paciência!

- *O lado da criança*

Rafael está pensando: "Está meio bagunçado, mas é só passar por cima do monte de carrinhos e tudo bem. As canetas e pedaços de papel no chão, é claro que eu não vou arrumar. A Fernanda também brincou com eles. A mamãe tem essa mania, tenho que ficar arrumando o tempo todo. Afinal, não sou empregado dela! Vou dizer que daqui a pouco eu arrumo."

- *Opinião do psicólogo*

Durante os dois primeiros anos, as aquisições se fazem no prazer da repetição dos atos, e arrumar é um jogo como qualquer outro. Por volta dos seis meses, o bebê introduz a mão em um cubo ou outro volume, depois o leva à boca, como para verificar com o seu corpo a aptidão a "pôr dentro". Sentado no meio dos brinquedos, ele descobre rapidamente outras propriedades físicas, tais como pôr "em cima", "em baixo", "ao lado"... Já no fim do primeiro ano, ele domina os comportamentos básicos da arrumação, que se resumem na distinção continente/conteúdo. Esse conhecimento se enriquece à medida que ele domina a marcha: encher, esvaziar, espalhar, juntar são gestos que ele repetirá cem vezes por dia.

Entre os 15 e os 18 meses, a criança adquire um código de pensamento que lhe permite estabelecer as primeiras classificações, em função de critérios que lhe são muito pessoais (aspecto sensorial, olfativo etc.). Graças às proibições, ela tem acesso ao mundo novo da abstração: "Eu posso fazer isso", "Isso é meu", "Isso não pode". Ela submete os objetos à aprovação da mãe, aprende a classificar, a questionar: "Onde cabe isso?", "O que é isso?"

Nesse período, o seu raciocínio ainda está muito baseado no concreto. É inútil pedir-lhe que arrume cinco cubos de uma vez só, para que você "economize trabalho". É pegando um a um, fazendo cinco idas-e-voltas, que a criança de 18 meses reúne os cubos e os arruma em uma caixa. O pai (mãe) tem que ter muita paciência, porque pensa que uma viagem só bastaria; mas essa perda de tempo está longe de ser inútil: o jogador está aprendendo de acordo com o seu ritmo.

Tudo isso ainda não tem nada a ver com o amor à ordem. Aliás, basta dar as costas para o "levadinho" esvaziar a caixa de brinquedos que acabou de encher.

Durante o 3º ano, a relação pais-filho "pega" pelo menor motivo. O "danadinho" está em pleno período de oposição e tem muito menos vontade de agradar aos outros. Outro obstáculo vem acrescentar-se ao problema da arrumação: o surgimento da imaginação. O sonhador fica longo tempo com os brinquedos, fala com eles, imagina novas situações. A garagem de carrinhos no meio do quarto (que ele estava arrumando) suscita uma nova brincadeira. Ele a redescobre, assim como os carrinhos velhos, esquecidos debaixo da cama.

Até os seis anos, sua lógica é muito pessoal. Por que o ursinho não está guardado junto com as outras pelúcias? O que ele está fazendo ali, entalado atrás da caixa de brinquedos? Balu está de castigo... lógica infantil.

Aos seis ou sete anos, novo obstáculo: a criança tem agora a incômoda tendência de acumular coleções de bolinhas de gude, pedrinhas e pedaços de barbante. Justamente quando tem consciência da diferença entre trabalho e brinquedo, ele tem menos tempo livre e menos vontade ainda de arrumar a sua bagunça. Prefere isolar-se para devanear no seu jardim secreto. É a fase dos brinquedos curiosos e do bricabraque mágico, em que os pais "não podem nem sonhar em mexer". Daí, às vezes, difíceis negociações e contratos a serem estabelecidos.

• *O que você pode fazer*

Antes dos dois anos, para a criança, a arrumação não é um fim em si, e ela não tem consciência da sua utilidade, nem preocupação em acabar um trabalho.

Até os três ou quatro anos, é inútil pedir-lhe outra coisa que não seja juntar e encher. E isso basta. Estimule-a, acompanhe com o olhar, dê parabéns, ela adora isso. Entre três e seis anos, ela classificará por categorias. Após os seis anos, ficará perita na triagem dos lego e peças de quebra-cabeça, que saberá reconstituir e arrumar na caixa certa. Com toda a lógica, as exigências dos pais deveriam evoluir com o progresso da criança.

Ela deve ser responsável pelo seu quarto e organizar-se sozinha? Se você não lhe pedir nada, sob o pretexto de que "é o quarto dela, ela é que deve arrumar", ela vai se organizar na desordem, e quando o seu território estiver repleto, ela colonizará um novo. Deixá-la "se virar" sem ajudá-la equivale quase a desistir, sem apoiar nem estruturar a criança. Acompanhá-la na arrumação é tão importante quanto brincar com ela, e estabelece uma verdadeira relação. É tomar o tempo de interessar-se pelo seu universo, surpreender-se com os seus gostos e com a sua evolução, compartilhar o poder misterioso que ela atribui aos seus brinquedos. Assim, é mais um modo de interessar-se por ela do que uma intromissão na sua vida privada. Pelo menos nessa idade.

A arrumação é também uma questão de disciplina: a vida em família, ou em sociedade, tem suas regras, com seu lado bom e seu lado mau, e isso é algo que se aprende.

Arrumar também é uma maneira de situar-se no tempo e no espaço. No tempo: porque, muitas vezes, arrumamos no fim do dia ("daqui a pouco, vamos nos deitar, as bonecas também estão cansadas"). No espaço: isso ajuda a criança a situar-se e encontrar o seu lugar no seio da família. Nas casas grandes, é possível estender o território da criança para além do seu quarto, em outros espaços pessoais definidos (patinete debaixo da escada ou no corredor). Mas nos pequenos apartamentos, em que o território de cada um é cada vez mais reduzido, a arrumação se torna uma forma ainda mais evidente de respeito ao outro.

- *Armadilhas a evitar*

Nas creches já vemos crianças que reúnem seus objetos no seu armário e arrumam perfeitamente as suas coisas. Outras, pelo contrário, espalham tudo pelo caminho.

Isso já seria um componente da personalidade que se manifesta? Talvez... A tendência a colecionar ou a dispersar, a quebrar ou a contemplar, é o sinal de uma determinada organização mental.

Os psicólogos sabem: o "perfil" de uma criança também se revela em sua maneira de dispor os objetos, arrumar a pasta e cuidar da roupa. O estado do seu quarto é muito revelador sobre o seu caráter e seus gostos. Cabe ao adulto estar atento e respeitoso, para não acentuar um "temperamento" ou contrariá-lo, fazendo da criança um futuro meticuloso ou até um maníaco ou, ao contrário, um negligente desordenado.

Se devemos estimular a criança a reunir os seus objetos, não podemos lhe impor uma ordem rigorosa. O justo equilíbrio é muito delicado: um excesso de pressão, freqüente demais, poderia freá-la nas suas explorações e na sua criatividade; a ausência de pressão a impediria de atribuir o justo valor ao que ela possui e revelaria que a criança está, talvez, excessivamente abandonada a si mesma.

Zoom
Eu me visto sozinho

Talvez o seu filho se ache muito pequeno para arrumar o quarto, mas é suficientemente grande para esvaziar o armário.

As sucessivas mudanças de roupa de manhã não são, evidentemente, por vaidade, mas sim uma questão de autonomia e liberdade. Ele quer lhe mostrar que, como os adultos, é capaz de fazer suas escolhas e vestir-se sozinho. Então, não o force a observar o que "não combina" antes de saber o que está bem. Se ele se fantasiou de palhaço, tenha um pouco de bom humor e descontração. Afinal, ele está se assumindo...

Principalmente, não lhe diga: "Não, você é pequeno demais para fazer isso!" (abotoar, amarrar, dar laço etc.) Essa é a frase que não deve ser pronunciada, que ele sente como pura provocação. Não é de se estranhar que ele tenha uma crise de raiva, mesmo que você já lamente a sua atitude, dizendo-se que talvez você tivesse ganho tempo deixando-o tentar as suas experiências com as roupas!

Enfim, para a criança de três ou quatro anos, as roupas são mais do que simples pedaços de tecido. Carregadas de um valor afetivo ("Foi o vovô que me deu"), elas permitem sutis metamorfoses. A roupa se torna uma armadura que impõe ou uma carapaça que mascara certas fragilidades. O vestuário também é um código social ou o sinal de filiação a um grupo, pois a moda também dita as suas regras na escola maternal.

Será que posso deixá-lo sozinho em casa?

• *O lado dos pais*

Você não vai contratar uma babá só para você poder ir ao banco ou à farmácia! Por que não aproveitar para sair quando ele está dormindo,sempre naquela hora, ou fazê-lo esperá-la vendo televisão? Mas não, há um pensamento que a angustia: e se acontecesse uma catástrofe? É razoável correr o menor risco, mesmo que, *a priori*, nada possa acontecer?

• *O lado da criança*

Aos seis meses, o bebê, que dorme tranqüilamente, nada sabe do seu estado de ânimo quando você decide ausentar-se. Só resta esperar que ele não acorde antes de você chegar.

Mais tarde, quando ele for maior, participar-lhe os seus planos não irá melhorar em nada a situação. Os ruídos da casa, as sombras que passam, o movimento das cortinas, o telefone que toca, tudo isso pode se tornar terrivelmente assustador para ele, mesmo que nem sempre ele ouse confessar.

• *Opinião do psicólogo*

A consciência do perigo é melhor do que a sua banalização ou o otimismo ingênuo.

Dois princípios podem ajudar os pais a saber que atitude adotar. Primeiro, nunca deixar sozinha uma criança que não quer ficar só. Depois, tomar as medidas adequadas se, contra a sua vontade, eles se ausentassem por mais tempo do que o previsto.

Os pais são responsáveis em todos os planos — afetivo, moral e jurídico. Devem ter sempre em mente os possíveis riscos. Os jornais estão cheios de notícias bem reais. Não se pode dizer que "isso só acontece com os outros".

Além disso, a angústia do abandono é muito natural e freqüente na criança. Se ela suspeita que os pais a deixam só, pode adotar atitudes de verificação, acordando à noite, por exemplo, para ver se eles estão ali.

Até as suas relações com os outros podem ser modificadas de modo duradouro: medo de ser abandonada pelos amigos, culpabilidade, desconfiança, dependência e preferência por não manter amizades ou amores estáveis. Os psicólogos sabem disso...

- *O que você pode fazer*

A partir de que idade pode-se deixar uma criança sozinha em casa?

Isso varia, pois a situação evolui de um mês para outro. Quando é muito pequeno, o bebê dorme muito e tem um sono de chumbo. Se você tiver que deixá-lo só por um momento para ir à portaria do prédio ou à casa da vizinha, desligue o telefone e ponha um aviso na sua porta, pedindo que não toquem.

Depois que aprende a andar, por volta dos dez ou 12 meses e mais, o bebê já é capaz de acordar e sair do berço. Nessa fase precisa, em que os riscos se multiplicam, você não pode deixá-lo abandonado a si mesmo. Não só ele poderia assustar-se se você não respondesse ao seu chamado (15 minutos de choro bastam para que ele se sinta abandonado), mas também poderia correr perigo (dedo na tomada, queda etc.).

Por volta dos três ou quatro anos, pergunte francamente: "Posso deixar você sozinho durante alguns minutos?", deixando que ele escolha livremente, sem pressão nem promessa de recompensa. A criança deve sentir-se livre para aceitar ou não o seu pedido. Caso ela faça a sesta, pergunte-lhe se você pode aproveitar para ausentar-se momentaneamente. Se ela recusar, é porque ainda não se sente pronta.

Aos cinco ou seis anos, uma criança já é capaz de dar a sua opinião, ter iniciativas e discar um número de telefone ou apertar a tecla "rediscagem" ou "memória". O telefone celular pode ser um verdadeiro prolongamento da sua presença. Utilizado com bom senso, ele tranqüiliza a criança e também os pais.

Aos sete anos, ela aceita sem problemas ficar sozinha. Mas você deve ficar atento(a), principalmente se ela tiver vocação para camicase.

Quanto a deixá-la sozinha à noite, para ir ao cinema ou à casa de amigos, isso só será possível aos dez ou 12 anos, no mínimo. Explique sempre aonde você vai; assim apresentada, a situação talvez lhe pareça mais realista e, logo, menos assustadora. Não esqueça, ao sair, de fechar os locais "de risco": cozinha, banheiro, quarto de serviço etc. Garantia suplementar: se possível, previna os vizinhos.

- *Tudo é recuperável*

Você deixou seu filhote sozinho. Quando você chega, ele corre ao seu encontro, agarra-se na sua saia, parecendo imensamente aliviado. Certamente, passou um mau momento. Então, volte atrás por algum tempo; não lhe imponha essa solidão que ele teme. Leve-o com você.

- *Armadilhas a evitar*

Sua angústia não é fingida nem anormal; então não se irrite se ela recusar a sua partida, mesmo por alguns minutos.

Se você tem absoluta necessidade de sair, organize-se para não deixá-la sozinha.

Evite as saídas de carro. Sempre podem ocorrer imprevistos (engarrafamento, pane etc.).

Compreenda que não há duas famílias iguais: não compare Alice, desenvolta aos cinco anos e nunca inquieta por ser deixada sozinha por um instante, com Eduardo, que aos sete anos ainda suporta muito mal essa situação.

Não fale com estranhos

- *O lado dos pais*

Como não pensar nisso, com as notícias que, infelizmente tantas vezes, ocupam a primeira página dos jornais? Essas tragédias passam pela sua cabeça.

A sua menina parece tão inocente, será que é preciso falar com ela sobre os perigos que a espreitam? Não seria prematuro fazê-lo? E como fazer isso, sem amedrontá-la? Não ficaria medrosa, vendo ameaças por toda a parte? Ou pior, ela não consideraria todos os homens como inimigos em potencial? O que dizer? E como?

- *O lado da criança*

Sua menina está a anos-luz das suas preocupações. Como imaginar tais perigos, curiosamente precisos e tão vagos? Você fala de "um moço simpático" que poderia lhe oferecer balas ou até uma boneca, de um homem que poderia tentar levá-la para um canto. Essa conversa lhe parece absurda. Mas, pelo seu tom sério — e inquieto —, a coisa deve ser importante. O irmão maior sempre se sentiu a salvo — aliás, sem razão.

- *Opinião do psicólogo*

Deve-se responder a uma situação quando ela se apresenta e não esperar a idade supostamente ideal, quando se pensa que a criança está pronta para saber.

Pode acontecer que a criança saia sozinha em idade precoce, para comprar alguma coisa, ir à escola, brincar na rua, por exemplo. A partir de então, os pais devem informá-la sobre os perigos que existem, do mesmo modo que lhe ensinaram a atravessar a rua.

Aos seis ou sete anos, uma criança ainda não sabe distinguir um "moço simpático" de um outro, suspeito ou estranho. Aliás, um adulto saberia fazer isso? Uma bala, um sorriso, a promessa de um presente maravilhoso, um elogio... pronto, a criança está conquistada!

Ela deve pois compreender uma coisa essencial: nem sempre os adultos têm boas intenções. Às vezes, é preciso desconfiar deles, porque eles podem exigir coisas desagradáveis que a criança não quer. Infelizmente, é muito difícil perceber isso imediatamente, porque o adulto pode ser "esperto" e não mostrar as suas intenções. Essa pessoa pode ser até alguém muito conhecido, de aparência simpática.

- *O que você pode fazer*

Criança prevenida vale por duas!

Durante uma conversa com ela, eventualmente a partir dos infortúnios do herói de um livro que vocês estão lendo, tente saber como ela reagiria em uma situação de urgência.

O que faria ela, por exemplo, se se perdesse na rua como o Pequeno Polegar, ou se um homem procurasse arrastá-la para um canto sombrio como o lobo do Chapeuzinho Vermelho?

Ensine-a a procurar ajuda, em caso de problema. Ela pode recorrer a um policial, a uma vendedora de loja (que se pode reconhecer pelo uniforme, muitas vezes), a um adulto acompanhado de crianças, ao guarda de trânsito etc.

Estabeleça logo o seguinte princípio: "Fora de casa, você não pode aceitar nada de alguém que você não conheça. Você não pode acompanhar essa pessoa. Nunca, mesmo que ela queira simplesmente te mostrar alguma coisa, num canto ou no carro."

Explique bem que, qualquer que seja o motivo, um adulto desconhecido não tem que dirigir-se a uma criança, principalmente para lhe pedir ajuda. Para isso, ele deve dirigir-se a outro adulto.

A criança pode temer ser mal-educada se não responder ou se fugir. Aconselhe uma frase do tipo "Desculpe, mas os meus pais não me deixam falar com desconhecidos."

Insista nisso: ela não pode acompanhar alguém que diz que você o mandou buscá-la, se você não a preveniu antecipadamente ou se você não informou a escola a esse respeito.

Se você deve buscá-la na saída do parque ou de uma atividade qualquer, preveja, se você se atrasar, um ponto de espera: "Se eu não chegar na hora, você me espera na padaria. Eles já sabem."

Em que termos falar dos perigos potenciais? E até onde ir, nas explicações? Nessa idade, é inútil entrar em detalhes ou falar de perversões sexuais. Diga simplesmente que às vezes existe gente esquisita, que pode fazer mal às crianças, e até roubá-las...

Só se o curioso(a) insistir para saber que perigo é esse é que você dirá que podem querer acariciá-la de um jeito que não lhe agradaria. O corpo da criança só pertence a ela e ela tem que saber dizer não, mesmo que seja um adulto que exija, e mesmo que esse adulto pertença ao seu ambiente.

No caso em que ela não ouse falar do assunto, lembre-lhe que ela sempre pode procurar outras pessoas em quem confie para conversar, como outro parente ou um professor; e, considerando, é claro, a idade de seu filho, ensine a ele que, para casos mais graves, existe a Delegacia de Proteção à Criança e ao Adolescente.

- *Armadilhas a evitar*

Leve a sério as suas eventuais confidências. É claro que a criança pode se enganar e interpretar mal uma situação; cabe a você corrigir essa interpretação. Mas a criança também pode não estar enganada, e então você deve intervir.

Tranqüilize-a preventivamente: se uma pessoa se comportar de maneira estranha com ela, ela não deve hesitar em contar isso a você, com toda a confiança e sem pensar que será repreendida por esse motivo.

Viajar sozinho nas férias?

• *O lado dos pais*

Um mês depois do nascimento do bebê, a sua própria mãe, profissional no assunto (quatro filhos e dez netos) já tinha sugerido que você partisse em segunda lua-de-mel com seu marido, enquanto ela tomaria conta da menina. Naquele momento, se você pudesse "voltar o filme" e trazê-la de volta para a sua barriga, você teria feito isso. "Me separar do meu bebê? O que seria dela?" Hoje, ela já está maior, mas a perspectiva de mandá-la de férias para a casa dos avós ou para a colônia de férias lhe parece igualmente inconcebível. Entretanto, outros fazem isso. Decididamente, é horrível o seu dilema: escolher entre a independência da sua filha e a sua própria serenidade, o que equivale a escolher entre ela e você...

• *O lado da criança*

Ela está pronta para isso. Ficará encantada com o plano de viajar por alguns dias, se os pais lhe anunciarem essa partida como uma boa notícia. Mas, na mesma medida, terá medo da separação, se os pais se mostrarem apreensivos.

De maneira geral, se ela tiver certeza de que estará partindo por um tempo bem determinado, ficará feliz em descobrir outras paisagens, novas relações, uma comida diferente, uma vida diferente.

• *Opinião do psicólogo*

A triste e decepcionante notícia a dar aos pais é que o seu filho pode, sem problemas, ficar sem eles, durante uma semana e até duas.

Os medos são sempre os mesmos: como é que *ele poderá* suportar a separação? A mãe deveria substituir o *ele* por *eu*, e compreenderia melhor as próprias preocupações. Pelo menos, ele saberá pedir o que precisa? Quanto ao "paninho", à mamadeira e outras "frescurinhas" de todo tipo, ele saberá pedir, e os adultos saberão oferecer. Em contrapartida, o amor paterno ou materno é insubstituível, e sempre será.

"Ele vai saber escolher as roupas, os sapatos, vestir um agasalho se fizer frio, passar filtro solar se o sol estiver muito forte?" Podem ficar tranqüilos; o menino não andará pelado, abandonado à própria sorte. É preciso aceitar o fato de que um outro adulto é capaz de ocupar-se dele, certamente não tão bem quanto os pais, mas também nem tão mal assim.

Mas a criança está feliz em mudar de ambiente: a atenção de um novo adulto é sempre diferente da dos pais e, por isso, tudo o que vem do outro é mais uma curiosidade do que um incômodo. Afinal, o viajante-mirim sabe perfeitamente que voltará para a sua casa, seus pais e seu universo querido, com a maior alegria de narrar as suas impressões.

- *O que você pode fazer*

Por volta do 8º mês, começa uma passagem bastante delicada, durante a qual será melhor evitar qualquer separação, mesmo muito curta.

Aproximadamente aos 18 meses, a criança aceita melhor separar-se da mãe por alguns dias. Mesmo que você fique apreensiva, tente passar-lhe a idéia de que ela gostará das férias sem você, com a vovó, ou com outras crianças da sua idade. Se outras mães sabem e podem separar-se dos filhos, por que você também não conseguiria? Você é tão diferente delas assim? Se existem colônias de férias para crianças tão pequenas, é porque tudo está organizado em função delas. Você pode, pois, mandar o seu filho sem medo. Mas não se esqueça de prepará-lo bem, explicando o que ele fará ali. Você lhe mandará um ou dois postais, durante a estada. E para que ele encontre o primeiro logo que chegar, mande-o dois ou três dias antes da partida.

Quando chegar o grande dia, vamos à grande aventura! Não há razão para você ficar com o coração apertado. Diga-lhe para dar "até logo" ao seu pequeno mundo (pelúcias, brinquedos etc.), isso lhe permitirá antecipar a verdadeira partida.

Na volta, faça com que ele observe o lado bom das coisas. Talvez ele fique menos teimoso e alguns pequenos sinais indesejáveis terão desaparecido: xixi na cama, gagueira, tiques, manias.

Então, mostre-lhe como você está orgulhosa(o) de que ele tenha crescido tanto e encoraje-o a continuar no mesmo caminho.

Se você quiser, comente com ele como foi bom sair com o seu marido. Isso sem nenhum tabu. Ele se lembrará então de que vocês eram dois, antes de serem três. Esses pequenos momentos sem crianças permitem mais disponibilidade para si mesmo e para os outros. Existe uma cumplicidade no ar, e um delicioso perfume de liberdade.

- *Armadilhas a evitar*

Não lhe prometa trazê-lo de volta imediatamente, caso ocorra alguma coisa, quaisquer que sejam as suas intenções. Essas palavras não têm nada de tranqüilizador. É como se você desse um remédio a um doente anunciando-lhe a longa lista dos efeitos colaterais possíveis.

Eventualmente, proponha-lhe incluir na mala uma foto da família. Mas não exagere: telefonar todos os dias, mandar um lenço com o seu perfume ou uma fita gravada com a sua voz poderiam provocar nele carência e frustração.

Do mesmo modo — todos os pais sabem disso — é melhor não telefonar nunca para o seu filho na colônia de férias. Terminada a conversa, ninguém estará ali para prolongar a magia do carinho. Em contrapartida, diga a ele (se for o caso) que você chamará os monitores uma ou duas vezes durante a estada, para ter notícias dele. Na casa da vovó ou de amigos, é mais fácil telefonar de vez em quando, pois lá ele estará mais acompanhado se ficar triste ou com saudade.

As Travessuras e os Limites

Há todo tipo de travessuras: as inevitáveis, as perigosas, as muito irritantes, as que são pura provocação e até aquelas, engraçadas ou cheias de imaginação, que dão aos pais a irresistível vontade de serem cúmplices, mais do que censores.

Às vezes, elas ocorrem quando a criança tenta uma nova façanha que resulta em fracasso, e logo... numa "arte". Às vezes, elas significam: "Eu quero que vocês se interessem por mim!"

Em todos os casos, a criança espera os pais na "linha de frente dos limites" e estes devem lhe responder.

De que maneira?

Antes de tudo, estabelecendo limites estáveis, que lhe sirvam de proteção e que, muitas vezes, evitarão excessos e deslizes sem controle. Não há como evitar: a criança, em algum momento, tentará forçar esses limites. Então, é importante que os pais se mostrem atentos, responsáveis, vigilantes e protetores.

Sim, mas como?

O problema é este: é preciso explicar as regras sem entrar em intermináveis discussões; autorizar sem ser permissivo; amar sem ceder em tudo e, conseqüentemente, recusar sem maltratar. Tudo isso respeitando a personalidade da criança e os estágios psicológicos que ela atravessa.

Isso significa que os pais devem, todos os dias, realizar verdadeiras proezas. Sem esquecer a última armadilha: a educação que eles próprios receberam e o contexto social que os cerca.

Cuidado! Você vai...

- *O lado dos pais*

Se você é do tipo prudente ao extremo ou vive com "os nervos à flor da pele", assim que a sua acrobata decide explorar o mundo que a cerca, você teme que ela se machuque ou provoque uma verdadeira calamidade. Em todos os casos, você reage vivamente: "Cuidado, você vai fazer mais uma bobagem!"

- *O lado da criança*

Certamente você notou que ela atravessa um período de oposição e de egocentrismo acentuados. Com exaltação, a criança individualista passa de um estágio em que seus pais decidiam tudo por ela e ela aceitava tudo sem discussão para uma nova etapa, em que ela tem a intenção de afirmar as suas escolhas e as suas vontades.

- *Opinião do psicólogo*

Os pais pouco preocupados dão ampla liberdade ao filho e só intervêm quando acham que isso é mesmo necessário. O que poderia sugerir que eles são um tanto quanto permissivos.

No outro extremo da escala da ansiedade, as mães possessivas predizem constantemente as catástrofes, às vezes até antes que a idéia tenha passado pela cabeça do principal interessado. Quase se chega a pensar que elas teleguiam os filhos: "Você vai cair", "Você vai se cortar", "Você vai se sujar". São formas afirmativas e às vezes até incitativas, que deixam subentender confusamente "Já sei que você vai fazer isso". A criança acaba fazendo, sem nem perceber. Não foi o papai ou a mamãe que evocou essa possibilidade? Então, não vamos decepcioná-los...

Afinal, de que têm tanto medo os "superpais"? De que a criança se machuque, é claro, mas será que eles não projetam sobre o filho os seus medos e suas angústias, sem analisar o perigo real? E não é provável que, sob essa atitude, se esconda o temor de ver o filho subir mais um degrau e crescer um pouco mais depressa do que eles desejariam?

- *O que você pode fazer*

É muito difícil, mas tente. Em lugar de dizer "Você vai se cortar com essa tesoura", diga "Cuidado, senão você pode se cortar". A segunda fórmula é condicional: a criança está prevenida, ela pode ou não superar o obstáculo; a decisão é dela. Isso é uma responsabilização. Começar uma advertência com as palavras "você pode..." é também reconhecer implicitamente que a criança poderia agir melhor e dar a você uma boa surpresa. Tudo é possível, até que ela consiga, pela primeira vez, descer a escada ou transportar a garrafa sem entornar a água.

Outra maneira de dizer as coisas é expressar o que você está sentindo: "Estou com medo de que você...", "Não sei se você vai poder..." Isso estimula a criança, que quer ser bem-sucedida, a prestar mais atenção.

Alguns céticos replicam, com razão: "E o que se deve fazer quando a acrobata sobe na cadeira para alcançar a panela no fogo aceso? Devemos sussurrar simplesmente: 'Cuidado, tenho a impressão de que, ao se dirigir tão ousadamente para o fogo, você poderia eventualmente provocar uma pequena catástrofe. Uma queimadura parece-me ser dificilmente evitável'?"

A resposta é que, em caso de perigo iminente — e não hipotético —, os pais não têm mais que fazer perguntas: eles se precipitam sobre a imprudente para evitar o desastre!

- *Armadilhas a evitar*

Cuidado com o exagero!

O que passa pela cabeça de uma criança sufocada de proibições e previsões apocalípticas da manhã à noite? De duas coisas, uma: ou ela se torna tímida, apagada e medrosa; ou entra em conflito aberto com os pais, resiste, tenta empurrar ainda mais os limites do que é permitido. Cada um deve procurar a solução mais adequada, escolhendo o caminho do meio...

Ele vive fazendo bobagem

- *O lado dos pais*

Você não agüenta mais. Em meia hora, Marcelo encontrou um jeito de pôr cubos de gelo no aquário "pra fazer um iceberg" (pobres peixes!), derramar o vidro de perfume na banheira e comer os biscoitos do gato!

Você só consegue dizer: esse garoto é insuportável, in-su-por-tá-vel! Aliás, você não quer dizer mais nada. Mas que tal se você disser: "*Eu acho* esse garoto insuportável!"?

- *O lado da criança*

Por volta dos dois anos, a criança adquire a noção de bem e de mal, de "bonzinho" e "levado"; é também nessa idade que ela aceita regras e admite que lhe digam não, com pequenas explicações: "Não, a panela está quente", ou "Escreve na folha de papel, na parede não." Mas antes dos seis ou sete anos, ela não compreende realmente a razão dessas proibições. Na sua opinião, a parede é bem mais espaçosa e confortável para desenhar do que uma folha de papel. E se ela quebrar um pote de barro, acha isso muito mais sério do que sumir com "aquele anelzinho pequeno" da mamãe.

- *Opinião do psicólogo*

A criança já se adaptou perfeitamente aos pais e irá provocá-los ao máximo, para conhecer os limites que eles lhe dão.

É interessante estabelecer uma lista das "artes" que ela faz. Muitas vezes, elas têm em comum uma certa tonalidade, uma coerência, até um sentido muito característico. Por exemplo, acontece muito que a criança teste o limite em relação ao perigo: ela pode brincar com fósforos, acariciar-se com a ponta da faca, entornar a água sanitária ou falar com desconhecidos, tendo sido formalmente proibida de fazer essas coisas.

Também é interessante observar a quem se dirigem esses comportamentos insuportáveis e em que momento do dia eles se manifestam. A criança decide agir quando sente no adulto uma fragilidade passageira ou uma disponibilidade menor? Age quando a mãe acaba de chegar do trabalho, ou quando está dando de mamar à irmãzinha? Ou de maneira sempre imprevisível? Em todos os casos, ela está lançando um SOS: "Liguem para mim!"

A "arte" que ocorre no momento em que os pais tratam do neném ou falam ao telefone se deve raramente ao acaso. A criança, sentindo-se excluída e infeliz, quer ser reintegrada. É por volta dos 18 meses até os três anos que esse tipo de situação se manifesta mais freqüentemente. É simplesmente ciúme ou tédio!

Depois, isso continua, mas em surdina. Então, por estratégia (inconsciente), a criança pode perfeitamente tornar-se imprevisível com suas travessuras. Assim, nunca sabendo quando ela vai agir, os pais não ousam mais confiá-la aos outros e evitam deixá-la sozinha. Ela "venceu", mas certamente não ganhou qualidade afetiva, pois a irritação dos pais muitas vezes suplanta a ternura.

Uma "arte" também pode ser a única reação da criança às exigências desmesuradas dos pais (polidez, concentração, controle permanente).

Às vezes, a travessura é o único meio de chamar a atenção dos pais, que só intervêm para proibir ou recusar; no resto do tempo, quando eles estão tranqüilos, a criança é deixada entregue a si mesma. Ora, as interações devem ser positivas. A criança precisa sentir-se única, extraordinária, insubstituível. Então, a indiferença não é o que há de pior? Nesse caso, é hora de os pais tomarem distância e fazerem um exame de consciência, pois uma travessura é um sintoma em si.

• *O que você pode fazer*

Fique tranqüilo, os limites que você lhe dá tranqüilizam o seu filho.

É no interior de um quadro bem definido por você que ele poderá evoluir e sentir-se livre. Sem esse quadro (princípios, proibições, limites), ao contrário, a criança se sentirá perdida. A incerteza e a angústia que ela sofrerá a levarão a fazer "bobagens", que têm por função tocar o sinal de alarme.

Os pais que sabem dizer "agora chega" são mais eficientes e mais tranqüilizadores do que aqueles que temem usar a sua autoridade. Ou do que aqueles que mudam constantemente de princípios. Para compreender a instabilidade e a confusão da criança nesse caso, basta transpor essa situação para a direção de um carro: um dia, você tem que parar no sinal vermelho; no dia seguinte, tem que parar no sinal verde. No fim, dirigir se tornaria para você um estresse insuportável e perigoso! É a mesma coisa para a criança; ela precisa de regras estáveis, que venham de você e cujo cumprimento você fiscalize.

Desde os seis ou sete anos, a prática de um esporte de autocontrole ou de defesa, como o aikidô, poderá ajudar o seu filho a exprimir o seu mal-estar de outra forma, e não por oposição aos adultos. Pense nisso.

- *Tudo é recuperável*

Informe o seu filho de que a sua paciência chegou ao fim, se esse for o caso, e de que, a partir de agora, você não tolerará mais certas coisas. Tome o cuidado de definir antecipadamente essas "coisas" e negocie soluções com ele, como que para responsabilizá-lo ou propor-lhe um desafio.

Tentem ver juntos como cada um de vocês chegou a esse ponto e que respostas ele lhe propõe para que a situação evolua.

Admita que a sua história pessoal e os seus próprios limites durante a sua infância provavelmente não são estranhos à situação que você está vivendo.

- *Armadilhas a evitar*

Os pais que não defendem os próprios interesses e não afirmam as suas exigências provocam no filho um sentimento de insegurança. As balizas e barreiras, longe de serem vividas como frustrações, são para ele um quadro que ele procura e que lhe evita os deslizes: comportamento agressivo para com os outros (brigas, discussões) ou contra si mesmo (quedas, imprudências).

O respeito às regras são problema do pai e da mãe. O pai não deve ser considerado apenas como o "policial" que executa as decisões maternas. Inversamente, ele não deve, de modo algum, jogar apenas para a mãe a responsabilidade pelos maus hábitos do filho. Uma brecha na estratégia dos pais favorece a revolta do "bagunceiro" e o estimula a tentar tomar o poder sobre eles, assim fragilizados.

Zoom
Posso "desabar" na frente do meu filho?

O dia foi difícil, com mil pequenas preocupações e contrariedades. E, mal chegou da escola, Tânia começou a "aprontar". Desta vez, você sente que vai chorar. Mas será que você pode se permitir essa fraqueza e chorar na frente dela? Será que ela vai ficar infeliz por isso? Ou ficar traumatizada? E você, isso vai aliviá-la?

Algumas idéias poderão ajudá-la, talvez, a "desabar" sem culpa, mas não abuse.

"Desabar"

É detectar os próprios limites e não temer expô-los.

É saber não suportar tudo ("artes" repetitivas, provocações etc.).

É não se mostrar "super-humana(o)" e invulnerável.

É mostrar que você está triste ou magoada(o).

É indicar que a criança também terá o direito de "desabar", diante de alguma coisa insuportável (sofrimento, injustiça, necessidade intensa de afeição).

É designar o limite a partir do qual a criança deve parar, antes que você "estoure", na próxima vez.

Finalmente, é tirar vantagem do pior, para evitar as recaídas.

Não "desabar"

É dar ao seu filho a ilusão de que tudo é suportável e de que, logo, ele pode continuar provocando, insistindo...

É fazê-lo pensar que ele (ela) pode idealizar a imagem de um pai (mãe) extraordinário(a) e sempre forte.

É pensar que você poderá se conter, arriscando-se a "desabar" mais completamente ainda na próxima vez.

Eu me arrependo de ter-lhe dado umas palmadas

• *O lado dos pais*

Situação banal: fazia 3 horas que a tensão subia, por causa das "artes", da má vontade, das exigências, da cara amarrada e, ainda por cima, ele não queria escovar os dentes. Uma coisa à-toa, evidentemente, mas a palmada voou da sua mão e fez soprar na casa uma brisa pura, como aquelas depois da tempestade.

• *O lado da criança*

A palmada merecida pode pôr fim à sua culpabilidade por ter sido insuportável. Ela também pode humilhá-lo, ofendê-lo, perturbá-lo e lhe fazer mal. De qualquer forma, ela rompe a espiral das provocações e serve de barragem para novos transbordamentos. É pena que os limites que você impôs não tenham sido compreendidos um pouco mais cedo e de modo mais suave! Tudo isso poderia ter sido evitado.

• *Opinião do psicólogo*

A palmada não é um modo de comunicação, mas a última reação dos pais, depois que tentaram de tudo.

Ela só tem uma qualidade benéfica quando é excepcional. Seria perigoso recorrer a ela freqüentemente, como se fosse uma forma de comunicação como qualquer outra. Ela não dispensa, absolutamente, um verdadeiro diálogo com a criança.

Calma ou violenta, a palmada nunca é dada nem recebida com alegria, pois, na hora, ela assinala um fracasso evidente da relação entre o adulto e a criança. A ruptura do diálogo — com a passagem da palavra ao ato — instaura, entretanto, um limite, que não foi suficientemente detectado pela criança, e que o adulto deveria lhe mostrar.

• *O que você pode fazer*

Como evitá-la? Ela é verdadeiramente merecida? Um rápido exame de consciência é sempre bom, antes de passar aos atos. Uma criança não compreende e dificilmente perdoa um castigo que ela julga injusto. Se ela protesta e o recrimina depois da palmada, (re)explique o porquê da punição. Em caso de erro da parte do pai (mãe) — o que sempre é possível — só resta pedir desculpas.

- *Tudo ainda é recuperável*

A palmada foi dada e você está "doente" com isso. Por quê? A culpabilidade se insinua no exato momento em que a correção não é mais controlada: bate-se na criança quando se perde o autocontrole — é isso que dá medo. No caso contrário, de uma correção perfeitamente controlada, dada com convicção na hora certa, raramente se tem remorso. Para evitar as recaídas, aproveite um momento de calma com o seu filho para analisarem juntos a seqüência dos acontecimentos que levaram à exasperação e depois à palmada. Explique o que você espera dele, no futuro.

- *Armadilhas a evitar*

Nada de beijinhos depois do castigo. Uma repreensão seguida de desculpas é, em alguns casos, bem pior do que a punição. A criança a interpreta como um erro da sua parte, que você procura "consertar" com um gesto de consolo. A confusão é certa: "A mamãe não estava com a razão, e a prova disso é que ela se arrependeu."

Uma punição não seguida de carinhos ou brincadeiras mostra à criança que ela agiu mal. Essa é a mensagem que deve ser passada, e não o contrário! Puni-la é ter a consciência tranqüila, é estar certo de ensinar a evitar um erro, para o bem da própria criança, antes de tudo. Isso seria motivo de culpa? Se, apesar de tudo, você teme sentir remorso, procure uma solução menos culpabilizante do que a palmada (nada de passeios, balas ou amiguinhos durante alguns dias).

Um castigo fora de hora, dado a frio, sem cólera, desligado do seu contexto, parece incompreensível e injusto à criança.

Zoom
Como evitar a palmada

Se você está cansado(a), tenso(a), triste ou irritado(a), previna o seu filho. É do interesse dele não abusar da sua paciência.

E mesmo quando tudo vai bem, por que suportar durante tanto tempo as suas manias e teimosias, que você sabe que são bombas de efeito retardado? Reaja a tempo. Nada é mais embaraçoso para uma criança do que um pai (mãe) paciente e dócil que, de modo imprevisível, assume bruscamente a atitude inversa.

Você acabou de repetir pela centésima vez para que ela parasse de "andar atrás de você" ou de interromper a sua conversa ao telefone, mas nada adiantou: parece que ela é surda!

Por quê? Sem saber, talvez você esteja sendo confuso(a) ou ambivalente. Talvez exista no seu tom e na sua atitude alguma coisa que lhe mostre que você não está tão incomodado(a) assim. O seu filho não é bobo; então ele continua. Quando o "não" é franco e maciço, sem apelo, ele logo percebe e pára imediatamente. Pela reação dele à sua ameaça, você pode ficar sabendo se ele acredita verdadeiramente em você. Se necessário, peça a ajuda do seu cônjuge para apoiá-lo(a).

Lembre ao seu filho como aconteceram certas cenas passadas que acabaram numa punição memorável. Ele compreenderá que é bom para ele não forçar tanto os limites.

Para evitar a palmada, nada melhor do que avisar que ela pode "acontecer". A iminência da punição talvez responsabilize mais a criança: cabe a ela escolher modificar ou não o seu comportamento. Avise que você vai contar até três, mas depois...

Se você se comportar, vou te dar...

- *O lado dos pais*

Ah, não, você não agüenta mais as crises na padaria ou na banca de jornais. Então, antes que ele comece, você põe as cartas na mesa: uma revistinha ou um envelope-surpresa (ou até dois!), tudo bem, mas só se ele prometer se comportar, tomar banho sem problema e ir para a cama quando você mandar. Você pode ceder, mas com garantias!

- *O lado da criança*

Às vezes, ele está disposto a tudo — até a obedecer-lhe — para que você lhe compre o brinquedo que está na última moda. Não se irrite se ele esquecer as promessas, ele é ainda um menino. Mas se você esquecer a recompensa prometida, ele não vai deixar de dizer que não se pode confiar em você!

- *Opinião do psicólogo*

A noção de mérito e de esforço, assim como a de recompensa ou punição, deve ser ensinada à criança já aos dois ou três anos. Então, ela começa a compreender a relação de causa e efeito entre o que ela faz e as conseqüências positivas ou negativas: "Se você se comportar, vou te dar um presente", "Se você não ficar quieto, não conto a história". Assim, a chantagem é operacional muito cedo, na vida da criança.

Se isso apresenta vantagens evidentes, também comporta inconvenientes, principalmente quando a chantagem se torna um modo de comunicação privilegiado, ou até exclusivo. Esse argumento tão prático pode virar-se contra os pais.

De que maneira? É muito simples. O "espertinho" sabe que, para obter o que quer, basta levar os pais até o limite, e logo... à chantagem. Ele sabe perfeitamente qual é a seqüência de acontecimentos mais rentável: sapateia diante dos brinquedos, choraminga, a pressão aumenta e a mamãe, exasperada, pronuncia a fórmula mágica: "Se você se comportar direito, vou te fazer uma surpresa." Pronto, ele venceu!

Abusando da chantagem, os pais acabam chegando a um paradoxo, pois a criança se comporta mal para obter o que deseja.

O pior é que também ela pode ter a tentação de tornar-se chantagista: "Vou pra cama se você comprar...". Nessa fase, está mais do que na hora de reagir. A armadilha se fecha com suas prováveis conseqüências; agora, o "queridinho" só se comunica por esse meio. O seu modo de relação com os outros e as noções de generosidade e gratuidade foram desvirtuados. Ao contrário do velho provérbio "tudo tem o seu preço", preferimos acreditar que "nem tudo tem preço".

- *O que você pode fazer*

A criança é capaz de aceitar certas frustrações, sem ter de ganhar um presente em troca. Se não está na hora de comprar a gulodice ou a revistinha preferida, ela deve poder esperar. Não cabe compensar isso com aquilo, para agradecer-lhe por ela ter aceito a sua decisão.

Se está na hora das recompensas, existem muitas outras gratificações, que não são materiais: em lugar das balas ou brinquedos, faça um carinho, dedique uma atenção toda especial, conte uma história, leve ao cinema etc.

Pronuncie a frase mágica "Vou contar até três e se você não...". É um modo de evitar a chantagem que foi experimentado por gerações de pais. A escolha é da criança: fazer ou não a "bobagem". Assim, ela é considerada como uma pessoa responsável (não antes dos dois anos e meio, três anos). Ela detém, pois, o poder de pôr fim à ameaça que pesa sobre ela até o limite do "...e três!". Aí então ela pára imediatamente. Foi por pouco... Por pouco, você teria executado a ameaça. Um dia, é possível que ela tente ver o que acontece além desse limite. Nesse dia, depois do "três" fatídico, não negue fogo, "compareça". A aritmética da chantagem só é eficaz se o aviso é seguido de atos concretos. Na vez seguinte, bastará aquela voz grossa para reconduzi-la facilmente ao bom caminho.

- *Armadilhas a evitar*

A recompensa prometida "em troca de" é um meio eficaz, com a condição de não usá-lo erradamente. Falar a toda hora de presente (ou de palmada) dá no mesmo que reconhecer que a sua presença apenas, ou as suas simples palavras, não são suficientes.

O Despertar da Sexualidade

Na sua época, Freud provocou escândalo ao afirmar que as crianças também tinham uma sexualidade. Para os seus numerosos detratores, que só viam inocência e candura no mundo angelical da infância, isso era impossível de admitir.

Hoje, suas observações são mais amplamente admitidas e aceitas. Sabemos que mesmo o bebê muito pequeno examina e acaricia o seu sexo de modo espontâneo. E vemos que a criança tem mil interrogações sobre "aquilo".

O erro é confundir a sexualidade infantil com a sexualidade do adulto. Elas só têm em comum a procura de sensações agradáveis e tranqüilizantes, ligadas ao prazer. Mas, entre as crianças pequenas, as fontes de excitação são numerosas; só mais tarde, na adolescência, depois de uma maturação complexa, elas se orientam principalmente para a genitalidade, como o adulto.

Freud afirma que a vida sexual da criança tem três fases: a fase oral, a fase anal e a fase fálica. Elas mostram as três maneiras pelas quais a criança investe certas zonas do seu corpo.

Ele só fala "daquilo"

- *O lado dos pais*

Evidentemente, ele se interessa por tudo o que gira em torno do sexo. A anatomia do papai e a da mamãe suscitam nele muitas perguntas. Mas são principalmente os jogos de observação ativa entre irmãos e irmãs que acabam inquietando os pais. Será que isso terá conseqüências? Até que idade eles podem tomar banho juntos? Podem ser deixados sozinhos, quando parecem tão interessados em sua diferença? Aliás, são ainda tão pequenos, deve-se responder a todas essas perguntas íntimas, e até constrangedoras? O que eles podem compreender, realmente?

- *O lado da criança*

Trata-se apenas de uma leve sensualidade, ou já é sexualidade?

Distante das considerações preventivas dos adultos (tabu, incesto, ato sexual), a criança parte para a descoberta do seu corpo ou do corpo do outro, e parece encontrar nisso uma grande volúpia. A nudez, o calor, os jogos, as fricções durante o banho, tudo isso estimula a sua imaginação; ela mergulha numa atmosfera carnal e se abandona às delícias da água e do contato pele a pele.

Por volta dos três ou quatro anos, ela é naturalmente curiosa, sem timidez, um tanto "voyeuse" e exibicionista. Ela faz ao adulto perguntas tão diretas quanto desconcertantes.

Só aos cinco ou seis anos, e às vezes até mais tarde, a criança se torna pudica; suas alusões ao sexo se fazem então mais indiretas e muito embaraçadas.

- *Opinião do psicólogo*

Aos três anos, a criança atravessa um período especialmente estimulante da sua existência. A descoberta de um novo mundo a espera, o mundo do seu corpo e da sua diferença em relação aos outros. Ela fica perturbada, e até muito admirada, diante da anatomia impressionante do papai ou da mamãe. No banheiro da escola, nada escapa ao seu olhar agudo e seletivo. Para ela, os órgãos sexuais ainda não têm o valor genital que têm para os adultos, embora ela pressinta que estes se interessam de modo particular por esses órgãos. Muitas vezes, é o contato com os maiores (escola, irmãos etc.) que confirmará esta intuição primeira: existe um sentido em tudo isso!

Será por acaso que, nesse mesmo período, ela descobre o prazer de pronunciar palavras grosseiras e engraçadas, referentes a tudo o que acontece "abaixo da cintura"? Pronunciar a palavra "pinto" a deixa encantada.

Paralelamente, a criança não ignora nada da intimidade, do prazer e da proibição deste; a maneira como a sua mãe ou o seu pai se ocupam do corpo dela, como o manipulam, o embalam, o abraçam, dão mordidinhas; os sentimentos expressados com alegria, ternura, liberdade; ou pelo contrário, a reserva, a rigidez, o constrangimento, a vergonha. Todas essas atitudes e todos esses sentimentos contraditórios deixam uma primeira imagem que, certamente, evoluirá, mas servirá de referência numa idade mais avançada.

Com a aquisição do controle dos esfíncteres, a criança, já mais autônoma, não permitirá que lhe abaixem as calças nem que a limpem. Procurará, às vezes, esconder-se ou fechar-se no banheiro. É um modo suplementar, para ela, de proteger-se dos outros e afirmar a sua intimidade. Talvez ela tenha certas reações de pudor ou de repugnância inadequadas: por exemplo, limpará o rosto depois de ser beijada. Reação meio antipática, não é?

Aos seis ou sete anos, a sua intimidade e o seu pudor se exacerbarão. A criança domina a linguagem, já sabe exprimir uma gama variada de sentimentos; compreende melhor também as defesas e tabus que se erguem em torno da sexualidade. Ultrapassou mais ou menos o estágio do desejo edipiano e apreende melhor a noção de respeito devido à sua pessoa — não é qualquer um que pode tocá-la, por exemplo. Sabe mostrar até que ponto ela aceita que seu corpo e seus sentimentos sejam expostos e comentados. Nessa idade, não se trata muito da promiscuidade no banho ou mesmo na cama. Ficar nua diante dos outros pode incomodá-la, ao passo que até então isso era normal. A criança pode expressar as mesmas reticências quanto à nudez dos pais.

• *O que você pode fazer*

Banhos entre irmãos e irmãs. As crianças pequenas inventam jogos perfeitamente inocentes. Uma carícia é uma carícia, e nada mais.

A partir dos quatro anos, as crianças brincam naturalmente de tocar-se. Os pais devem saber como intervir e estabelecer, com palavras, as regras: "Isso não se faz!" Irmãos ou irmãs não têm de ficar acariciando-se. Não dramatize, não se trata de uma homossexualidade incipiente, e ainda menos de um princípio de incesto. As crianças não têm nenhuma idéia da sexualidade tal como ela é para os adultos. Simplesmente, são curiosas e ávidas de sensações novas. Cabe a você determinar os limites, pois, de início, a criança não tem nenhum.

Pudor. A criança pode sentir-se constrangida por ser vista nua ou por ver os outros nus. Sem ironizar a sua atitude, é preciso admitir que ela precisa de intimidade nessas ocasiões e até ajudá-la a preservá-la.

Ela não pára de fazer perguntas. O melhor é satisfazer a sua curiosidade com uma informação simples, que não vá além daquilo que ela pergunta. Um bom meio de saber o que ela conhece é fazer-lhe, você também, perguntas abertas, que lhe permitirão avaliar o grau de precisão que você deve fornecer: "Você quer saber por que os meninos têm pinto? O que você acha?"

Que vocabulário empregar? No início, cada família usa (pudicamente?) apelidos para nomear os órgãos sexuais; essas palavras são um artifício momentâneo, que deve respeitar a noção de gênero. Assim, uma menina não tem um pinto, mas uma "perereca". A partir dos seis ou sete anos, por que não começar a usar os termos precisos (pênis, testículos etc.?) Se necessário, consulte um bom livro de educação sexual para crianças.

• *Armadilhas a evitar*

Para falar dos valores referentes à sexualidade e à intimidade, é melhor evitar as alusões negativas. Use palavras diretas e positivas. Nada é sujo, nojento ou escabroso na atitude da criança, que, antes de tudo, é curiosa e faz perguntas para descobrir o que não sabe nomear nem reconhecer.

Zoom
A curiosidade sexual da criança

A curiosidade sexual se exerce, geralmente, junto a um companheiro do sexo oposto, mas não exclusivamente. O lugar, freqüentemente, é discreto (banheiro, armário, vestiário, lavatório da escola), o que prova que o explorador, intuitivamente, sentiu a interdição.

Se você presenciar a cena, reaja. Fale do respeito devido ao corpo do outro, do pudor que ela deve ter em relação a si mesma e às pessoas do seu ambiente, da intimidade que se deve respeitar. A sua reação franca, direta e *não-culpabilizante* deve guiá-la positivamente e mostrar-lhe os limites. Isso implica, é claro, não a humilhar porque ela se teria *comportado mal* ou porque *isso é errado, sujo* ou *vergonhoso*. Evidentemente, a criança não avalia o alcance do seu gesto.

Em caso de contatos mais sérios — calça abaixada, dedos nos orifícios, introdução de objetos —, o que é mais freqüente do que se imagina, está na hora de a criança receber um pequeno curso de educação sexual ao seu alcance. Lembre os perigos potenciais e o risco de machucar o outro.

O seu tom persuasivo deverá dissuadi-la de reincidir. Dito isso, você terá que satisfazer a curiosidade da criança de saber mais, por meio de livros, material de televisão para crianças etc.

Entretanto, devemos reconhecer o lado positivo desses "experimentos espontâneos": para muitas crianças, eles são bem mais explícitos do que dez cursos de sexualidade. A emoção, a interdição e o medo de ser surpreendido por um adulto, a descoberta do corpo do outro e mil outras sensações ainda inocentes nessa idade permitem que a sua imaginação se desenvolva. Tudo isso é como um alegre prelúdio ao despertar das emoções sentimentais e das pulsões futuras.

Ele se toca na frente de todo o mundo

- *O lado dos pais*

Como reagir e o que fazer quando ele se acaricia em público? Às vezes, a situação é muito embaraçosa. Você está falando com o padeiro ou com a diretora da creche, e de repente, no carrinho, ele começa. Você já tentou ser tolerante, compreensiva(o) e esperar que isso logo passe, mas você teme ter que enfrentar, outra vez, essa situação. O vovô não gosta; diz que "é uma coisa suja e que, no tempo dele, amarravam as mãos dos meninos para eles esquecerem esse mau hábito". Deve-se consultar um pediatra? Esse comportamento é normal?

- *O lado da criança*

Não há mal em se fazer bem... ou não?

Mas o pequeno malicioso percebe muito bem que, quando ele se acaricia, os outros ficam constrangidos, impacientes e às vezes muito ameaçadores. Então, ele tenta fazer escondido, mas às vezes não agüenta. Assim que se sente inquieto ou irritado, basta tocar-se para ficar tranqüilo. À noite, é assim que ele consegue adormecer. Então, ele se pergunta por que é assim tão sujo ou errado brincar com o pinto, como dizem alguns adultos.

- *Opinião do psicólogo*

A masturbação não é privilégio dos humanos. Os animais também a praticam regularmente, balançado ou friccionando o sexo. O filhote do homem tem esse mesmo prazer instintivo desde a mais tenra idade. Segundo o célebre relatório Kinsey sobre a sexualidade, a metade dos meninos descobririam assim o orgasmo antes dos sete anos de idade.

A masturbação é a primeira emoção sexual da criança pequena; ela proporciona ao mesmo tempo prazer, emoção, tranqüilidade e relaxamento. Essa sensação agradável não tem, absolutamente, o sentido erótico que os adultos lhe atribuem. Talvez teria sido melhor inventar outra palavra para isso, o que teria evitado as inúmeras atitudes negativas diante dessa prática!

Aos dois ou três anos, esses toques não só são agradáveis para a criança, mas lhe permitem, por si mesma, tomar consciência do seu sexo e do fato de que ela é uma menina ou um menino, o que aliás os pais já lhe manifestam ("Que linda está a minha princesinha!", "Veja só como é forte, esse meu garoto!", com palavras ou com brincadeiras, atitudes e roupas apropriadas etc.).

Entretanto, junto aos adultos, a criança vai logo compreender que é preferível isolar-se para fazer isso. As pessoas do seu ambiente (pais, professores, avós etc.) ficam, na melhor das hipóteses, perplexas ou constrangidas com esse comportamento e, na pior, reticentes ou escandalizadas. Suas reações às vezes são desastrosas: "Isso é sujo!", "É errado!", "Você vai ficar doente!", ou pior ainda: "Se você não parar, vou te cortar isso."

Como se define a masturbação e por que ela é tão mal vivida em nossas culturas?

Lemos num dicionário que é uma "atividade visando provocar a excitação das zonas genitais, seja diretamente com as mãos nuas, seja com o contato de qualquer objeto diretamente aplicado sobre o sexo, para estimulá-lo". As crianças usam as mãos e também os lençóis ou a pelúcia para acariciar-se.

No *Grande dicionário universal do século XIX*, definia-se assim essa prática: "Não vamos descrever aqui um ato infelizmente tão conhecido quanto vergonhoso. ... São principalmente as crianças dos dois sexos que se entregam a esse vício, atingindo assim a sociedade nos elementos que mais tarde deverão concorrer para a sua perpetuidade, através da geração, com uma influência fatal, tanto para o indivíduo quanto para a espécie." Compreende-se então de onde provêm as interdições: do temor de ver a espécie humana posta em perigo por essa prática solitária.

Por ironia da história, a masturbação é hoje considerada pelos médicos e pelos psicólogos como natural, necessária à descoberta da intimidade do corpo, e logo, indiretamente, à procriação; ela é reconhecida como sendo o prelúdio a uma sexualidade adulta desenvolvida.

• *O que você pode fazer*

Indique os seus limites de maneira estruturante, sem proferir interdições: "Se você quiser se fazer carinho (tocar, esfregar, fazer cócegas etc.), você pode. Mas só no seu quarto, na sua cama, não na nossa frente; isso pode nos incomodar ou incomodar as outras pessoas. Além disso, é um assunto que é só seu." O tom aberto e tranqüilizador lhe indicará claramente que ele não está fazendo nada errado, mas apenas inadequado.

A sua atitude firme e positiva evitará provavelmente que a criança sinta remorso e associe aos órgãos genitais, e à sexualidade em geral, uma idéia pejorativa ou malsã. Ela compreenderá que o prazer é natural, que ele faz parte da felicidade de viver, mas também que não podemos satisfazer todas as necessidades imediatamente.

Se a criança se masturba excessivamente, talvez esteja atravessando um momento delicado, ou até uma situação angustiante (por exemplo, uma mudança de escola ou de casa, o nascimento de um bebê na família). Seu meio de compensar isso é tocar-se para obter sensações agradáveis e relaxantes, que lhe permitam melhor encontrar-se consigo mesma na intimidade. Essa prática sistematizada deve ser, pois, interpretada como um sinal de alarme. Ela se atenuará depois que as dificuldades forem resolvidas. Não hesite em dar à criança todo o afeto e compreensão que ela pede sem saber expressar-se claramente.

• *Armadilhas a evitar*

Se ele se masturba, não o ameace com castigos corporais ("Vamos cortar isso, se você continuar"). Essas intimidações só serviriam para inquietá-lo, ainda mais que, até os seis ou sete anos, a angústia de castração está muito presente e a criança freqüentemente interpreta essas palavras ao pé da letra.

Comigo, ela faz gestos íntimos demais

- *O lado dos pais*

"Um beijinho, papai... mais um." E Paula vira dissimuladamente o rosto para que o beijo aterrize na boca. Bruno é fascinado pelo decote da mãe e nele mergulha a mão, como que para colher doces e quentes frutos.

Tudo isso acaba sendo constrangedor. Até que idade devemos aceitar esses contatos íntimos, sem privar as crianças da ternura e das carícias de que elas precisam tanto, e talvez você também? É você ou o seu filho que tem pensamentos inadequados?

- *O lado da criança*

Até o aparecimento do fatídico complexo de Édipo, os beijinhos dados e recebidos são a própria inocência. O neném pede um carinho com toda candura e sem segundas intenções. Se os beijos lhe tocam a boca, as nádegas ou a mãozinha, é uma felicidade sensual, e pouco importa onde eles são dados.

Mais tarde, a procura de demonstrações de amor mais claras, vindas da mãe ou do pai, assume um significado diferente. A criança pergunta: "Você gosta de mim tanto quanto gosta do papai (ou mamãe)?" Então, vale tudo para captar a atenção do pai (mãe) adorado(a). gracinhas, montes de carinhos, grandes manobras noturnas em torno do leito conjugal. Aliás, ele sabe confessar com candura: "Posso dormir entre você e o papai?"

- *Opinião do psicólogo*

O período do complexo de Édipo é uma etapa importante na vida da criança (ver o capítulo "Os 'dengosos'"). Dos dois aos seis anos, o pequeno edipiano ama apaixonadamente o progenitor do sexo oposto, que encarna para ele um modelo ideal(izado). É natural cobiçar o que se ama com paixão. O problema é que não se escolhe o pai ou mãe como namorado. **Em um momento ou outro, o tabu do incesto deverá, portanto, ser apresentado claramente e sem ambigüidade:** ninguém pode casar com os pais, e certos gestos "amorosos" ou íntimos demais devem ser evitados.

• *O que você pode fazer*

A partir de um certo momento, a criança começa a se familiarizar com as regras sociais, "isso se faz", "isso não se faz". Os primeiros tabus afloram e, com eles, as interdições. A criança multiplica as abordagens de sedução e provocação até que você lhe indique os limites.

Onde situá-los? Quando proibir? Tudo depende da idade, da sensibilidade pessoal, da cultura familiar: o que ainda é tolerado ou estimulado em famílias extrovertidas é reprovado em outras, nas quais os sentimentos são menos explicitados.

De modo geral, o que deve guiar os pais é o próprio sentimento destes em relação à situação. O seu filho lhe causa constrangimento, provoca reações epidérmicas e embaraço? Diga isso a ele(a). Ele tem o direito de ter vontades e de querer, por exemplo, lhe "tocar o pinto ou os seios". Você também tem o direito de recusar e dizer-lhe isso. A criança precisa de que os pais lhe falem com coerência, mesmo que ela compreenda apenas confusamente. O tom seguro e o modo respeitoso com que você se expressar já serão tranqüilizadores. Se ela perguntar a razão da recusa, responda que você não tem vontade de fazer isso e diga que "é isso aí!". Essa atitude não impede que você lhe mostre a sua afeição, mesmo marcando a distância que você acha necessária.

E na relação mãe-filha? O que fazer quando a menina deseja acariciar a mãe com ternura exagerada? Ainda seria o Édipo? Não, mas às vezes a atração pelo proibido, ou curiosidade ligada à sexualidade no plano anatômico e principalmente uma "crise de infância", antes de não poder mais voltar no tempo.

Mostrar-se nu(a) até quando? Não existem normas. Mais uma vez, tudo depende do contexto familiar, do grau de pudor e do nível de curiosidade da criança (olhar inocente ou olhar "apalpador"). Até os cinco, seis anos, não há nada demais em que o seu filho veja você nu(a). Quando se trata do mesmo sexo, existe às vezes uma cumplicidade no ar, quando a criança se vê ao mesmo tempo tão semelhante e tão diferente. Mas um dia, se a nudez se transformar em constrangimento, é preciso saber evitar o olhar do outro e proteger-se. Isso se chama respeito.

• *Armadilhas a evitar*

Se ele pedir carícias ou toques demasiadamente íntimos (como os que você lhe fazia quando ele era bebê, ou que você ainda faz no irmãozinho ou irmãzinha), não o repreenda com severidade, porque você acha isso impróprio. Ao invés disso, explique-lhe que você pensa que ele é grande demais; agora o seu amor se expressa de outra maneira e isso quer dizer que você continua gostando muito dele, mas de um modo diferente. Não hesite em repetir: "Não é porque você cresceu que eu gosto de você menos do que antes. Eu gosto de você de outra maneira."

Se ele perguntar demais, não se sinta obrigado(a) a lhe explicar tudo e fazer um discurso erudito sobre o tabu do incesto e os infortúnios de Édipo.

Se você está sozinha porque o papai está viajando, só aceite o seu filho na sua cama excepcionalmente, explicando-lhe a situação: "Hoje, você pode vir, porque eu estou me sentindo um pouco sozinha (ou cansada)." Esses limites deixam a porta fechada para todas as outras noites em que ele gostaria de tentar novamente essa aventura. Essa "delícia" deve permanecer ocasional. A criança não deve imaginar que o leito materno é um ponto de encontro, ou até um território seu.

Zoom
"Eu queria voltar para a sua barriga"

Em geral, são as crianças pequenas (três-quatro anos) que formulam esse desejo. O que responder a esse pedido tão comovedor e infantil? Nada, a não ser fazer outra pergunta: "Você acha que isso é possível?" Então, a resposta vai parecer — infelizmente — evidente.

Mas escute a criança com atenção. Talvez ela esteja pedindo uma proteção contra o desconhecido, contra as angústias, os medos, os castigos, as frustrações, a concorrência entre irmãos e irmãs. Em resumo, uma armadura contra todas as dificuldades já presentes na sua existência. Sem se dar conta disso, ela evoca o paraíso uterino perdido para sempre. A sua compreensão, suave e terna, a ajudará a dobrar o cabo desse impossível retorno.

Geralmente, o menino faz essa pergunta em pleno período edipiano. Entrar no ventre da mãe também significa apoderar-se dela inteiramente, e pelo interior; para alguns psicanalistas, isso se aparenta a uma fantasia comum, de conotação sexual. Não há nisso nenhum motivo para inquietação. A essa declaração de amor e de fusão, invoque o princípio de realidade: "Nunca se pode voltar para a barriga da mamãe."

Um carinho é a melhor coisa, e o ajudará a encontrar consolo.

Como é que se faz um bebê?

• *O lado dos pais*

Para compreender enfim o grande mistério do seu nascimento, **eles estão prontos a atacar você nas suas mais íntimas trincheiras, portanto, prepare-se!** As cegonhas e repolhos caíram de moda. As crianças nascem mesmo é da barriga das mães. Mas ainda falta explicar o "segredo de fabricação" sem chocá-las.

Deve-se adotar um tom distanciado e técnico, tipo "Estou muito contente de que você tenha atingido esse estágio do seu desenvolvimento psicocognitivo-comportamental; pois bem, o seu pai introduziu o pênis na vagina de sua mãe e nove meses depois você apareceu"?

Deve-se, ao contrário, reagir de maneira exasperada: "Você não está vendo que eu estou ocupado(a), falamos disso depois"?

Ou então, deve-se reagir como mãe do tempo antigo, o que dá no mesmo: "Minha querida, onde você foi buscar essas perguntas? Foi na escola, outra vez, que puseram essas idéias na sua cabecinha?"

• *O lado da criança*

Por volta dos quatro anos, ela começa a pensar seriamente nas perguntas essenciais: quando, por quê, como? Ela a interroga sobre a origem das coisas e dos fenômenos. Insiste e volta à carga para ter certeza de que compreendeu bem. Os meninos parecem mais reservados e mais pudicos que as meninas.

Entretanto, algumas crianças não ousam fazer perguntas, provavelmente por causa da cólera ou do constrangimento dos pais, que eles imaginam e temem. Levados a fazer essas perguntas mas frustrados por não poder concluir nada, eles acabam pensando que *essas coisas* são *más*, já que é tão difícil falar delas.

• *Opinião do psicólogo*

A revelação do grande mistério do nascimento não é algo sem importância. Os pais devem medir bem o que vão dizer ao filho: essa história lhe parecerá extraordinária, digna de um conto de fadas. A criança foi concebida graças ao amor do pai e da mãe e só foi "acabada" nove meses depois. Durante esse tempo, ela viveu num verdadeiro paraíso, redondo e acolchoado, num quartinho gostoso e morno, com reflexos alaranjados. Ali, ela viveu como um peixe na água, acalentada pela leve agitação das ondas, comendo sempre que queria, através de um cordão, do qual ela ainda tem um vestígio, o umbigo, o que prova que essa história incrível é verdadeira. Ali, ela escutou música e o tumulto atenuado do mundo do lado de fora; enfim, saiu dali no dia do seu nascimento, empurrada por uma força natural.

Essa revelação é maravilhosa e perturbadora. Implicitamente, ela informa a criança sobre os seus sentimentos, tão fortes, de apego à mãe, sobre o porquê de tanta afeição, sobre a singularidade dessa relação privilegiada.

Muito bem, mas como falar disso? Entrando em detalhes anatômicos ou limitando-se a abordar a questão de modo simbólico? Qualquer que seja a solução escolhida, os pais devem apresentar uma verdade leve, sem desvelar as sutilezas do Kama-Sutra.

• *O que você pode fazer*

Se ela fizer "aquela pergunta". Seria uma pena abordar esse ponto cedo demais, quando talvez ela faça apenas a sombra de uma interrogação ou se limite a repetir o que ouviu. Se ela insistir, é que está pronta para ouvir a sua explicação. Escolha então um momento de calma, digno de grandes revelações.

Como dizer? Respeite a distância que a criança indica. Se ela pergunta "Como nascem os bebês?" e não "Como eu nasci?", devolva-lhe delicadamente a pergunta, reformulando-a com os próprios termos da criança: "Como você acha que eles nascem (ou como você nasceu?)"

A resposta do seu filho lhe dará uma idéia daquilo que ele espera da sua explicação e do nível de linguagem para formulá-la.

Por volta dos quatro-cinco anos, conte-lhe a sua história de amor, sem entrar demasiadamente em detalhes carnais: "Um dia, o papai e a mamãe se encontraram, gostaram muito um do outro e decidiram viver juntos, na mesma casa. Mais tarde, tiveram vontade de ter um neném. Nesse dia, o papai e a mamãe se amaram muito e ficaram muito tempo juntos; cada um deu uma sementinha para fabricar o bebê. Pouco a pouco, a barriga da mamãe ficou redonda. E quem estava lá? (Deixe que ele responda e continue:) Um dia, você cresceu tanto que você bateu na porta e pediu para sair. Então, com o papai, fomos para a maternidade."

Evoque simplesmente o parto, designando o baixo ventre, usando as suas próprias palavras: você saiu por aqui, através de um túnel que se alarga quando a criança nasce. Se você não disser isso, a criança poderia imaginar que o ventre da mãe foi aberto ou rasgado, para deixá-la sair. Essa fantasia é habitual naquelas que ignoram por onde saíram. Isso pode, durante muito tempo, ser a origem de uma culpabilidade ligada às dores, das quais a criança acredita ser a origem.

Termine contando a sua alegria ao acolhê-la e as primeiras histórias da família reunida em torno do berço. Insista no lugar do pai que, então, assumiu as suas tarefas, porque, naturalmente, a mamãe estava muito cansada naquele momento.

Como se vê nesse pequeno enredo, nada ainda foi revelado sobre o "segredo de fabricação" (penetração), o que será feito bem mais tarde. Enquanto isso, a criança precisa assimilar todas essas informações, antes que você prossiga com as explicações.

Continuação no próximo volume deste guia...

- *Armadilhas a evitar*

Não caia na armadilha das explicações excessivamente técnicas e enciclopédicas. A criança não pede tanto. Respeite a sua vontade de saber e de não saber *tudo*.

É melhor abster-se de explicações vagas e pouco precisas, mesmo que elas partam de uma boa intenção: "O papai deu um abraço muito forte na mamãe e alguns meses depois, o bebê apareceu." Todos os dias, constata-se que as crianças tomam ao pé da letra as palavras dos pais. Ora, o perigo dessa explicação é que elas imaginem ingenuamente que basta abraçar alguém para ter um bebê. Isso não deixará de lhes causar dificuldades em suas relações com os outros durante alguns anos (medo do contato, por exemplo).

Observações de mau gosto sobre o seu nascimento também podem incomodá-la e até traumatizá-la. Por exemplo, os pais que dizem: "Achamos você na nossa porta, um dia de manhã", ou "Nós te adotamos". A criança sempre se pergunta de onde vem; e não deixa de perceber que, se foi recolhida — como pode acreditar realmente —, é que antes alguém a abandonara. Essas brincadeiras, levadas a sério, podem angustiá-la durante muito tempo. Outra questão se levanta, desta vez em relação aos pais: por que essa piada aparece tantas vezes na sua fala?

Zoom
Preservar a intimidade conjugal

Os pais devem saber isolar-se e fechar a porta do quarto, sem culpabilidade, diante da criança, que às vezes é tirânica quanto a esse ponto. A intimidade do ato sexual é um assunto particular.

A "cena primitiva", como dizem os psicólogos, pode ser mal interpretada e parecer, à criança, de uma grande violência.

Seria um erro pensar que, em nome da liberdade sexual, pode-se mostrar tudo a uma criança, a nudez dos corpos enlaçados, as carícias. Evidentemente, o amor é "belo e natural", mas a criança deve continuar a imaginar, a sonhar com isso durante longos anos ainda, pois não está pronta para ver. Por enquanto, ela repete à sua maneira essa cena primitiva, brincando de "papai e mamãe", ou de "médico".

Se ela escutar atrás da porta ou olhar pelo buraco da fechadura, expliquem-lhe calmamente, sem parecer terrivelmente embaraçados, que vocês têm necessidade de estar a dois na intimidade e isso não diz respeito às crianças.

O seu comportamento é natural; você não tem de se desculpar por ele. A curiosidade da criança também é, mesmo que as suas explorações vão longe demais, para o gosto dos pais. É inútil repreendê-la ou humilhá-la. Ela procura descobrir o grande mistério, simplesmente. Nessa hora, é tempo de comprar um livro adequado à sua idade, falando com clareza daquilo que a preocupa.

Se ela lhe faz perguntas embaraçosas a respeito da sua sexualidade, responda-lhe que isso não é assunto dela. Os seus limites se tornarão os dela.

Fora do leito conjugal e do ato sexual, a ternura do casal deve se expressar sem constrangimento diante da criança. Essas carícias e beijos dos pais são a prova visível de que eles se amam e a promessa, para a criança, de uma felicidade futura. Não basta que ela imagine o amor e a compreensão entre os pais, ela deve também constatá-los por si mesma.

As Refeições

As refeições também são uma iniciação ao prazer dos sentidos e à alegria de viver.

À mesa, nada escapa ao minigastrônomo. Ele observa e imita, experimenta o que lhe servem, percebe na hora os ambientes e as atitudes. Seu comportamento (roupa, respeito pela comida), como suas preferências alimentares se formam desde muito cedo, com um impacto inegável sobre os seus futuros hábitos.

Alimentar-se bem e de maneira equilibrada é às vezes um desejo importante dos pais, e a criança pode usar esse registro como meio de afirmar-se ou afirmar os seus gostos: "Não quero isso, não gosto disso." As ocasiões de "nariz torcido" não faltam. Os pais devem procurar desarmar, a tempo, os conflitos prestes a explodir, evitando entrar no jogo que o "adversário" tenta instaurar.

Dito isso, deverão enfrentar o paradoxo seguinte: desde muito cedo, o bebê tem de abrir o leque das consistências e sabores novos, para apreciá-los mais facilmente depois, enquanto, entre três e seis anos, a criança atravessa períodos normais de preferências e rejeições alimentares, que também devem ser respeitadas.

Quando e como desmamar?

- *O lado dos pais*

Amor, inabilidade, inquietação, rejeição, temor, tabus, todos esses sentimentos contraditórios e naturais precedem o desmame do bebê e tecem a trama desse acontecimento. Certas mães vivem o desmame como um dilaceramento, outras de modo mais sereno ou até com alívio. Mas nunca com indiferença.

Quanto ao pai, este pode manejar o paradoxo com destreza: assistindo ao espetáculo da criança aninhada no seio materno, comove-se como diante de uma Madona. Mas, ao fim de algumas semanas, a impaciência se faz presente e o atormenta, a pretexto de que o lugar das fantasias amorosas se converteu em ponto de encontro exclusivo do bebê. Está com ciúme? Tudo indica que sim.

- *O lado da criança*

Para o bebê, a transição também não é fácil. Subitamente, apresentam-lhe um pedaço de borracha em lugar do seio quente, macio e de sabor doce a que ele estava acostumado. Quem acham que ele é? É um requintado (re)conhecedor! Já que as coisas são assim, ele vai virar a cabeça e bancar o difícil. Mamãe acabará voltando ao que era antes. Aliás, ele a conhece bem, sabe que ela vai ceder.

Talvez sejam esses os pensamentos que vagueiam sob a fronte do bebê.

- *Opinião do psicólogo*

A palavra desmame traz em si uma metáfora: a ruptura de um hábito. Durante muito tempo, os psicanalistas consideraram o desmame como um corte original e uma perda, protótipo das futuras frustrações. Nos anos 1950, toda uma escola de psicanálise se baseava na teoria do "desastre primeiro" para explicar o impacto desse traumatismo inicial sobre a criança. Posteriormente, as coisas foram muito relativizadas. O lactente precisa da mãe para encontrar uma identidade como pessoa. Mas a mãe não é apenas uma nutriz. Ela pode estimular o bebê não só pela boca, mas também com a ajuda de intercâmbios relacionais diversificados, como o brinquedo, as carícias, os balbucios etc.

E também existe o pai, que está longe de ter um papel passivo, antes e depois do desmame. Para ele, essa etapa é igualmente determinante. Graças à introdução da mamadeira, ele vai, por sua vez, caso deseje, ter essa função de alimentação, que também lhe permitirá satisfazer o bebê com palavras ternas e tranqüilizadoras.

Aliás, a presença do pai faz com que a sua mulher admita que essa relação fusional com a criança não pode durar eternamente. **O marido e amante se constitui como uma "barreira natural" a um aleitamento excessivamente prolongado.** Ao fim de alguns meses, por suas incitações, ele vai afastar o bebê do seio materno, para recuperar as suas prerrogativas perdidas. O sucesso do desmame, para a mãe e para o filho, é pois a conclusão de uma longa história de múltiplas facetas, na qual fantasias e símbolos, mantidos pela mãe e pelo pai, têm a sua importância.

Para a mãe que deseja o aleitamento, dar o seio ao neném é a marca suprema do seu amor. Esse ato lhe dá um sentimento de competência, plenitude e prazer.

Entretanto, o aleitamento pode não ter sucesso. Apesar da maior boa vontade do mundo, dificuldades imprevistas podem ocorrer: falta de habilidade, ausência de amparo precoce para ajudar a criança a manter a lactação. Na maioria das vezes, a "falta de leite" provém da má posição ao seio ou de uma falta de confiança por parte da mãe.

Esta, diante de um desmame demasiadamente rápido, poderá experimentar um sentimento de amargura e de incompetência. As parteiras e enfermeiras têm um papel essencial, ajudando as jovens mães a alimentarem os seus filhos. Ao contrário das aparências, a capacidade de aleitar se adquire e se cultiva.

Mas, para funcionar, o aleitamento também deve ser plenamente aceito. Certas mães, aliás amorosas, podem desenvolver uma reação de inquietude e até de repulsa ao contato direto e íntimo com o filho. Aqui, aflora toda a concepção que a mulher tem do seu corpo. Ela se sente embaraçada ao alimentar o bebê, principalmente em público. A criança serve de revelador para um mal-estar bem mais antigo. Nessas condições, compreende-se que o desmame seja legitimamente vivido como um alívio. Essa fase provisória pode evoluir favoravelmente por ocasião de um nascimento seguinte.

Às vezes, não se trata da mulher que tem uma má percepção do seu corpo, mas é o próprio bebê que provoca o mal-estar. Certas mães dizem: "Ele me esvazia", "Sinto-me como uma vaca leiteira". O lactente é sentido como um predador, às vezes como um destruidor que vai "estragar" o peito para sempre. É apenas sob a pressão do médico e da família que essas mulheres se resignam a amamentar "para dar um bom começo à criança". Mas, apesar de sua boa vontade, a situação se torna rapidamente insuportável para elas. Na pressa e na angústia, desmamam a criança.

- *O que você pode fazer*

Existe um período ideal para encerrar o aleitamento?

Sim, quando o desejo da mãe coincide com o da criança. Porém, é mais fácil dizer do que fazer. De qualquer forma, isso não acontecerá espontaneamente! A mãe deve incitar o bebê à autonomia, oferecendo-lhe ocasionalmente a mamadeira ou o copinho com furos na tampa, o "paninho", eventualmente a chupeta e todos os objetos carregados de afetividade, com a participação ativa do pai.

Às vezes, é mais fácil desmamar o bebê por volta das três semanas de vida do que aos três meses, idade em que ele pode recusar a chupeta. Seria essa uma razão para abreviar o aleitamento, quando se tem vontade e possibilidade de prolongá-lo? Evidentemente que não. O ideal, quando o horário da mãe permite, é passar diretamente do seio para a colher ou para o copinho, por volta dos seis meses.

Mas, para a maioria das mães, a retomada do trabalho, três ou quatro meses depois do parto, marca uma nova fase. Então, é sempre possível conservar a mamada da manhã e a da noite durante alguns meses. A introdução das primeiras mamadeiras ou alimentos terá como efeito diminuir espontaneamente a produção de leite. Essas duas mamadas diárias serão para a criança — e para a mãe — um momento privilegiado e um laço tranqüilizador, mais do que uma "refeição".

O artigo 7º da Constituição de 1988 garante à mulher a licença-maternidade de 120 dias. Além disso, o artigo 396 da CLT prevê que, durante seis meses após o nascimento, a mulher poderá interromper a jornada de trabalho duas vezes ao dia, por meia hora em cada oportunidade, para amamentar seu próprio filho. Esse prazo de seis meses pode ser prorrogado nos casos em que um médico constatar a necessidade e assinar um atestado, que será exibido à autoridade administrativa do Ministério do Trabalho, a quem competirá conceder ou não a prorrogação.

- *Armadilhas a evitar*

Exceto por motivo de força maior, deve-se evitar desmamar um bebê de um dia para outro, sem preparação. A interrupção do aleitamento é sentida pela criança como o equivalente da perda da mãe, que ela pode traduzir por diversas manifestações, como choro ininterrupto, distúrbios do sono, recusa da mamadeira, e até, em caso extremo, depressão: o bebê se torna passivo e se desinteressa de tudo.

Sopa de careta

- *O lado dos pais*

Há meses, você repete: "Olhe o seu irmãozinho. Ele come de tudo", ou então, surpresa, você diz: "Você adorava isso quando era pequena." É inútil; a teimosa recusa qualquer coisa que não seja bife-com-batata-frita ou purê-de-batata-com-hambúrguer. Nada bom para o crescimento!

- *O lado da criança*

Do ponto de vista de Adriana, suas preferências são perfeitamente diversificadas. Ela adora espaguete e também talharim, macarrão, lasanha... Tudo isso não é variado? A mesma coisa com batata: ela adora frita, assada, cozida, ensopada, amassada... De que você está se queixando?

- *Opinião do psicólogo*

Quaisquer que tenham sido os esforços dos pais no início e apesar de todos os paraísos sensoriais abertos, **o gastrônomo de três, quatro anos entra num período desesperador de uniformidade gustativa.** E isso até os seis, sete anos, no mínimo. É inútil preocupar-se, dizem os pediatras. Também é possível crescer — e bem — com massas, arroz ou batatas.

Acredita-se que as crianças tenham menos necessidade de variar os seus prazeres do que os adultos. Quando elas gostam, gostam de verdade: em outras áreas, vimos como elas exigem todas as noites a mesma história, jogam horas inteiras os mesmos videogames, ou escutam 25 vezes a fita preferida.

Além disso, a criança é uma temível observadora. Se o pai ou a mãe são "difíceis" à mesa, e não apenas diante da "rabada" ou da "dobradinha", não há como surpreender-se ao vê-la fazer o mesmo. Os gostos e repugnâncias alimentares, assim como o comportamento à mesa, se transmitem por simples imitação.

- *O que você pode fazer*

Uma refeição equilibrada é composta de alimentos crus e cozidos, água, proteína, açúcares, gorduras e vitaminas. Tudo isso é encontrado na ervilha, na cenoura, nas massas, nos cereais ou na banana, de que ele tanto gosta.

É fácil combinar as massas, que ele adora, com temperos, e de vez em quando acrescentar legumes à parte, sem misturar os dois pratos, para que ele não proteste: "Só quero macarrão branco." Você pode estimulá-lo a provar esses legumes que você preparou: "Só uma colher, depois você pode dizer não." A criança provou; agora tem o direito de não comer, se não gostar. Saiba seduzi-la e admita que essa fase que ela atravessa é muito banal. De qualquer forma, ela tem o direito de ter seus gostos pessoais. Insista nas saladas e nas frutas frescas. Se ela recusar, tente frutas secas, que também são ricas em vitaminas, principalmente do grupo B. Organize refeições temáticas: jantar de alimentos crus, de queijo, de sanduíches, de panquecas, jantar-tudo-ao-contrário (que começa com a sobremesa)...

- *Tudo é recuperável*

É o quarto dia da semana que ele pede "massa outra vez, senão não quero nada". Ele a está testando. Mostre-se mais esperta. Peça-lhe que coma uma parte do prato que você fez. Se ele recusar, proponha-lhe, com a maior calma, a continuação da refeição, como se nada tivesse acontecido: "Muito bem, então um iogurte ou uma sobremesa".

A situação se complica quando a criança é educada apenas pela mãe. O papai leva ao McDonalds no domingo, a mamãe tem que zelar pelo equilíbrio alimentar de todos os dias... A criança pensa: "Primeiro, não é você que manda, é o papai. Com ele a gente só come coisa gostosa."

O desafio está lançado. Cabe a você provar-lhe que você também tem poder. Já aos dois anos e meio, três anos, faça-a participar do preparo de pratos simples (descascar os ovos, polvilhar o queijo ralado, estender a massa). Então, será ela que forçará os convivas a comerem do prato que ela mesma preparou.

- *Armadilhas a evitar*

Se você não concordou com o espaguete, não o substitua por talharim!

Zoom
Não gosto disso!

Decididamente, você não compreende mais nada. Na semana passada, ele adorava cenoura com presunto; hoje ele se faz de difícil e recusa categoricamente. É normal! Por volta dos 18 meses, a criança muda de gostos como de babador e pode detestar o que adorava na véspera. Adeus carne, leite ou legumes! É assim mesmo, e essa situação pode durar o mês inteiro. Em geral, um desgosto acaba com outro, e depois tudo entra em ordem, com a condição de não insistir e não deixar instalar-se o conflito. Finalmente, para a criança, pouco importa o que ela tem no prato. Ela procura simplesmente a oposição, e quer afirmar-se através das suas escolhas. Não entre no jogo dela.

Um pouco depois, durante o período dos três aos sete anos, ela pode tornar-se desconfiada e recusar, sem provar, qualquer alimento novo. Os especialistas chamam isso de "neofobia alimentar". Mais uma vez, é inútil insistir. A sua obstinação em fazê-la comer o que ela não quer pode levá-la a verdadeiras aversões. Para o resto da vida, você a faria ter horror de repolho ou de jiló. Deixe que ela se habitue pouco a pouco, que pegue um pouquinho no prato dos outros. Um dia, esses alimentos "suspeitos" acabarão por conquistá-la e ela os apreciará, principalmente se forem apresentados pelos amiguinhos. Boas perspectivas para o futuro...

Ela come como um passarinho

- *O lado dos pais*

Como suportar ver Clarissa, mais uma vez, engolir três grãos de milho e um danoninho, resistindo às suas ordens! Você tentou tudo: paciência, persuasão, obrigação, "bronca" e até — imagine! — o bolo de chocolate que ela adora. Você olha com inveja os filhos dos amigos que se alimentam sem problemas e suspira: "Ah, se você comesse ao menos a metade!" O cúmulo é quando a vovó lhe diz que, na casa dela, a menina tem uma fome de leão!

- *O lado da criança*

A teimosa não demora muito para compreender que a sua recusa se torna, para você, um motivo de preocupação. Rapidamente, ela se aproveita disso, pois sente que se torna importante justamente quando se recusa a comer. A mensagem que ela transmite é clara. Primeiro: "Eu quero que você se interesse por mim." Segundo: "Veremos quem é mais forte."

- *Opinião do psicólogo*

Depois de uma mudança na vida da criança (doença, entrada na creche ou na escola maternal, nascimento do irmãozinho etc.), o apetite se modifica passageiramente. **Entretanto, o que é apenas variação normal pode se transformar em conflito psicológico organizado.**

Como?

Primeiro, a criança recusa imediatamente, porque não está com fome. Se é um bebê, ele pode virar a cabeça, recusar a mamadeira ou a colher, cuspir ou vomitar; é a sua maneira de dizer que não quer aquilo. A mãe ou o pai pode então insistir, forçar, irritar-se, preocupar-se. Assim, em apenas algumas refeições, o círculo vicioso se instala. Todos se agitam em torno da criança; o rosto dos pais trai, sem querer, a perturbação interior. Ela percebe então que está mobilizando toda a família para fazê-la comer, e também que está obtendo as suas primeiras vitórias contra os adultos. Um sucesso que pode ficar gravado na sua memória, se não se resolver rapidamente o problema, e que ela pode explorar de outro modo na hora certa (perda do fôlego aos dois anos, insônia aos quatro, fracasso escolar aos seis ou sete etc.)

Quando há verdadeiramente motivo para preocupar-se com a saúde da criança? *Em geral*, ela nunca se deixará morrer de fome. Entretanto, se ela se obstinar e submeter a família a uma séria prova, é preciso levá-la ao pediatra. Se este constata emagrecimento, com uma curva de crescimento anormal, terá que pesquisar as causas médicas do problema.

Vamos ser claros: na maior parte do tempo, a criança não chega a esse ponto e o seu peso permanece completamente normal. Em geral, a recusa alimentar mascara um mal-estar de ordem psicológica ou afetiva. Os pais devem então (se for o caso, com ajuda de um psicólogo) descobrir o que está errado.

- *O que você pode fazer*

Encare a situação com serenidade: um prato que você acha meio cheio está, na realidade, meio vazio.

Não force a criança a comer. Não faça drama se ela teimar em comer três grãos de arroz. Lembre-lhe de que, afinal, o problema é dela, e é uma pena não gostar de coisas tão boas. Ela comerá a sobremesa, porém nada mais. Em compensação, dê a ela pequenas porções e não a deixe comer a sobremesa antes que a família termine o prato principal.

Fique tranqüila(o). O equilíbrio alimentar se realiza dentro de uma semana e até de um mês. Ela não comeu carne hoje? Pouco importa, compensará nos dias seguintes. E depois, em casa talvez ela não coma nada, mas na cantina da escola, na casa da vovó, ela se delicia com tudo o que lhe dão. É sempre assim...

Ela também pode beliscar escondido, ou comer "à sua maneira": um suco aqui, uma fatia de pão ali, um pedacinho de queijo "roubado"... Somando tudo, dá uma pequena refeição. É você que deve autorizar ou não esses "lanchinhos" próximos das refeições principais ou que acabam substituindo-as.

Para os menores, conte histórias: cada colherada, uma aventura do herói. Nada de "final feliz" sem acabar o prato. Não hesite em imitar o aviãozinho, o trem etc. Eles adoram isso.

- *Armadilhas a evitar*

"Antes da hora, não é hora; depois da hora, não é mais hora": não seja exigente demais quanto aos horários. Tente adaptar-se, se a fome do seu filho se manifesta mais cedo.

Em caso de fome repentina, deixe que ele coma uma fruta, um pedaço de queijo antes da refeição, mas nunca uma guloseima, que reduziria o seu apetite.

Zoom
Mas ela se entope de doce

Você caprichou na refeição, fez tudo para agradar, mas a garota não tem mais fome porque se entupiu de chocolates. Muito desagradável. Mas, na verdade, de onde vêm essas guloseimas? Foi você que comprou? Foi ela, com a mesada? Com a sua autorização? Elas ficam ao alcance da mão? Essas perguntas balizam o terreno. Se ela se entope de doce às 18:30, quando está cansada de saber que a família está indo para a mesa, talvez ela se sinta com a inteira liberdade de fazer isso.

Você pensou em explicitar claramente os limites ou as regras do jogo? Repetiu-as tantas vezes quanto necessário? Segundo o grau de autonomia da criança e o seu lado razoável, duas atitudes devem ser encaradas: controle ou permissividade. No primeiro caso, as guloseimas ficam inacessíveis; permitidas "em conta-gotas", são uma recompensa que se merece. No segundo, ficam ao alcance da mão. A idéia é controlar o uso delas, banalizando-as: "Você pode comer, mas tem que pedir." No caso contrário, se o acordo é rompido pela criança, isso acarreta a pura e simples eliminação das guloseimas.

Ele tem um apetite de leão

- *O lado dos pais*

Na hora do banho, você se surpreende avaliando os "pneuzinhos" dele. Fica pensando: será que são variações normais do crescimento ou o início de desvios fatais para o seu peso?

- *O lado da criança*

Para ele, não há nenhuma razão de se preocupar: se ele come é porque está com fome e tudo lhe agrada. Mais ainda, você parece ser diferente com ele; todos os outros podem repetir, mas ele não. Além disso, é "desumano", pensa ele, tentá-lo com tudo aquilo de que ele gosta e depois culpá-lo pela sua gulodice.

- *Opinião do psicólogo*

Todos os excessos alimentares não devem ser pesados pela mesma balança. O que há de comum entre a criança que, bruscamente, tem fomes devoradoras, o guloso de longa data e aquele que já é tratado de "elefante" na escola? São situações clássicas que também ocorrem entre os adultos.

No primeiro caso, seria interessante que os pais recapitulassem o passado recente: houve mudança de casa, ida para a colônia de férias, perda do animalzinho de estimação, tudo isso pode explicar que a criança comece a devorar para preencher uma carência. Isso é muito comum e também se observa nos adultos. A comida compensa, parcialmente, a perda e a ausência, e reflete um mal-estar. Nesse caso, é mais fácil ajudar a criança a encontrar um sentido para as suas fomes descontroladas.

Quanto àquele que come mais do que o normal e desde sempre, o caso é completamente diferente. A "mãe (ou pai) nutriz" deveria fazer a si mesma(o), honestamente, algumas perguntas: deseja ser, a qualquer preço, "suficiente", "plena" e "generosa"? Insiste em servir, servir novamente e servir de novo o seu filho? A solução não seria, simplesmente, perguntar à criança se ainda está com fome, ao invés de "entupi-la"? Assim, ela aprenderia a avaliar o próprio apetite e a não imaginar que é o adulto que deve fazer isso.

• *O que você pode fazer*

Quando a crise de bulimia se prolonga de modo inquietante, não hesite em consultar o pediatra. Se a criança conserva um peso normal, de acordo com o seu crescimento, você se sente imediatamente tranqüilizada(o). Entretanto, saiba que um peso normal não se detecta com uma simples olhada. Pode-se, perfeitamente, estar com sobrepeso sem que isso seja visível, e, ao contrário, parecer "gordinho" quando o peso está de acordo com a altura.

Além disso, não é tanto o peso do momento que importa (ele representa um simples ponto na curva ponderal da caderneta de saúde), mas a evolução geral dessa curva. Quando a progressão é constante e dentro dos limites indicados, quando ela se harmoniza com a curva do tamanho, não há razão para inquietar-se; em contrapartida, se a curva está fora dos limites ou indica um pico brusco e incontestável, será preciso identificar a sua causa, com auxílio do pediatra ou do nutricionista.

Na ausência de um claro sobrepeso ou de algum problema médico, é inútil obrigar a criança a um regime. Basta que o "gordinho" cresça para afinar-se e adquirir uma boa silhueta.

Quanto às crianças verdadeiramente "fortes", ocorre uma destas duas coisas: ou elas são predispostas hereditariamente à obesidade, e nesse caso deve-se ajudá-las a não engordar, se necessário com a ajuda de um psicólogo; ou elas têm hábitos alimentares lamentáveis, que se adicionam a uma tendência a obter compensação através da comida. Então, é melhor enfrentar o problema... mas com suavidade. Primeiro, dialogando para compreender o verdadeiro-falso esfomeado, depois indicando-lhe os limites. Será que ele está preocupado? Sente falta de alguma coisa? Juntos, tentem experimentar outras compensações. Em função dos seus gostos, proponha-lhe algo mais adequado do que a comida. De qualquer forma, ele espera de você uma reação que venha aliviar o seu mal-estar atual. O simples fato de você falar disso, interessar-se por ele, a segurança que você transmite e os limites que você impõe em relação à comida, paradoxalmente, vão acalmá-lo.

Faça com que ele adquira bons hábitos alimentares (e se você também os têm, ele a imitará mais facilmente). Segundo os especialistas, os melhores hábitos — como os maus — se adquirem antes dos seis anos e persistem até a idade adulta, quando se torna mais difícil modificá-los.

Um pequeno truque: de vez em quando, peça à criança que lhe descreva a sua última refeição e anote-a diante dela. Assim, ela verá o que comeu, sem mesmo perceber. Talvez ela se dê conta de que, se sente falta, não é de comida, mas de outra coisa completamente diferente.

• *Tudo é recuperável*

Estimular o seu filho a se controlar ou a comer de modo equilibrado só pode ser feito com o consentimento dele e com a sua ajuda. Trata-se de fazê-lo respeitar algumas noções bem simples, embora às vezes difíceis de pôr em prática:

- comer "um pouco de tudo", durante as quatro refeições do dia, sem repetir e comendo lentamente;
- tomar o café da manhã (constatou-se que as crianças obesas saltam facilmente essa refeição essencial para "desforrar" nas outras);
- suprimir os "lambiscos" entre as refeições.

À mesa, ofereça água sem gás e evite os refrigerantes que aguçam o apetite imoderado por açúcar. Reserve-os para as ocasiões especiais. Quanto aos sucos de frutas, estes são bem-vindos, mas caem melhor no desjejum ou no lanche.

Pela manhã, dê leite semidesnatado. Quanto aos iogurtes e queijos brancos, evite os totalmente desnatados, muito insípidos. São melhores os "naturais, sem açúcar": adoce-os com geléia ou mel, em pequenas quantidades.

Em lugar das barras de chocolate muito açucaradas e gordurosas, proponha pão com chocolate ou uma boa fatia de queijo.

Aprenda a fazer comida "light": alimentos assados e cozidos no vapor, substituindo as frituras. Tudo bem para o McDonalds, mas como exceção! E, de passagem, não deixe de comentar com o seu filho o que você pensa de tudo isso. O bom gosto culinário também se transmite.

Substitua o vinagrete por molhos leves ou temperados com iogurte e limão, com ervas aromáticas.

Principalmente, não elimine o pão, as massas e o arroz, a pretexto de que fazem engordar. Ele ficaria com fome e, para acalmá-la, você precisaria dar-lhe duas vezes mais salsichas ou queijo. Ora, em quantidades iguais, encontram-se duas vezes mais calorias nas gorduras do que nos açúcares. A outra vantagem dos açúcares lentos, como as massas, é que eles saciam por um bom tempo.

• *Armadilhas a evitar*

Não corra para trazer o prato principal logo que terminar a entrada, só porque ele não agüenta mais. Ele deve aproveitar a espera e não estragar o prazer da família com a pressa excessiva. E as boas maneiras à mesa? Ele também deve aprender a saborear e a ter calma.

Zoom
Cinco boas razões para engordar

Os nutricionistas pensam que, na questão do peso, tudo se decide antes dos seis anos, precisamente entre os quatro e meio e os cinco anos, idade em que se constata o início da obesidade. Fala-se de obesidade, nos adultos, quando o peso ultrapassa 20% do peso ideal em relação à altura.

Para as crianças, que estão em crescimento, essa não é a melhor medida. O médico avalia a gordura graças à medida da prega cutânea no ventre ou no bíceps.

Como alguém se torna gordo demais? Vários fatores concorrem para isso.

1. A hereditariedade

Se o pai e a mãe são esbeltos ou magros, o risco de ficar gordo é inferior a 10%. Se um dos dois tem excesso de peso, o risco passa para cerca de 50% e chega até a 80% se ambos são excessivamente gordos. Mas, nada de resignação: essas são apenas predisposições genéticas, capazes de serem realmente contrabalançadas por bons hábitos alimentares e exercício físico.

2. O peso de nascimento

É um conhecido fator de risco de obesidade aos seis anos, mesmo que a obesidade dos primeiros anos seja freqüentemente passageira e se regule espontaneamente. Não se deve esquecer, entretanto, que 50% das crianças obesas ficarão assim até os 12 anos. Alguns estudos tornaram mais preciso esse prognóstico. Eles constataram que não é apenas o peso de nascimento que importa; também se deve considerar o peso e a altura da mãe no momento do parto, assim como características da gravidez, como a ordem do nascimento da criança, entre os filhos. Assim, um menino primogênito de 4kg, de uma mãe de 45kg e 1,55m, apresenta um risco duplamente maior de ser obeso aos seis anos do que outro menino com o mesmo peso, segundo ou terceiro filho, nascido de uma mãe de 65kg, com 1,70m!

3. Os maus hábitos alimentares

Em geral, as crianças obesas não comem nem mais nem menos do que as outras; elas comem mal e gastam menos energia. Resultado: as "entradas" são superiores às "saídas". Aliás, basta um minúsculo desequilíbrio. Se, todos os dias, a criança comer meio pãozinho doce a mais, acabará ganhando 4kg durante o ano. Ou seja, 40kg em dez anos.

4. O excesso de televisão

Muitos estudos sobre o ritmo de vida dessas crianças mostram que elas adoram a telinha. Seu sobrepeso é até proporcional ao tempo que elas passam diante da televisão. Elas "beliscam" vendo o desenho animado? Uma coisa é certa: nada substitui uma boa partida de futebol ou um mergulho na piscina para gastar a energia excedente.

5. A falta de sono

Ainda não se sabe por quê, mas as crianças que dormem menos de 10 horas por noite apresentam cinco vezes mais risco de se tornarem gordas. Será que elas dormem menos porque ficam "agarradas" na televisão?

O Sono

A pequena tela escura das noites em claro.

Musiquinha noturna, luz suave, o menino cochila abraçado ao ursinho. "Dorme, neném, que a cuca vem pegar...", diz o acalanto. Quem dera! Para muitos pais, essa cena é apenas miragem, um sonho inacessível. O pediatra diz que uma entre cinco consultas é motivada por perturbações do sono.

As noites são dilaceradas por gritos, medos e pesadelos. O que fazer? Escutar, compreender, verificar, mas não desistir nem esperar "explodir", até chegarem, extenuados, ao pediatra. Não imaginem que o seu anjinho querido vale bem esses inconvenientes, que — diga-se de passagem — estão mergulhando a família inteira no esgotamento.

É preciso vencer os fantasmas da noite. Também é preciso não deixar o preço subir: beijinho suplementar, copo d'água, cantiga de ninar, a última história, ursinho (esse não; aquele que é mais molinho), e depois... e depois uma irresistível vontade de dar uma palmada na criança, que, decididamente, passou dos limites, porque percebeu as suas hesitações! Amanhã, será talvez na sua cama que o danadinho dormirá...

Tenho medo do escuro

• *O lado dos pais*

Ele parece mesmo aterrorizado pelo escuro e angustiado com a idéia de que você possa apagar a luz ou fechar a porta do quarto. E pensar que em geral ele é tão corajoso! Talvez essa atitude desperte em você a lembrança dolorosa de ter vivido momentos semelhantes. De qualquer forma, será preciso ajudá-lo e reagir de um modo ou de outro, pois, há algum tempo, esse medo está se tornando insuportável, tanto para ele como para você.

• *O lado da criança*

Até o pior dos diabinhos, valentão de dia, pode se transformar, à noite, num anjo aterrorizado ou agressivo. Nem ele mesmo sabe explicar a sua metamorfose. Ele sofre, dividido entre a angústia e o mal-estar que ela provoca.

Sua dependência, seus terrores, o próprio medo de ter medo do escuro fazem com que a inquietação o domine pouco a pouco, logo que sente estar na reta inexorável que o conduz do jantar para o banheiro e do banheiro para a cama. E depois para o escuro.

Está persuadido de que animais ferozes o esperam no armário dos sapatos ou que as bruxas se agitam por trás das cortinas e — por que não? — ladrões aproveitam a noite para entrar no seu refúgio.

Já que os pais são tão corajosos, então que eles o acompanhem até a cama! E principalmente, que espantem esse exército de bandidos!

O medo do escuro é às vezes associado ao medo do vazio sob a cama e em torno da criança. O menino nem ousa tirar um braço para fora do cobertor, nem mostrar um único fio de cabelo.

Com medo de ser atacado, ou simplesmente devorado, ele até assume o risco de fazer xixi na cama, a menos que se levante dez vezes seguidas, enquanto você está presente. Ele também pode decidir fazer uma pergunta importante, que não pode esperar até o dia seguinte, no momento exato de apagar a luz.

• *Opinião do psicólogo*

É preciso distinguir o medo do escuro de uma criança de 18 meses a três anos do medo de uma criança mais velha, de quatro a seis anos. **Na criança pequena,**

esse medo é primário, arcaico, visceral. Ela o expressa e conhece as suas razões.

Muitas vezes associado ao medo do lobo, ele reflete a sua vulnerabilidade diante de um ser aterrorizante. Nessa idade, a criança atravessa uma fase psicológica muito conhecida, na qual teme realmente ser devorada. Aliás, os pais sentem isso, e fazem brincadeiras. Com ruídos sugestivos, divertem-se aterrorizando os pequenos: "Se eu te pegar, vou te comer!" Durante o dia, a criança adora essa brincadeira, em que a ameaça se transforma em carinho, mas logo que cai a noite...

O lobo, animal-fetiche de todas as crianças, começa a fazer-lhes visitas noturnas desde a idade de dois anos. Na creche, escutam histórias contadas aos maiores e lêem nos rostos o pavor suscitado por essa besta feroz de longos dentes. A criança associa o lobo ao medo, e o medo ao escuro. O mundo se torna estranho e inquietante. É o cenário perfeito que a faz embarcar para o país dos pesadelos.

Na criança de quatro a dez anos, o medo do escuro é mais complexo. Em certos casos, ele está associado ao medo de um vazio que seria povoado de criaturas desconhecidas e misteriosas, invisíveis e abstratas. Os terrores menos racionais podem surgir: "Tenho medo de que o ladrão passe pela fresta da janela." Quase todos os cenários catastróficos imaginados revelam a incapacidade e a impotência da criança diante do perigo. Até os pais lhe parecem incapazes de apaziguar os seus temores: "O malvado vai matar o papai e a mamãe antes de entrar no meu quarto."

O ponto comum a todas essas fobias, muitas vezes ligadas à hora de dormir, é a vulnerabilidade diante do desconhecido. Em plena luz, nada de inquietante aparece; pelo contrário, tudo tranqüiliza. Nunca se vêem feiticeiras, lobos, gnomos, diabinhos, bichos-papões (agressores arcaicos); nunca se percebem bandidos, ladrões ou velhas esquisitas (medos já mais elaborados e realistas).

Na realidade, o que refletem essas angústias? Muitas vezes, elas acabam mascarando outros medos mais inconscientes e, logo, mais difíceis de expressar. É comum, por exemplo, que a criança sinta, de fato, uma angústia ligada à sua escolaridade, de não estar "à altura" ou de não saber responder, medo de alguns colegas maiores e mais fortes do que ela na hora do recreio.

Essas inquietações primeiras também podem referir-se à vida e às fantasias da criança quanto à autoridade paterna ou à ausência de consistência do pai; ou ainda a uma culpabilidade ligada ao complexo de Édipo. Nesse caso, dormir equivaleria a demitir-se do papel de sedutor(a), para deixar o lugar livre para o pai(mãe) concorrente, o que é insuportável para a criança. Ela poderá servir-se desse pretexto para mascarar esse mal-estar com o sacrossanto medo do escuro, "aprontando" até 22:00 ou 23:00, e sabotando assim a paz do casal.

Enfim, esses medos podem ser ligados a questões existenciais e angustiantes. O que acontece além dos sonhos? Seria esse o ponto de encontro com a morte, com a vida depois da morte, com o vazio, com o infinito? E se não acordássemos mais?

Para evitar encarar uma realidade para a qual ela ainda não tem respostas claras, a criança a mascara, criando um mundo irracional, muitas vezes angustiante.

- *O que você pode fazer*

Convide o seu filho a expressar-se e a contar o seu medo. Se ele se sentir incapaz disso, peça-lhe que desenhe o que sente. Ele projetará no papel cores escuras, vermelho, chifres, fogo e isso talvez possa acalmá-lo.

Já que o lobo está entre as ovelhas, isto é, na cabeça da criança, você poderá "brincar de lobo" com ela (fantoches, fantasias, cantigas, histórias). Isso lhe permitirá domesticar melhor o medo.

Se ela pedir que a luz fique acesa, instale uma luz fraca, ou ainda um "dimmer", que evite a alternativa luz/escuridão e permita assim à criança mergulhar progressivamente na noite.

Seu filho pede luz e porta aberta? Concorde sem hesitar. Permanecendo ligado ao seu mundo familiar, será tranqüilizado pelas vozes e ruídos que o ajudarão a adormecer. Ao contrário, uma porta delicadamente fechada e vozes sussurrantes levam o menino (aterrorizado) a tentar desesperadamente ouvir um sinal de vida.

Sabendo que, por volta dos dois, três anos e mais, a criança tende a responder "não" a qualquer coisa, e principalmente quando você lhe pede que vá para a cama, tente esta esperteza: "Tudo bem; você pode ficar alguns minutos ainda. Além do mais, é você que decide em que momento vai dormir." Essa fórmula, que lhe dá a ilusão de que ela domina perfeitamente a situação, ao mesmo tempo a tranqüiliza.

Existe toda uma literatura infantil de contos e histórias sobre as dificuldades de adormecer e o medo dos monstros. Aproveite-a. Vendo que o seu problema é tão comum, a criança, sentindo-se normal, logo adotará as soluções do herói da história.

Para as crianças de dois a quatro anos, essa estratégia funciona bastante bem, quando se trata de enfrentar os dragões da noite. O pai (ou mãe), que representa a autoridade e a força, pode emprestar ao seu filho uma arma simbólica, régua ou espada de plástico. Com isso, o cavaleiro se sentirá pronto para derrotar os monstros importunos, com a ajuda dos seus oficiais Ursinho ou Rex.

Alguns inventaram um truque engenhoso: prender a bruxa do livro com dois grossos elásticos, que só são retirados no momento de ler a história. "Puxa! Escapei por pouco..."

• *Armadilhas a evitar*

Não use frases como "Artur querido, você quer ir para a cama, afinal?". Uma criança não tem de querer ou não ir para a cama. A respeito do sono, ela não tem de discutir; só pode obedecer. O seu "você quer...?" incitaria qualquer pimpolho — até o mais dócil — a responder "não". O que você diria então? Você lhe propôs a alternativa de aceitar ou não, ele a usa! Substitua essa frase adocicada e afinal dissuasiva por "Agora é preciso ir para a cama".

Ele se recusa a dormir porque está com medo. Seria uma pena dizer-lhe: "Não, isso tudo são só histórias que estão na sua cabeça, isso vai passar." Banalizar a sua inquietação ou negar o seu medo do escuro equivale a não compreender o que ele se esforça por lhe explicar.

Verificar, no armário, que "não tem nenhum lagarto" ou bruxa horrorosa também reforçaria as suas dúvidas. Se você está tão certa de que o monstro não está ali, nem precisa verificar. O medo é dele, não seu. Mas se você ficar presente enquanto ele mesmo verificar, isso já é mais compreensível.

Será que você pensa em ridicularizá-lo, tratando-o de "neném", de "boboca", ou ameaçando comentar o assunto com todo o mundo? Isso só faria avivar a sua inquietação e retardaria ainda mais o adormecimento.

Inversamente, evite compreensão excessiva ou complacência exagerada, a pretexto de ter vivido o mesmo problema quando você era criança: você está aqui para apoiá-lo, não para reforçar o seu sentimento de impotência.

Zoom
"Me conta uma história de terror"

A criança é um ser surpreendente, que sempre causa admiração. Ela exige a qualquer custo uma história de bruxa e, no minuto seguinte, na hora de dormir, suplica que você enterre o livro no fundo do armário, com medo — nunca se sabe — de que a bruxa malvada venha se meter debaixo dos seus lençóis.

É que, nesse meio tempo (vá saber por quê...) ela se encontrou bruscamente no centro da história, representando o primeiro papel, e então acabou a tranqüilidade: "Papai, mamãe, socorro!"

Por que esses contos exercem tanto fascínio sobre a criança?

As histórias do lobo mau, de bichos-papões esfomeados e feiticeiras horríveis expressam perfeitamente as angústias existenciais da criança. Em *Psicanálise dos contos de fadas*, Bruno Bettelheim mostra que o bicho-papão simboliza a pulsão oral destruidora, e também a imagem do pai, que é preciso vencer para tornar-se adulto. A feiticeira de *Branca de Neve* ou de *Joãozinho e Maria* representa a mãe abusiva, que impede o herói de crescer e o mantém na regressão. A boa mãe também existe, sob a forma de fada com poderes mágicos. *Pele de Asno* evoca quase com clareza o tabu do incesto; *Chapeuzinho Vermelho,* o despertar para a sexualidade pelo lobo tentador; a *Bela Adormecida,* os transtornos da puberdade.

Medo de morrer, de ser abandonado, de não ser amado, de ser devorado, de ser despojado de sua autoridade e do seu poder por um lobo de goela temível e longa cauda (quantos símbolos!), todos os estímulos para a emoção, absolutamente todos, estão ali.

A cada noite, a criança que pede uma história evoca as suas angústias camufladas. Por que faz isso? Para exorcizá-las, é claro, como se, por sua presença encenada, a própria criança se afastasse do quadro no qual ela era a heroína e, com isso, suportasse ouvir as infelicidades de outra criança. Por momentos, identificando-se ao personagem central, ela teme a punição; em outras horas, delicia-se constatando os tormentos do pobre herói. A criança projeta na história os seus próprios sentimentos. Desobedeceu ao pai e está com remorso; detesta um coleguinha de classe que ela acha mau; tudo isso merece punição: acabar no caldeirão fervente da bruxa no meio das patas de corvo e línguas de sapo. Ela se inflige essa punição pelas intenções más que a habitam, mas em geral ela é a grande vencedora. É lógico, ela foi mais forte do que todos os malvados, como nos livros. Está livre dos seus temores.

Mas por que exigir a mesma história mil vezes? Simplesmente para dominar melhor o relato, controlando os personagens e suas intenções, e também para antecipar o futuro. O ouvinte, bom conhecedor do enredo, espera sem medo o desenlace, uma vez que já o conhece.

A moral sempre triunfa e se resume em uma alternativa simples: viver ou morrer. Viver, é claro!, exclama o menino, que pensa: "Na minha vez, não vou marcar bobeira." Então, ele pode dormir sossegado.

Também ele crescerá e se tornará adulto.

Ele não quer dormir... sozinho

• *O lado dos pais*

Ele pede tão carinhosamente a sua presença que você não vai deixá-lo ficar infeliz.

Você até se lembra do tempo em que ele mal sabia se sentar na cama. Já naquela época, ele só queria dormir na sua presença. Que noites, quando você mergulhava no torpor, enquanto tentava adormecê-lo! Você mal ousava respirar, com medo de interrompê-lo no caminho que o levava ao sono. E depois, na ponta dos pés, as suas tentativas para sair do quarto. E os gritos dele, que a chamavam de volta. Apenas 45 minutos de sono, e tudo recomeçava do zero...

Todas as reuniões com amigos frustradas, as noites sem o jornal da televisão. Felizmente, o tempo passou. Suas primeiras angústias noturnas se evaporaram, junto com o João Pestana: bastava uma história, um carinho. Mas agora surgem novas dificuldades. E você não sabe se, desta vez, deve agir com firmeza inflexível ou ajudá-lo a atravessar a noite com tranqüilidade, esperando que esses medos não durem para sempre.

• *O lado da criança*

Ele não finge que está com medo, tem uma dificuldade real de adormecer. Sem dizer verdadeiramente, ele sente, de modo confuso, que a noite é uma fonte de inquietação e ameaça, e mais ainda porque a vive numa solidão real e bem concreta. Um longo buraco negro separa a tarde da manhã, durante o qual tanta coisa pode acontecer!

Até os seis ou sete anos, o universo mágico ainda faz parte do seu funcionamento psíquico. A realidade exterior se mistura à sua realidade interior, povoada de gênios e de fadas, que têm o poder de dirigir os homens. Em tempos normais, vestir o pijama, ouvir a história, as palavras sussurradas, todo esse ritual da hora de dormir acalma e induz o sono. Mas, certas noites, acontece que o inconsciente dele é atravessado por mil angústias profundas, por terríveis fantasias e até violentos conflitos interiores. Às vezes, ele tem medo de ser abandonado, como o Pequeno Polegar. Então, fica sujeito a terrores incontroláveis. Isso explica que ele use toda a energia do desespero em convencê-la(o) a ficar perto, durante o tempo de dissipar esses fantasmas.

- *Opinião do psicólogo*

O medo de dormir sozinho é diferente do medo do escuro, pois a criança pode temer dormir mesmo com a luz acesa e a porta semi-aberta. Toda criança, em algum momento, encontra essas dificuldades. Assim, não se deve tentar, a qualquer preço, evitar que ela passe por essa fase difícil.

Certas angústias são geradas inconscientemente pela própria criança; outras são induzidas pelos pais. Voltaremos a esse ponto posteriormente. Então, que angústias a atormentam, além do medo do escuro?

Entre os dois e os quatro anos, a criança tenta, por todos os meios, ser independente e autônoma em relação aos pais. Às vezes, ela passa várias horas por dia contrariando-os com sonoros "não". Isso cria tensões que persistem até tarde da noite e na hora do sono. Espera-se que essa agitação habitual tenha fim na cama. Mas — sabe-se lá por quê — depois de se mostrar provocadora e autoritária durante o dia, a criança é dominada pelo sentimento de culpa e subitamente torna-se vulnerável. Mostrando a sua total dependência, ela declara a paz e assina a trégua até a manhã seguinte. Recusar-se então a compreender que ela precisa verdadeiramente do papai ou da mamãe para adormecer equivaleria a impedi-la de livrar-se da culpa e da tensão e angústia acumuladas durante o dia. Aliás, 2 minutos antes de se deitar, o "demônio" ainda está muito "operacional". Não se pode exigir dele que, bruscamente, em um piscar de olhos, baixe as armas e mergulhe na passividade do sono.

O ritual do adormecer é, pois, uma transição duplamente necessária: luz baixa, ruídos abafados, palavras murmuradas, história feliz, carinhos, partida suave da mãe(pai), ursinho, dedo ou "paninho" fazem com que, pouco a pouco, a criança adormeça.

O que significa esse pedido de uma presença para aceitar o sono? Apenas que, sozinha, a criança não se sente suficientemente confiante. Pensa que a presença do pai ou da mãe tem uma função protetora, que garante o seu bem-estar. Um irmão ou irmã dormindo no quarto tem o mesmo efeito calmante.

Dito isso, cuidado com os excessos! É preciso saber dosar a presença e limitá-la ao tempo do ritual, sem prolongá-lo exageradamente, ao sabor dos pedidos da criança. Certos pais querem ser perfeitos, a ponto de proteger o filho contra tudo, até dos movimentos de inquietação mais naturais. Antecipam os seus apelos noturnos, chegando a ficar horas segurando a sua mão. Desse modo, o resultado obtido fica longe de ser o esperado. O coitado não sabe mais proteger o seu sono e enfrentar sozinho as muitas dificuldades que o esperam na hora de dormir e que, aliás, ainda o esperarão ao longo da sua existência.

Os limites devem ser indicados e respeitados, salvo circunstâncias excepcionais (doença, insônia ocasional etc.). Esses limites formam um quadro tranqüilizador; evitam a incerteza, a decepção ou os impulsos agressivos de ambos os lados.

Uma criança que solicita excessivamente os pais talvez esteja expressando outra coisa. Para ela, a qualidade do ambiente reinante na hora de dormir não é verdadeiramente tranqüilizante e deveria ser modificado. Entre os principais elementos perturbadores estão: a pouca disponibilidade dos pais, o ritual apressado, a irregularidade excessiva da hora de se deitar, a presença de irmãos ou irmãs que "puxam a brasa para a sua sardinha", roubando-lhe esse tempo de intimidade, a coabitação no mesmo quarto dos pais etc.

- ***O que você pode fazer***

Sinais precursores da chegada do João Pestana: o menino boceja, choraminga, pisca os olhos, tem ar ausente e chupa o dedo. Observe a hora habitual do adormecimento durante várias noites seguidas e respeite-a. Essa regularidade é importante para o equilíbrio físico e psíquico.

Ajude-o a dormir, mas permanecendo autônomo. Com o bebê, é inútil correr ao primeiro grito; você não é a sua chupeta nem o seu "paninho". Não o induza a pensar que você é o seu prolongamento. Ele deve aprender a acalmar-se sozinho; vencer essa etapa é essencial para a sua futura autonomia. A criança bem alimentada, banhada, com fralda seca, acariciada, acalentada, tem direito de expressar-se pelo choro, sem que os pais se sintam culpados. Não é melhor um neném que grita, ternamente aconchegado no berço, do que um bebê nos braços de pais transformados em pilhas elétricas?

O tom baixa progressivamente, a luz também. O clima de ternura e segurança permite mais facilmente à criança "desligar-se". Proponha um abajur fraquinho, mas não o imponha; algumas crianças vêem sombras projetadas, "olhos" que brilham na noite.

Se ela pedir a porta aberta, concorde. Lembre-lhe que o "paninho" ou o ursinho são bons companheiros noturnos.

Como se fez com o medo do escuro, fale com ela das dificuldades de adormecer, sem ironia e sem negar esses temores. Lembre — se for o caso — que você pode compreender as suas dificuldades porque você mesmo(a) já as viveu e superou.

Um medo esconde outro. O sono da criança pode ser perturbado quando ela entrar na escola primária, pela angústia dos resultados escolares ou pelo medo de não ter aprendido uma lição. Não a deixe ruminar a noite inteira os seus problemas. Ao invés de repreendê-la, tente ajudá-la a organizar melhor o seu tempo e os seus deveres.

Se você ceder aos seus pedidos insistentes e ficar mais um momento à sua cabeceira, diga-lhe claramente que você está ali porque ela pediu (e não porque você acha que monstros ou ladrões se encontram no quarto). E avise-lhe que você não cederá sempre.

Por que não dizer-lhe francamente: você também tem necessidade de respirar um pouco, de descansar e ficar sozinha(o) com o seu cônjuge?

Qualquer que seja a idade da criança, e mesmo que ela insista, resista à tentação do xarope calmante, que só deve ser usado muito excepcionalmente e com receita médica. Esse comportamento sistematizado poderia levá-la a banalizar esse gesto e a usar, ou até abusar, posteriormente, de medicamentos!

Se o sono está verdadeiramente desorganizado e a isso se associam outros distúrbios do comportamento (choro, falta de apetite etc.), consulte um médico. Ele investigará eventuais doenças e se interessará por tudo que pôde conduzir a essa situação (relação pais-filhos, escola, ambiente familiar, luto etc.)

- *Tudo é recuperável*

O ritual da hora de dormir é uma transição necessária, que tem como função principal exorcizar a angústia. Quando é apressado ou realizado de má vontade, pode provocar verdadeiras insônias. Os pediatras e psicólogos recebem cada vez mais mulheres com seus bebês insones. As mães que investem excessivamente em suas vidas profissionais descobrem, com surpresa, ao longo dos meses, que um bebê exige tempo. Um tempo enorme. À noite, quando elas o põem para dormir, confessam que tudo é medido e cronometrado: o banho, as carícias, a história contada em dois tempos. O ritual da hora de dormir é geralmente apressado, porque elas ainda têm tanto a fazer. Não têm tempo de respirar. Até o modo como deitam o neném é uma intimação ao sono, que significa secretamente: "Você vai dormir, e agora!". Sem acompanhamento, o bebê é intimado a dormir com urgência! Como se alguém acionasse um interruptor. Mas a tensão acumulada durante o dia às vezes é tal que ele acorda várias vezes ao longo da noite.

Com os anos que passam e a possibilidade, enfim, de expressar-se, a criança pede mais e mais "5 minutos". Infelizmente, o círculo vicioso continua: a mamãe ou o papai não se mostram mais disponíveis.

Entretanto, tudo pode voltar à ordem. Basta tomar consciência daquilo que se impõe à criança e persuadir-se de que empurrá-la para um sono obrigatório, sem mesmo lhe dar o tempo de bocejar ou piscar, é como se alguém batesse brutalmente o telefone em plena conversação. Em geral, essa simples tomada de consciência basta para quebrar a espiral dos adormecimentos difíceis e dos despertares noturnos. A criança que sente o pai ou mãe presente, inteiramente dedicado a ela, adormece mais serenamente.

A outra ameaça que pesa sobre o seu sono são as dificuldades de adormecimento dos próprios pais, durante a infância. Tente deter o ciclo infernal das angústias que se transmitem de geração a geração; faça de outra maneira com o seu filho. Para o bem dele e para o seu, esteja convencido(a) de que o sono lhe é necessário, benéfico, e de que não é tão angustiante. Então, você encontrará as palavras e a maneira de dizer-lhe isso.

- *Armadilhas a evitar*

Punir uma criança mandando-a para a cama não é convidá-la a associar a punição com o sono, ao invés do sono com o prazer?

O ritual é primordial, mas cuidado para não cair no excesso contrário e ritualizar *apenas* a sua presença e a sua ajuda. É bom que o pai e a mãe estejam disponíveis, sucessivamente, pelo menos no que diz respeito aos carinhos.

Dez minutos de qualidade exclusiva com o seu filho valem mais do que 45 minutos em que você está presente apenas pela metade (interrupções intermináveis causadas pelo telefone, pensamentos paralelos etc.).

Zoom
Os ritmos do sono

Até um mês de idade, os recém-nascidos dormem de 16 a 20 horas por dia. Os pais poderiam, pois, esperar calma e repouso relativos. Infelizmente, os nenéns ignoram o ritmo dia/noite. Chamam quando têm fome, não importa a hora. E têm razão. Por uma vez, são os pais que devem obedecer ao ritmo do bebê.

Dos três aos seis meses, momento mágico, o bebê dorme longas e plenas noites, de 8 ou 9 horas, no mínimo. De tempos em tempos, ele ainda chora, mas as interrupções do sono são mais curtas, menos ruidosas e, em geral, ele volta a dormir espontaneamente. Nem por isso se deve cantar vitória, pois essa esplêndida aquisição é logo contrabalançada pelo aparecimento dos dentes, pelos resfriados contraídos na creche que o incomodam para dormir, pela retomada do trabalho da mãe que a torna menos disponível e fatalmente o perturba.

Aos dois anos, novo combate. Mesmo a criança mais calma durante o dia pode se transformar, à noite, em um diabinho agitado por pesadelos e terrores noturnos.

Entre os três e os quatro anos, ela começa enfim a distinguir os sonhos noturnos da realidade.

Por volta dos quatro, cinco anos, a supressão da sesta na escola maternal é compensada por um sono mais profundo e mais reparador no início da noite, o que às vezes se traduz por xixi na cama. Nessa idade, a criança tem um sono próximo do sono do adulto, e já é uma "pequena" ou "grande dorminhoca". Para mandá-la para a cama na hora certa, é preciso basear-se nos primeiros sinais de fadiga e irritação que ela mostra.

O ideal é um despertar tranqüilo, com a porta aberta, com os ruídos familiares da casa, cedo o suficiente para a partida para a creche ou escola. Se a criança parece repousada e bem-disposta, é porque dormiu suficientemente, mesmo que tenha se levantado cedo.

Todas as noites, ela vem para o nosso quarto

• *O lado dos pais*

3:00 da madrugada. Mais uma vez, Paula vem pedir com voz queixosa um lugarzinho na cama. Entre a fadiga, a resignação e as grandes explicações, você escolhe depressa: uma palmada!

Evidentemente, vários cenários podem apresentar-se:

• Você manda a intrusa de volta para a cama, mas sabe perfeitamente que ela fica triste, com medo, sem dizer nada, com a insônia como única companheira. Com a idéia de lhe infligir esse castigo, você também fica triste.

• Você decide aceitar, mas ao mesmo tempo teme que ela queira compartilhar, todas as noites, o leito conjugal.

• Adquirido o hábito, você preparou o terreno, ou seja, instalou aos pés da sua cama um saco de dormir ou colchonete que a espera, para evitar as discussões noturnas e as intermináveis advertências.

• *O lado da criança*

No início, ela não vai acordar os pais sem motivo. Está angustiada e até dominada pela inquietação. Provavelmente, treme de medo, hesita em ir até lá, na casa silenciosa e escura. Enfim, chega ao quarto sã e salva e fica imóvel durante longo tempo, antes de resolver-se a lhe dar um tapinha no ombro, temendo, ao mesmo tempo, a solidão se ela não a(o) acordar e as suas reações iradas se ela a(o) acordar. Quando o seu "Não!" explode, seguido da ordem de voltar para a cama, ela pensa, com convicção: "Eles não são bonzinhos, eles me deixam sozinha, tenho certeza de que eles não gostam de mim."

• *Opinião do psicólogo*

Compreender que a criança está infeliz não significa permitir *tudo* e aceitar *tudo*. Os pais que querem preservar o sono do filho — e garantir um futuro pacífico para si mesmos — devem, ao mesmo tempo, reconduzi-lo para a sua cama e saber tranqüilizá-lo.

Como se instala essa armadilha?

Duas ou três noites seguidas, os pais acolhem o filho no leito conjugal, depois de um pesadelo terrível ou de uma otite dolorosa. Muito naturalmente, a criança fica "em sanduíche" entre os dois, para não cair. Basta isso para que ela se lembre. Quando chegam as angústias noturnas, ela saberá que esse é um refúgio possível, que um lugar está reservado para ela. Na cama aconchegante e protetora dos pais, sente-se acompanhada e defendida. Assim, não está sozinha para enfrentar a ameaça. Na idade do complexo de Édipo, ela até pode gostar de ficar entre o papai e a mamãe, como uma muralha, ou aninhada junto ao seu preferido.

As angústias que a perturbam no sono refletem acontecimentos difíceis da sua vida: mudança, luto, perda do "paninho", mudança de classe, choque emotivo na escola, ciúme fraterno, briga ou separação dos pais etc.

Às vezes, a criança pode, simplesmente, levantar-se para ver se tudo está em ordem: se o pai (ou a mãe) voltou do trabalho quando ela já estava dormindo; se os pais não foram ao cinema, aproveitando o seu sono, caso isso já tenha acontecido; se eles estão juntos e reconciliados, apesar das brigas; se eles estão perto, acordados, em caso de ataque-surpresa dos monstros do armário. Uma vez certificada, ela pode voltar a deitar-se, mais calma.

A noite da criança é uma seqüência de ciclos regulares de 1 hora e meia a 2 horas, aproximadamente, nos quais se alternam sono lento (profundo) e sono paradoxal (fase dos sonhos). No fim da fase de sono profundo, durante o período dos sonhos que precede o sono leve, a criança, invadida por suas angústias, desperta (quase sempre na mesma hora) ou desliza tranqüilamente para um novo ciclo.

E os pais? Por que aceitam que a criança fique na cama deles? Por falta de argumentos? Por fraqueza? Por ignorância das conseqüências? Para não se culparem? Por hábito familiar (transmitido de geração em geração)? Para evitar explicações altas horas da noite? Muitas vezes, é por tudo isso ao mesmo tempo.

Outras razões são mencionadas nas consultas aos psicólogos. Os pais, obcecados pelo fenômeno da morte súbita do lactente (porque já viveram esse drama ou porque ouviram falar dele), conservam o bebê no seu quarto por mais tempo do que seria razoável e continuam com seus rituais de verificação depois que a criança foi instalada no seu próprio quarto. Várias vezes por noite, vão assegurar-se de que ela respira bem (arriscando-se a acordá-la e instaurar nela distúrbios do sono).

Acontece também que a mãe, para livrar-se de "propostas insistentes" e reiteradas do cônjuge, utilize o argumento do bebê, que está próximo. Ao contrário, se o pai se encontra ausente, ela pode aceitar as repetidas invasões do filho.

Esses casos (existem outros) mostram até que ponto um pai(mãe) pode, inconscientemente, induzir no filho dificuldades de sono.

• *O que você pode fazer*

A maioria das crianças consegue dormir em suas camas; então por que o seu filho não conseguiria?

Para cada um, o seu território. Ele na cama dela, você na sua. Esse discurso deveria ser o dos pais, pai e mãe, sob pena de a criança aproveitar a maravilhosa ocasião de penetrar na brecha aberta por aquele que for mais compreensivo.

Ela está angustiada. Você está ali para ajudá-la e o melhor meio de fazer isso ainda é não parecer mais angustiado(a) do que ela. Se ela afirma que os dragões do livro vão devorá-la durante a noite, você não ficará excessivamente alarmado(a). Mas se ela diz: "Não consigo respirar direito, estou com medo, você deixa eu dormir no seu quarto?", você corre o risco de perder a pose. Evite a precipitação — o que daria à criança a impressão de que está mesmo doente — e responda em tom calmo: "Calma, vai passar. Mas se você quiser, de vez em quando eu vou ao seu quarto ver como você está." E a crise cessará.

Ela realmente está doente. Se isso o(a) tranqüiliza, fique com ela perto de você, sem hesitar. No caso contrário, saiba preservar a sua intimidade, deixando o acesso ao leito conjugal para as manhãs dos fins de semana, quando toda a família se reúne pelo prazer de sentir-se bem juntos e expressar o seu amor. Nesse caso, a cama está longe de ser considerada como um lugar tabu, o que tira uma grande parte do seu mistério.

• *Tudo é recuperável*

Se, há várias noites, ela faz as mesmas manobras para dormir na sua cama, uma boa e franca explicação, olho no olho, é necessária. Alguns minutos antes da hora de dormir, peça à criança que preste muita atenção. Explique-lhe solenemente a situação:

- você não agüenta mais e precisa dormir;
- você sabe perfeitamente que ela também está sofrendo com isso;
- ela deve admitir que — como todas as outras crianças — ela pode se "virar" sozinha, com os meios à sua disposição: "paninho", polegar, ursinho e espada mágica. Diga-lhe que, se hoje ela a(o) chamar de novo e nas noites seguintes, você recusará sistematicamente e a levará para a cama na mesma hora. O tom é muito importante. Para ser convincente, é preciso estar convencido. Aliás, a sua determinação dá ao seu filho a imagem de um pai(mãe) estável, eficiente, e logo protetor.

Se apesar de tudo ele continuar, cumpra a sua promessa. Começou a queda-de-braço: reconduza-o imediatamente para a cama, com firmeza mas sem cólera. Beije-o. Deixe a porta aberta. Se ele insistir e recomeçar, mesmo procedimento. Ele cederá, se você não ceder antes dele. Coragem!

- *Armadilhas a evitar*

Todas as noites, ele pede para adormecer na cama dos pais e que depois estes o levem para a sua. Mesmo que esse acordo lhe pareça uma negociação aceitável, a criança pode habituar-se a ele. Ora, essa situação entrava a sua autonomia e a sua independência. É melhor dizer: "Tenho certeza de que você pode dormir sozinho na sua cama. Não se preocupe, estou aqui perto e vou deixar a sua porta aberta." Agüente firme, mesmo que ele tenha dormido mal há várias noites e esteja com o sono atrasado. Ele consegue, no quarto dele.

Você pensa que irá convencê-lo se lhe perguntar em tom suplicante e interrogativo: "Hoje à noite você vai nos acordar outra vez?"? Você tem de escolher entre a eventualidade de que ele possa fazer isso mais uma vez e a convicção de que ele não deve mais fazê-lo.

Zoom
Papai dorme no sofá

Cuidado! O pimpolho pode perfeitamente tentar — e conseguir — dar um golpe de Estado no leito conjugal. E, se você não tiver cuidado, o papai pode ser "descartado", indo dormir em outro lugar, enquanto o inocente passa tranqüilamente as noites perto da mamãe querida.

A receita para isso é muito simples: choro na hora de dormir, despertar noturno intempestivo, manhãs manhosas, fadiga, queixas, travessuras o dia inteiro. Ao fim de algumas semanas (ou até de alguns dias), qualquer pai ou mãe, extenuado, desiste e deixa-se invadir pelo intruso de plantão. De modo que se chega a uma situação absurda, em que os papéis se invertem: a criança toma o lugar do pai (cúmplice) com o consentimento da mãe. Bastaria simplesmente que o pai dissesse: "Você dorme na sua cama. Aqui, é o meu lugar." Bastaria que ele controlasse firmemente a situação, tranqüilizando ao mesmo tempo o filho, o que, certamente, exige tempo e também compreensão. Quanto à mãe, bastaria que ela fosse mais clara e não aproveitasse a sua conivência com a criança para afastar (talvez) o marido do leito conjugal.

Entretanto, uma coisa é certa: o "golpe de Estado" não é bom para ninguém; não se deve perpetuar na criança a incapacidade de dormir sozinha. Tanto a mãe quanto o pai se sentem desconsiderados e impotentes; além disso, no que se refere às suas dificuldades conjugais, eles apenas adiam os problemas, pois os conflitos explodirão de qualquer maneira, apesar desse distanciamento do pai.

Não vamos esquecer: o leito é impregnado de símbolos. Uma vez afastado, o marido terá dificuldade em "reconciliar-se sobre o travesseiro" com sua mulher.

Mamãe, tive um pesadelo horrível

- *O lado dos pais*

Gritos na noite, a menina, aterrorizada, surge no seu quarto e conta soluçando o seu pesadelo, povoado de bichos-papões e bruxas horrorosas. Infelizmente, com esses pesadelos, é você que pode não voltar a dormir. Enquanto você a consola, o seu "trem do sono" já terá dado a partida... Será que ainda não inventaram um "xarope antipesadelo" ou um "elixir do sono tranqüilo"?

- *O lado da criança*

Submergida pela emoção, a criança é incapaz de voltar a dormir. Quer apenas algumas palavras tranqüilizadoras e uma presença para exorcizar as imagens que ainda estão tão presentes para ela. **Ela não distingue os sonhos da realidade, antes dos três ou quatro anos de idade.**

- *Opinião do psicólogo*

Os pesadelos (ou sonhos de angústia) são extremamente freqüentes entre um e seis anos, e desaparecem pouco a pouco. Manifestam-se, em geral, no fim da noite. A criança acorda brutalmente, geme, grita, chora, às vezes chama por socorro; reconhece os pais, que tentam consolá-la. Como ela se lembra perfeitamente dos seus sonhos, tem medo de voltar a dormir.

Assim como o sonho, o pesadelo tem a função de permitir a expressão daquilo que não pode ser concretizado durante o dia. **A criança expressa os seus desejos, dúvidas e frustrações. Os pesadelos são, pois, necessários e, apesar de seus inconvenientes aparentes, comprovam uma organização progressiva do pensamento da criança.**

Entretanto, podem eles tornar-se preocupantes? Sim, se aterrorizam a criança todas as noites, durante longos períodos; nesse caso são o sinal de uma grande ansiedade e de dificuldades psicológicas que será preciso esclarecer com ela ou com ajuda de um psicólogo, principalmente se outros distúrbios do comportamento se manifestam (agressividade, recusa à escola, insônia, bulimia etc.).

• O que você pode fazer

Em pleno pesadelo. Seu filho espera palavras de reconforto, firmes (pois a sua firmeza o tranqüiliza), mas também calmantes. Todavia, antes dos três anos, ele não distingue verdadeiramente o sonho da realidade. As imagens "vistas na sua cabeça" são para ele tão reais quanto a do rosto que se inclina para consolá-lo. Nessa idade, é pois importante não negar aquilo que ele pensa ter visto. É preciso contentar-se em acalmá-lo, dizendo-lhe que agora você está ali.

Além dos quatro anos, é mais fácil tranqüilizá-lo, dizendo: "Sei que você teve muito medo, mas um sonho ou um pesadelo é como um filme na sua cabeça, que não existe de verdade e que pára assim que você acorda."

Tente sair do quarto depois de alguns minutos de calma. Se isso não bastar, pegue-o no colo e dê uma volta pela casa. Essa atitude é tão surpreendente e tão inesperada que a criança esquece — ou pelo menos, espera-se que esqueça — o seu sonho mau. Leve-a depois para a cama, ficando um momento com ela, até que volte a dormir.

No dia seguinte. Peça-lhe que evoque o seu pesadelo, o bicho-papão e os lobos que a inquietavam tanto. Situe os personagens do seu sonho na realidade: os lobos vivem na floresta, muito longe; as feiticeiras só existem nos livros etc.

Na noite seguinte. Se ela tem medo de adormecer novamente, tranqüilize-a: é muito raro ter os mesmos sonhos várias noites seguidas. Quando ela estiver com a cabeça no travesseiro e o "paninho" na mão, estimule-a a pensar em coisas que lhe dão prazer. Diga-lhe que ela tem em si uma força imensa que a protege, uma força capaz de acordá-la quando o medo for demais. As coisas são assim, até para os adultos.

E isso é tudo! Você não pode lhe descrever uma vida cor-de-rosa, livre das frustrações, dos medos e das interdições que ressurgem nos seus sonhos e que, diga-se de passagem, a ajudam a crescer.

• Armadilhas a evitar

Repetimos: não negue os medos da criança, senão ela perturbará as suas noites para tentar convencê-la(o). Quanto às ameaças e crises de nervos porque ela o(a) acordou outra vez, isso apenas aumentaria a sua angústia. Fique perto dela o tempo necessário para que ela recupere a calma e volte a dormir. Tenha paciência, o período dos sonhos maus não dura para sempre.

Zoom
Os terrores noturnos

Os terrores noturnos não são, como erroneamente se pensa, pesadelos ou sonhos particularmente aterrorizantes.

Eles ocorrem cedo, dentro das três primeiras horas depois do adormecimento. Todas as formas são possíveis, do simples despertar agitado por alguns segundos até a crise de sonambulismo. Na crise típica, a criança (ou bebê), aterrorizada, grita. Seu olhar é vago, transpira, seu coração bate com violência. Nada parece acalmá-la, nem palavras doces nem carinhos. Não reconhece os pais. É lógico, pois está dormindo. Na verdade, ela desliza precisamente de uma fase de sono muito profundo para uma fase de sono paradoxal (fase dos sonhos). A transição entre essas duas fases do sono se articula mal, de modo que a criança fica em plena agitação, nesse estado intermediário. Ela não expressa nenhum sofrimento ou emoção particular.

A atitude a adotar é simples. Na verdade, não há nada a fazer. Nada, a não ser deixar a criança adormecida acalmar-se sozinha, vigiando-a eventualmente. Essa crise dura alguns minutos. No dia seguinte, o "sonâmbulo" agitado não se lembrará de nada.

O que não se deve fazer: tentar acordá-lo para acalmá-lo. Um despertar brutal provocaria nele mal-estar físico e uma legítima agressividade. É melhor evitar irritar-se ou punir a criança porque ela chora sem conseguir acalmar-se. Ela não domina, de modo algum, a situação, e não compreende por que é maltratada e atormentada assim.

Esses terrores noturnos são banais e sem gravidade. Já aos seis meses, os bebês podem tê-los. Entretanto, é entre três e seis anos que as crises são mais freqüentes, justamente num momento da vida rico em grandes aquisições e evoluções importantes (autonomia, controle do esfíncter, aprendizado da língua, socialização etc.). Elas desaparecem, em geral, na "idade da razão", no momento em que a criança começa enfim a viver o que aprendeu.

Ele ainda faz xixi na cama

• *O lado dos pais*

Para a família, essas inundações inexplicáveis provocam tempestades de perplexidade. Será que o seu filho está expressando um profundo mal-estar? Pedindo socorro, à sua maneira? Ou é pura e simples provocação? Ao mesmo tempo, você deve iniciar o plano "Cama Seca", resolver os problemas logísticos e tratar das fraldas.

• *O lado da criança*

Em geral, ela não está verdadeiramente orgulhosa do que lhe acontece. Assim como você, ela teme esses problemas noturnos, mas eles são mais fortes do que ela; o xixi escapa durante o sono. Quantas vezes ela não sonhou que estava tranqüilamente sentada no penico? Foi só com aquela umidade fria e humilhante que ela voltou para a triste realidade.

• *Opinião do psicólogo*

Aos dois anos, durante o dia, e aos três-quatro anos durante a noite, a criança controla bem os esfíncteres, pelo menos teoricamente. Na prática, é outra história: cerca de 20% das crianças de cinco anos e de 10% das de seis anos ainda molham a cama. Em 60% dos casos, são meninos. Em geral, o fenômeno desaparece completamente na adolescência.

Do ponto de vista dos pediatras, só se pode falar verdadeiramente de enurese a partir dos cinco anos de idade. Só então admite-se que a criança é incapaz de controlar a bexiga em qualquer tempo e lugar, quaisquer que sejam as razões disso. É importante — nem que fosse apenas para tranqüilizar os pais — verificar se a enurese não está ligada a uma infecção ou anomalia do aparelho urinário.

No caso da enurese primária, a criança ainda não adquiriu o controle; na enurese secundária, ela exerceu o controle durante várias semanas ou meses em seguida, e voltou a um estágio de descontrole à noite.

A enurese primária é excepcionalmente devida a uma doença ou lesão do aparelho urinário. Na maioria dos casos, trata-se de uma ausência de controle voluntário da bexiga (controle que aparece normalmente entre dois e quatro anos). O cérebro, que comanda todos os músculos, não faz a ligação entre a vontade de urinar e a necessidade de despertar. A imaturidade do comando dos circuitos nervosos ligados à bexiga se traduz por "escapamentos". A pediatra Marie Thirion considera que o melhor tratamento contra a enurese primária é fazer com que a criança tome consciência do seu próprio corpo, graças a uma verdadeira ginástica da bexiga e dos esfíncteres: assim, ela pode divertir-se, sozinha, brincando de "pára-xixi", "segurando-se" por um momento ou detendo-se no meio do jato. A criança percebe assim que essa função está sob a sua vontade. E se isso funciona de dia, não há nenhuma razão para que não funcione à noite. Pelo menos, em tese...

A enurese secundária é de ordem psicológica. É raro que seja de origem médica. Em geral, a criança volta a fazer xixi na cama como reação aos acontecimentos perturbadores da sua existência. Ela expressa uma tempestade interior.

Existe uma descrição típica da criança enurética? Ela é, como se diz muitas vezes, tímida, vulnerável, passiva, frágil e em conflito com a família, que a superprotege? Ou, pelo contrário, é agressiva e pouco cuidada pelos próximos?

Em geral, não se trata de nada disso. Os pais que vemos em nossos consultórios são alegres e não têm problemas aparentes; vivem em famílias que, à primeira vista, parecem acolhedoras e suficientemente amorosas. É como se esse distúrbio fosse algo isolado.

O xixi na cama reacional é certamente o mais conhecido, mais fácil de interpretar e de ser eliminado. Uma má adaptação escolar, uma mudança de babá, de casa, brigas incessantes entre os pais na sua presença etc. perturbam a criança, que pode então expressar-se de várias formas. A agressividade é uma delas, a introversão outra, e o xixi na cama uma terceira. O exemplo de Pedro é clássico: aos quatro anos, voltou bruscamente a molhar a cama, ao passo que já conseguira controlar-se há dois anos. Qual a razão? O nascimento da irmãzinha. Esse episódio, interpretado com razão, pelos pais, como uma regressão, queria dizer simplesmente: "Tratem de mim *também*. Eu existo e mostro isso a vocês fazendo xixi *como ela*."

Esses "escapamentos" logo serão eliminados, se os pais não fizerem drama e procurarem compreender o seu sentido.

Às vezes, a intervenção de um terceiro — o pediatra ou o psicólogo — permite desbloquear rapidamente a situação.

As causas psicológicas da enurese não são sempre tão claras como no caso de Pedro; às vezes, é difícil encontrar a razão exata do mal-estar da criança. Esta exprime diferentes sentimentos (cólera, confusão, angústia, hostilidade), que ela ainda não sabe formular de outra maneira.

Aliás, para ela, será que tudo é tão claro? Seus pais lhe permitem expressar suficientemente o seu mal-estar? Uma coisa é certa: acontece muitas vezes que, durante as férias, longe dos pais, ou em visita a um amigo, a criança consiga se controlar. Assim, é aos pais que ela dirige inconscientemente essa mensagem.

Para citar números, constata-se que, quando o pai ou mãe foi enurético, em 50% dos casos o filho também fará xixi na cama (ou seja, três vezes mais do que a média). Trata-se de uma transmissão hereditária ou de uma banalização do distúrbio, de modo que a criança se sente autorizada a isso? De qualquer forma, é sempre interessante, nessas enureses familiares, perguntar à criança: "Em que idade você acha que vai parar?" Muitas vezes, a idade anunciada coincide exatamente com a idade na qual o pai ou mãe enurético conseguiu controlar-se.

Deve-se precipitar o acontecimento e fazer com que a criança se controle antes disso? Por que não? Mas, em certas situações, é melhor esperar a data anunciada, pois se o filho se sair melhor que o pai, poderia haver o risco de ocorrerem "escapamentos" em outras áreas. Uma criança controlada cedo demais pode deslocar o seu sintoma. Em lugar de lençóis inundados, ela poderá, por exemplo, destilar a sua agressividade "em conta-gotas". De qualquer modo, ela precisa expressar seus conflitos internos. Cabe aos pais ajudá-la a exteriorizá-los de maneira mais elaborada.

- *O que você pode fazer*

Primeira preocupação: as fraldas. Quando suprimi-las? O medo de ser repreendida em caso de xixi pode levar a criança a pedir, ela própria, para usar fraldas, apesar da sua vontade muito forte de crescer. Deve-se ceder à tentação ou liberá-la? Se a criança deseja tirar a fralda, é preciso estimulá-la a fazer isso. Em contrapartida, se está excessivamente inquieta, a fralda é um recurso possível; entretanto, diga-lhe que você acha que ela já é bastante grande para tentar a experiência sem fralda. Afinal, um xixi na cama não é assim tão sério.

Todas as noites, a partir das 19:00, reduza a quantidade de líquido que ela ingere. Essa medida é principalmente de ordem simbólica: no caso de enurese primária (se a criança nunca conseguiu controlar a bexiga), parece que os "escapamentos" noturnos não se devem a um excesso de líquido na bexiga ou a um tamanho menor desta, mas a músculos muito tônicos, que a esvaziam antes mesmo que ela esteja cheia. Beber menos, nesse caso, não é de nenhuma utilidade, mas a criança precisa, muitas vezes, ligar-se a sinais tangíveis e bem concretos; ela afirma assim a sua boa vontade e seus esforços para progredir.

Lembre à criança de urinar antes de ir para a cama. Todas as noites, pronuncie a frase ritual, que se tornará o seu estribilho: "Dentinho, xixi, dormir." Um truque muitas vezes eficaz: deixe, nos lugares estratégicos, uma luz fraca, que lhe permitirá chegar sem susto ao penico, no quarto ou no banheiro. Eventualmente, na hora em que você for deitar-se, e se você se sentir capaz de seguir este conselho, leve-a, meio dormindo, para fazer xixi. Tire-a suavemente do leito para que ela use o penico. Toda essa operação é feita em voz baixa e na penumbra. Se der resultado, a criança ficará muito feliz, no dia seguinte, por não ter molhado a cama, mesmo que saiba que isso se deve em parte à sua ajuda. Mas se, depois de uma ou duas tentativas, você constatar que ela acorda, é inútil continuar com a experiência. A insônia não deve substituir a enurese. Com essa troca, a criança nada ganhará.

Se ela vem acordá-la porque seus lençóis estão molhados, observe atentamente a sua atitude: ela pode estar mesmo inquieta, envergonhada, desolada e incomodada porque a cama está fria e cheira mal. Tem dificuldade em voltar a dormir e espera a sua ajuda. Mas ela também pode tirar *benefícios secundários* dessa situação. Nesse caso, não deixe instalar-se o ritual "troca de lençóis-banho rápido-pijama limpo" com excessiva indulgência, o que apenas acentuaria o problema.

Pelo contrário, mostre que essa agitação noturna irrita os pais ao máximo. A criança compreenderá ainda melhor se participar ativamente da troca dos lençóis e não se instalará mais nesse conforto preguiçoso.

Para os que não se importam em dormir em cama molhada, faça-os se levantar mais cedo, para que possam tomar um banho e ajudá-la a pôr os lençóis na máquina de lavar, antes de partir para a escola.

Um conselho para evitar que toda a roupa seja mudada (utilizado pelas mães quando o filho começa a querer dormir sem fralda): estenda um plástico por cima dos lençóis, coberto por uma grande toalha felpuda. Em caso de "escapamento", basta tirar tudo e os lençóis ficam secos!

Alguns pediatras preconizam um *calendário miccional* com as noites secas e as noites molhadas, representadas por um sol ou uma nuvem. Fale sobre isso com o seu médico. Isso só é eficaz se o pediatra é consultado regularmente, para mostrar os progressos realizados.

• *Armadilhas a evitar*

A mãe (pai) que apaga todos os vestígios do xixi noturno sem nada dizer, porque acha o filho pequeno demais para evitar o problema, arrisca-se a retardar a sua autonomia. Já aos cinco ou seis anos, a participação da criança nessa tarefa é importante. Não para puni-la ou humilhá-la, mas porque assim ela se assume melhor e se sente mais responsabilizada: isso também se torna problema *seu*.

A criança é o primeiro incomodado pelo que lhe acontece; parece que ela é impotente quanto a isso. Então, resista à tentação de repreendê-la, puni-la ou ofendê-la. Diante de amigos ou da família, abstenha-se das pequenas frases maldosas. A indiferença não é melhor; nunca é bom fazer como se nada estivesse acontecendo. No caso de enurese secundária, a criança que molha a cama expressa, em geral, um mal-estar, e você pode ajudá-la a resolvê-lo.

Zoom
Truques e medicamentos "antiescapamentos"

O *Pipi-Stop* é um aparelho recomendado por certos pediatras apenas a partir da idade de sete ou oito anos. Equipado de eletrodos (sem perigo) e colocado no pijama, aciona uma campainha que, com as primeiras gotas de urina, acorda a criança. No plano psicológico, o que pensar de semelhante reflexo condicionado? Certamente, nada de bom.

Quanto aos medicamentos, não recomendamos nenhum, pelo menos nessa faixa etária. A maturidade da criança e a persuasão benevolente dos pais (ajudados ou não pelo psicólogo) acabarão, um dia, por prevalecer.

A Creche, a Escola

Depois da creche, a escola é o lugar de socialização por excelência; além do mais, é obrigatória. Quando essas duas noções são suficientemente evidentes para os pais, elas também se tornam claras para a criança que, assim, as sentirá como indispensáveis para o seu crescimento e desenvolvimento.

Fazer com que a criança ame a escola passa, em parte, pelo conhecimento daquilo que nela se faz: é um lugar onde se aprende de maneira lúdica, pelo menos na escola maternal; mais tarde, será um lugar onde se ensinam coisas que favorecem o crescimento, como ler ou contar sem ajuda de ninguém. Essa sensibilização, bem vivida pelos próprios pais, acalma os eventuais temores da criança: medo da novidade, medo das crianças maiores, ou de que o papai ou a mamãe não voltem para buscá-la.

O erro consistiria em embelezar a realidade. Certos pais, inquietos com essas primeiras idas à escola, só falam da "professora boazinha" e dos amiguinhos: "Você vai ver" dizem eles "como você vai se divertir."

Ora, a escola não é um jardim da infância nem uma creche; é um projeto pedagógico, com objetivos a atingir e uma disciplina; em resumo, esforços constantes a serem realizados pelo pequeno aluno, que precisa de muito estímulo por parte dos pais e de uma escuta paciente.

Além disso, pela primeira vez na vida, a criança enfrenta uma evidência insuportável: aqui, ela não é mais um reizinho; como os outros, é obrigada a obedecer e, às vezes, a se defender.

Creche ou babá?

• *O lado dos pais*

Mal o seu bebezinho é desmamado, você tem de deixá-lo para retomar o trabalho. A quem confiá-lo? A babá parece uma boa idéia, mas será que ela tratará dele tão bem quanto você? Não seria melhor mandá-lo para uma creche, onde vários profissionais se ocupam deles? Entretanto, a vida em coletividade tem os seus inconvenientes: o barulho, que poderia cansar o neném; os micróbios estão por todo lado e ele poderia voltar doente, na primeira ocasião... Decididamente, nada é perfeito! Você pressente que, seja qual for a solução escolhida, será dolorosa, pelo menos no começo.

• *O lado da criança*

Na creche ou com a babá, ele é acarinhado, alimentado, limpo, dorme à vontade e sempre reencontra os pais no fim do dia. Se ele chora quando o deixam é porque sentiu no olhar perturbado dos pais muita inquietação. Mas estes devem tranqüilizar-se, pois ele seca as lágrimas dentro de alguns instantes.

• *Opinião do psicólogo*

Deixar a criança com alguém é muitas vezes uma necessidade, com a retomada do trabalho. Assim, é inútil questionar esse procedimento. As coisas são assim e devemos agir da melhor maneira e sem sentimento de culpa. Um pai (mãe) feliz e seguro, que deixa o seu filho com uma babá qualificada, comunica esse sentimento ao bebê, e então tudo acontece nas melhores condições.

Cada modalidade tem as suas especificidades, suas vantagens e seus inconvenientes. Cada um deve escolher o que lhe parece mais satisfatório. Os partidários da vida em comum escolherão a creche com suas variações, enquanto os que preferem a intimidade "como com a gente" optarão pela babá. De qualquer modo, nenhuma fórmula jamais demonstrou *cientificamente* ser a melhor para a criança.

No Brasil, quando chega o momento de se separar da criança para voltar ao trabalho, tem-se as opções da creche, em período integral ou parcial, da babá ou empregada, da baby-sitter e de familiares ou conhecidos.

A creche

As crianças são admitidas na creche dos três meses aos três anos. Por definição, a creche é uma comunidade que funciona com ajuda de professoras (que devem ter formação universitária em pedagogia), auxiliares de enfermagem (obrigatórios por lei), e outros funcionários, como recreadores, nutricionistas (que determinam o cardápio a ser servido), lactaristas e cozinheiros (que preparam a comida dos bebês e das crianças, respectivamente), pediatras e às vezes psicólogos (que ajudam o pessoal da própria creche e os pais a compreenderem melhor certas situações problemáticas). Toda a equipe tem em comum um projeto pedagógico, isto é, objetivos de cuidado e educação que determinam a "filosofia da casa".

Na creche o bebê entra em contato com outras crianças, ouve balbucios e choros que não os seus próprios, começa a brincar com os outros, a estar nas mãos de uma pessoa que não é a sua mãe: tudo isso é o que se chama *socialização*, de grande importância para o seu filho.

A maioria das festas (Natal, carnaval, dia da criança, aniversários etc.) são motivo de verdadeiras "festinhas" e espetáculos, para grande prazer de pequenos e adultos. Essa convivência anuncia, de modo alegre, as bases da vida em sociedade. Para os maiores, muitas vezes piqueniques e saídas são organizados.

A criança "muda de série" de acordo com a faixa etária (com um ano, dois anos) e fica com a mesma professora durante todo o ano. Essa permanência apresenta as vantagens de uma ligação específica a uma única e mesma pessoa, de uma maior cumplicidade e, enfim, de um contato também com os pais sempre estável e assim mais confiável. Em caso de ausência da "efetiva", seus colegas, ou em geral uma professora volante saberão substituí-la.

Será que, com isso, os pais sofreriam concorrência ou seriam despojados de seu papel primordial de "bons e melhores pais" para o seu filho? Essa comparação é impossível, pois a creche é uma instituição.

Em geral, ela aplica os mais modernos métodos educativos, com inteligência e respeito. É por isso que os jovens pais inexperientes encontrarão nela conselhos e respostas às suas legítimas interrogações quanto à educação do bebê. A equipe está ali para ajudá-los.

É uma pena que tão poucos homens trabalhem nas creches. Nesse sentido, elas oferecem às crianças um modelo pouco equilibrado da relação homens-mulheres tal como existe na sociedade.

Principal inconveniente da creche: ela tem horários precisos a respeitar. Em geral os pais podem optar entre o período integral (que pode chegar a até 12 horas de permanência) e o parcial, que varia de creche para creche. Muitas empresas também oferecem creches para os filhos de seus funcionários, que lá ficam durante a jornada de trabalho dos pais. Em termos pedagógicos, seja no local de trabalho ou não, por período integral ou parcial, a estrutura de uma creche é a mesma.

Assim, os pais devem adaptar-se a esses horários, talvez reorganizando o seu tempo de trabalho ou apelando para uma baby-sitter ou para a vovó.

Dos familiares e conhecidos à babá e à baby-sitter

Fora da creche, as opções são os familiares e conhecidos, como a vovó ou aquele vizinho em quem você confia, que tratarão do seu filho com exclusividade, ou quase. Nada de vários outros bebês requisitando atenção, mas em geral também se perdem as vantagens do cuidado profissional e da socialização da criança.

Entre a babá e a baby-sitter, a diferença está em que, enquanto a segunda tem formação profissional e atende a várias famílias (embora não ao mesmo tempo), além de custar mais caro, a babá dedica-se em geral a uma única criança, e por um tempo mais longo. Há agências tanto de babás quanto de baby-sitters, mas elas também costumam ser encontradas por indicação de amigos e parentes. Algumas creches também dão essa indicação.

Para os bebês muito pequenos, há a opção do auxílio de uma enfermeira, que também tem qualificação profissional, mas que diferencia-se por trabalhar junto com a mãe.

Entre a criança e sua babá pode tecer-se uma relação muito intensa. As boas babás sabem manter-se no seu lugar com delicadeza, as menos boas assumem mais facilmente o papel de "segunda mãe". Aliás, muitas vezes é a babá que testemunha as primeiras aquisições do neném: "Ah, se a senhora visse os primeiros passinhos dele hoje...", "Como eu fiquei orgulhosa do *meu* baixinho!" E talvez seja ela que também determine a maneira de ensinar a usar o penico, comer, dormir. Os pais, querendo evitar que o filho tenha dois métodos educativos diferentes, se sentem obrigados a adotar aquele que é imposto à criança por quem fica com ela a maior parte do tempo — a babá.

Às vezes, instaura-se uma relação de forças (franca ou dissimulada) entre a babá e os pais, que então são obrigados a lhe confiar a criança contra a vontade. Em caso de discordância profunda — eles sabem disso — devem levar em conta a qualidade do apego que a criança tem a essa pessoa. E não podem dispensá-la antes de encontrar outra babá, se possível melhor...

Babás, baby-sitters e familiares são opções que também permitem aos pais uma pausa (para compras, providências, consulta médica, visita a uma amiga) e, principalmente, terem um momento de repouso *sem o bebê*... Às vezes, é necessário permitir-se essa felicidade, para si *e* para o neném.

• *O que você pode fazer*

Até os nove-dez meses, uma criança que não está em uma coletividade como a creche não sofre nenhum prejuízo para a sua socialização futura nem no plano psicomotor. É por volta de um ano, aproximadamente, que a coletividade pode favorecer progressos em suas aquisições gerais (marcha, linguagem, autonomia, brincadeiras, habilidade etc.).

Respeite a progressividade do famoso "período de adaptação" proposto pelas creches, e necessário também no caso de uma babá. Assim, o seu filho se acostumará mais facilmente à fórmula escolhida, qualquer que seja a sua idade.

Lembre a seu filho que você o está acompanhando até à creche *dele* ou que ele ficará com a *sua* babá. Se o seu bebê tem um "paninho", não esqueça de levá-lo para a creche ou de apresentá-lo à babá, ou melhor, tenha outro (de reserva) ao qual ele esteja igualmente apegado. Esse objeto lhe fará companhia, compensará a ausência dos pais e o ajudará a dormir a sesta. Faça a mesma coisa com a chupeta. A babá saberá dosar o seu uso.

No caso da creche, lembre-lhe os nomes de alguns amiguinhos e de adultos que ele encontrará ali; isso lhe dará referências estáveis e tranqüilizadoras. O trajeto é uma fonte de trocas agradáveis com o bebê. A não ser que ele esteja dormindo, cante e fale com ele.

Converse com a professora, para transmitir-lhe eventuais recomendações, os progressos que você notou, ou simplesmente "bata um papo" rápido — *na presença do seu filho*. Não esqueça de lhe dar um beijo. Você pode lhe dizer que agora vai trabalhar e que "à tarde, é o fulano que vem te buscar". Termine dizendo "tchau, até logo à tarde..."

Se você vai se ocupar agora da irmãzinha, não se sinta obrigada a piorar as coisas, dizendo-lhe que você está com pressa porque a irmãzinha está esperando — a não ser que ele próprio fale do assunto e sem ciúme.

• *Armadilhas a evitar*

Questão de vocabulário: não se *deixa* uma criança na creche; *leva-se*. Ela *fica* com a babá. Por que sentir culpa, mesmo que seja difícil para ela separar-se de você? Você não faz por mal e não tem escolha. Afinal, não se trata de um abandono, apenas de uma separação por algumas horas e vocês se reencontrarão. Se você estiver tranqüila, seu filho também estará.

Evite ficar tensa diante dele, por ter de começar o dia a todo o vapor. Tenha ao menos alguns minutos de calma para acompanhá-lo. Depois que fizer isso, ligue novamente os seus "motores", mas nunca antes, pois, qualquer que seja a sua idade, o bebê teria a impressão de ser um fardo.

Zoom
Uma chance para todo o mundo

Certamente, ter a mãe ou o pai a seu lado durante boa parte do dia, nas férias ou em licenças deles, principalmente durante o primeiro ano de vida, é uma chance inestimável para seu filho.

Mas cuidado para não fechá-lo em uma bolha excessivamente fusional! Não é porque você está "em disponibilidade" que deve tornar-se escrava(o) do seu filho.

Momentos de separação e abertura são indispensáveis para a futura autonomia dele, e também para preservar a sua vida de casal. Contrate, de vez em quando, uma baby-sitter durante o dia, peça a ajuda das vovós ou das amigas; se as relações de vizinhança são amistosas, proponha alternar a guarda das crianças.

Ele não quer ir à escola

- *O lado dos pais*

Logo cedo, ele ficou doente. Assim, sem avisar, logo agora que a porta da escola fecha daqui a 20 minutos! Fazendo-o levantar-se, você vê se ele está com febre. Não está; não é nada. Mas não há tempo para hesitações e menos ainda para explicações. Você é obrigada a apressar-se e levá-lo para onde ele não quer ir.

- *O lado da criança*

As razões para ele não querer ir à escola não faltam: na véspera, a professora lhe disse que ele era "bobo". Ela o ofendeu! Às vezes, é a sua "namorada" que o ignora ou os colegas que o agridem no recreio. Em resumo, ele não se sente à vontade na escola. É raro que ele expresse direta e claramente as suas verdadeiras preocupações; aliás, ele é incapaz disso. Limita-se a dizer: "Não me sinto bem (o que é verdade), estou doente (não é bem isso)." Ele sabe os pais que tem e que, nesse terreno, um ou outro pode ceder. Vale a pena tentar.

- *Opinião do psicólogo*

A criança pode ter as suas razões para não ir à escola, razões que desaparecem, em geral, rapidamente. Entretanto, pode acontecer que essas dificuldades sejam mais persistentes. Os pais, inconscientemente, podem ser a causa delas.

Exemplo clássico: a entrada na escola maternal ou na creche, que pode provocar um mal-estar durante várias semanas ou até vários meses. Essa primeira entrada é muitas vezes sentida, tanto pela criança quanto pelos pais, como um dilaceramento, ou pelo menos como uma separação difícil. É um novo passo para a autonomia. Um "cordão umbilical" que é rompido. Daí essa ambivalência muito compreensível, principalmente por parte da mãe, que hesita entre o desejo de guardar para si mais um pouco o seu "neném" e o de dar-lhe asas. Por sua vez, a criança tem dificuldade em deixá-la.

Os pais que acompanham o filho à escola a cada dia também voltam para ela, revivendo em parte a sua história pessoal. Se, manifestamente, eles se desinteressam da escola ou se mostram hostis, a criança também pode imitá-los. Às vezes, ela fica relutante e, deliberadamente, opõe-se a qualquer aquisição escolar, recusando-se até a escutar as instruções da professora, ou seguindo-as de má vontade. Pode também adotar um comportamento muito agitado ou, pelo contrário, muito apagado e não-participativo.

Acontece ainda que, desde o maternal, alguns pais fazem exigências excessivas: carreira, situação social, até mesmo medo do desemprego, tudo isso já transparece no seu discurso. Projetam no futuro "doutor" desejos de sucesso escolar que a criança se sente incapaz de assumir, porque não tem idade para conceber semelhantes ambições.

Na escola primária, a pressão aumenta, com as notas nos boletins. Não é preciso procurar muito a origem das dores de barriga, de cabeça e da urticária que atacam segunda-feira de manhã. Os ansiosos, obcecados também pelo sucesso escolar, desabam diante da primeira nota má, que sentem como uma catástrofe.

A fobia escolar — a verdadeira — é uma reação patológica de sofrimento da criança diante da escola. Relativamente rara, ela se observa, por definição, entre crianças que, por motivos irracionais, recusam-se a ir à escola e resistem, com reações de ansiedade muito vivas ou pânico, quando são forçadas a isso.

Essa fobia afeta muito mais os meninos do que as meninas e aparece mais na alfabetização. Os primogênitos e os caçulas parecem ser mais afetados, assim como os filhos únicos.

Muitas vezes, a mãe é ambivalente, superprotetora e "não larga o pé" do filho. Às vezes, ela se identifica com ele, invade-o com sua presença e com projetos que faz para ele. Tudo isso o mantém numa relação de dependência estreita. O pai se mostra pouco protetor, pouco seguro de si, ou até ausente (separação, falta de disponibilidade).

• *O que você pode fazer*

No primeiro dia de aula. Se você puder controlar os seus próprios temores e confiar mais nas capacidades ainda não reveladas do seu filho para adaptar-se a um ambiente novo, você lhe permitirá, seguramente, suportar melhor a separação, que parece difícil.

Na escola. Dedique ao seu filho alguns minutos em sua escola, pela manhã. Preste atenção se ele lhe mostrar os cadernos; isso é importante para ele. Tranqüilize-o a respeito de suas capacidades. Faça com que se lembre, ao longo do ano, dos progressos que fez. Esse "momento de união", renovado muitas vezes, o deixará confiante e sereno.

Ele está cansado e vai para a escola "arrastado"? Para esperto, esperto e meio. Prometa que, hoje à noite, ele terá que se deitar mais cedo.

Ele está "doente"? Como explicar então que ele pareça estar em plena forma? Ele está testando os pais, mas vocês não são bobos. Transformem o impostor em ator corajoso e o levem, apesar de tudo, à escola. Senão, até onde ele irá? A partir da alfabetização, ele deve compreender que a escola é obrigatória, apesar das manhãs de chuva e do cansaço da segunda-feira. Muitas vezes, será necessário encorajá-lo no início, para não ceder à tentação das ausências complacentes.

O esforço, a saudável noção de esforço, é nessa idade que deve ser ensinado, porque depois será tarde demais!

Mas o problema não está resolvido. Mesmo que a dor de barriga ou no pé seja imaginária, é o sinal de uma demanda certa: ele quer que se interessem mais por ele, ou procura realmente evitar uma situação difícil (lição não-aprendida, "ajuste de contas" no recreio etc.)?

Ele tem notas baixas? Elas expressam menos os seus progressos do que os seus resultados em relação aos colegas. Um zero não é o fim do mundo. Mas, na cabeça dele, a escola ocupa forçosamente um espaço enorme, e as avaliações são vividas por alguns como julgamentos, ou até execuções em regra. É importante relativizar as coisas.

Se o objetivo consiste em ser o primeiro — isso agradaria a você? —, um simples 8 ou 9 de média, sobre um total de 10 pontos, pode se tornar desestimulante para ele. O que dizer então se as notas são ainda mais baixas? Ele fica desesperado e desvalorizado. Encoraje-o e ajude-o a se recuperar, ao invés de puni-lo ou depreciá-lo mais ainda: ele *já está* suficientemente envergonhado com os seus resultados.

- *Tudo é recuperável*

Se a recusa de ir à escola se repetir, se as dores de barriga se multiplicarem, e se não houver mais tempo para explicações, porque nessa manhã você está apressado(a), prometa-lhe que, logo que você voltar, terá com ele uma longa conversa que lhes permitirá irem até o fundo do problema: ele está com medo de não mais revê-lo(a) depois que a porta da escola se fechar? A professora é excessivamente severa ou exigente? Ele tem medo de fracassar? De qualquer forma, tranqüilize-o. Ele progredirá no seu ritmo. Diga-lhe que, se ele precisar, você estará ali para ajudá-lo.

Na escola maternal, nada de pressão! Cada um tem o seu ritmo, e azar se ele prefere os rabiscos aos verdadeiros desenhos, ou se as suas bolinhas parecem respingos de tinta. Para muitos, falta apenas um pequeno "estalo". Saiba lhe transmitir a sua confiança.

Informe-o de que, na presença dele, você vai falar dessas dificuldades momentâneas com a professora. Pergunte a ela se ele se sente infeliz depois que você parte ou se é participativo e fica à vontade. Ele tem problemas específicos?

Nos casos mais excepcionais de recusa ou fobia escolares, a ajuda de um psicólogo permite que a angústia se expresse, antes de desaparecer.

- *Armadilhas a evitar*

Quando você diz, diante do seu filho: "Ele *me* arrumou outra vez uma otite ou espinhas", ele pode acabar pensando que uma doença se contrai *para o outro* (pelo prazer: o papai e a mamãe ficam só para ele; ou por agressividade: só para chateá-los e obrigá-los a ficar em casa). Pouco a pouco, ele acaba somatizando para expressar, com doenças, os conflitos que não consegue exprimir com palavras!

Também não ceda à tentação dos remédios, xaropes e supositórios contra as doenças da alma. Às vezes, ele precisa apenas de um pouco mais de atenção. A pretexto de tratamentos supostamente benignos, as doses se multiplicam e corre-se o risco de induzir a dependência psicológica ao medicamento.

Zoom
Ela chora quando eu vou embora

Todos nós temos uma linguagem do corpo, que nos trai. Nossos gestos e expressões valem às vezes cem palavras. Se uma criança não fica à vontade quando vamos embora, é comum que, involuntariamente, nós lhe estejamos transmitindo os nossos próprios temores.

Como tranqüilizar a sua princesa?

Enquanto vocês caminham para a creche ou para a escola, descreva-lhe resumidamente, com calma, as etapas do dia escolar como referências familiares e tranqüilizantes. Insista no momento da volta a casa. Diga-lhe quem irá buscá-la à tarde e a que hora: "Hoje é o papai que vem e você fica para o lanche."

Em prantos, ela se agarra a você no momento da partida. Seu desespero a fere como um punhal no coração. Pare! O seu olhar inquieto a torna ainda mais infeliz. Não apenas você não a tranqüiliza, mas também a angustia ainda mais, reforçando uma atitude de dependência involuntária em relação a você. Convença-se de que, na escola ou na creche, a maioria das crianças que choram param alguns minutos depois da partida dos pais. As professoras sabem muito bem disso, e estimulam os pais a partirem rapidamente.

Evite compará-la aos colegas que sabem dizer "tchau" sem lágrimas nem complicações. Esteja certa(o) de que ela logo vai conseguir isso. Diga isso a ela.

Proponha-lhe indicar ela mesma o momento em que você deve ir embora (nos minutos seguintes). Essa partida por "consentimento mútuo" poderá lhe parecer menos violenta. Ela terá o consolo de controlar aquilo que tanto teme.

"Os meninos grandes me batem no recreio"

- *O lado dos pais*

O quê?!! O seu querido chegou da escola com um grande corte e nenhum adulto interveio? Na semana passada, já tinham lhe roubado a merenda, derrubando-o no chão. Você é não-intervencionista e acha que essas histórias devem ser resolvidas entre crianças, mas se pergunta seriamente se, desta vez, não deveria ir até lá, em pessoa, para defendê-lo.

- *O lado da criança*

O seu primeiro sentimento é a impotência, pois ele ainda não se sente à altura de enfrentar o agressor. Quando faz parte de um "bando" unido, cujo lema é "Um por todos e todos por um", tudo vai muito bem: basta chamar para que a turma toda venha dar reforço.

Mas, em geral, ele está sozinho. "O que fazer?", pergunta ele. Falar com o vigilante? Não vão chamá-lo de dedo-duro, frouxo ou bichinha? E depois, poderiam responder-lhe, como fazem com os outros, que se virasse sozinho. A única saída que lhe resta é falar do assunto em casa. Mas, também ali, às vezes lhe dão a mesma resposta.

Algumas vezes, não acreditam nele; dizem-lhe que quem procura encontra, ou pior, consideram-no um covarde que teria obrigação de se defender. Por todas essas razões, muitas vezes a criança suporta sem uma palavra essas violências comuns. Ou seja, é a injustiça total!

- *Opinião do psicólogo*

Uma criança agredida tem sempre necessidade de sentir-se compreendida e apoiada. Nunca é tarde demais para reatar o diálogo com ela e incitá-la a falar. Se ela não reage em caso de briga, talvez lhe falte coragem. Mas quem poderia repreendê-la por isso? Vamos observar as coisas no nível da criança e com o seu olhar. Para isso, basta transpor os infortúnios dela para aquilo que ocorre na sua vida profissional: por uma razão qualquer, um superior hierárquico especialmente obtuso "cisma" com um funcionário. Não só este não se permite reagir, mas também, além disso, sente-se impotente e frustrado, como essa criança.

Assim, os pais têm um papel nessa situação, e isso quaisquer que sejam os seus princípios. Vamos ser bem claros: não se trata de fazer a criança interpelar a diretora, a professora ou até os pais do agressor por causa de uma besteira ou de uma boba troca de palavrões, mas a violência e a injustiça que lhe foram feitas não devem ser banalizadas.

Compreender é começar por escutar com calma, para apreender o contexto: "Me diz como aconteceu." Assim, percebe-se melhor o grau de responsabilidade do filho no conflito; isso leva a relativizar as coisas. Apoiar é reconhecer que a situação deve ter sido muito difícil e reagir para que não aconteça de novo.

• *O que você pode fazer*

Logo que ele souber dizer quatro frases seguidas, ensine-o a falar com as professoras. Ele saberá fazê-lo, à sua maneira: "Eu sei que você não gosta de ser incomodada durante o recreio, mas então será que eu posso falar com um adulto para me ajudar, porque estou com um problema? Será que eu posso falar com o diretor?" A professora solicitada tem duas possibilidades: fazer-se de surda ou reagir. Como pedagoga, preferirá ensinar autonomia e independência à criança em dificuldade, ou dignar-se-á a se mexer, para exercer a sua responsabilidade de vigilante? Você saberá, perguntando ao seu filho o que aconteceu.

Explique-lhe que, se nada funcionou — nem a própria tentativa dele para resolver a situação, nem a intervenção ativa da professora —, você está ali, pronto(a), se ele quiser, para encontrar-se com os moleques que o aterrorizam. Eventualmente, peça à professora — diante dele — que observe o que está ocorrendo no recreio, informando-a da sua preocupação. Talvez ele esteja sendo realmente agredido, ou fique amedrontado num canto, ou pelo contrário se mostre agressivo. De qualquer forma, tranqüilize-o: "Durante o tempo que você quiser, estarei aqui para te defender, mas eu tenho confiança em você. Um dia, você não precisará mais de mim."

• *Tudo é recuperável*

Se você nunca deu atenção às suas queixas, mostre-lhe que, daqui para a frente, você levará a sério todas essas histórias e o apoiará em caso de forte agressão, se ele não conseguir resolver o caso sozinho. O que fazer, concretamente?

• Para ensiná-lo a alertar a professora, nada melhor do que o "teatro". Faça um ensaio geral, interprete a cena: "Eu sou a professora, você me conta o que aconteceu e o que você quer." Assim, ele saberá formular as suas queixas em qualquer circunstância, ao invés de aceitar tudo como fatalidade.

• A professora foi informada mas o problema continua. Procure o diretor da escola para que ele tenha uma conversa com os desordeiros.

• Se nada acontecer, e seu filho temer futuras represálias, depois de informar o diretor, faça o seguinte: espere o agressor na saída da escola, peça-lhe explicações, faça com que ele reconheça os fatos (então, como é que o Luís ficou com o olho roxo?), e enfim diga-lhe que peça desculpas ao seu filho.

• Lembre-lhe que, se houver uma próxima agressão, você falará diretamente com os pais dele — se já não fez isso — e que, se necessário, você lhe puxará as orelhas diante deles. Você não duvida de que eles concordarão com você. O efeito é certo; você não terá mais de voltar ao assunto.

• Voltando a casa, tome o tempo de falar calmamente com o seu filho. Essa discussão permitirá a ele compreender várias coisas, principalmente o que desencadeou o conflito (talvez, sem saber, ele seja o responsável: modificou as regras do jogo à sua vontade, por exemplo?). Na seqüência dos fatos, você poderá detectar o momento em que tudo começou.

De qualquer forma, explique ao seu filho que ele tem o direito de defender-se quando o atacam e que você está pronta(o) a dizer isso à professora. Mas, antes de chegar às vias de fato, socos e pontapés, convide-o a ousar o mais importante: o diálogo, o humor, a malícia e a sedução. Faça-o compreender que com simples palavras é possível desconcertar o adversário, surpreendê-lo e até fazer dele um amigo. Ele só precisa tentar. "Olha, a gente não vai brigar por causa disso. Você quer um biscoito?"

• *Armadilhas a evitar*

Não banalize os seus temores e tente sempre compreender o que ele sente, mesmo pedindo-lhe (se necessário) que não exagere os fatos.

Por outro lado, não se identifique demasiadamente com o seu filho, fazendo drama, pois isso reforçaria os exageros. Um empurrão ou uma briga não são uma tragédia. Não vale a pena, por isso ou por causa de possíveis represálias, ter medo de ir à escola.

Me disseram para levá-lo ao psicólogo

• *O lado dos pais*

Quando a professora o(a) aconselha a levar seu filho a um psicólogo, as idéias passam com uma velocidade louca pela sua cabeça: quem ela pensa que é, para julgá-lo? Como é que ela pode dizer essas besteiras, quando ele está na classe dela há tão pouco tempo? Quando você vai embora, com um peso sobre o peito, você não entende por que ela não mencionou as qualidades evidentes do menino. Você já imagina a cara do seu cônjuge, quando lhe der a notícia. E pensa: "Tão pequeno ainda, já vai se deitar naquele divã? Será que ele é agressivo? Não faz exatamente o que lhe mandam?" Você delira... O que fazer, chamar o pediatra ou seguir os conselhos da professora?

• *O lado da criança*

As idéias também passam pela cabeça dele, mas em ritmo mais razoável. Aliás, ele tem um ar sereno. "O quê? Um ispicólogo? É um médico de criança? É um diretor que dá castigo?" De qualquer modo, ele compreende que a professora não parece contente e o papai está com uma cara esquisita. De que o acusam? De brigar com todo o mundo. É mentira, naturalmente; ele só bateu na Noêmia, na Júlia, na Rita e no Antônio, que ele detesta... e também na Marcela, que é a primeira da classe... Qual é o problema?

• *Opinião do psicólogo*

É normal reagir a um convite desses com um movimento de dúvida e retraimento. O tempo da reflexão e da discussão virá mais tarde. E o interesse da criança sempre prevalecerá.

Uma professora observa — *a priori* sem nenhuma prevenção contra a criança — pequenos sinais perceptíveis, e tem boas razões para isso: ela está atenta a cada uma das crianças e passa várias horas por dia com elas, cinco dias por semana, vivendo as situações mais diversas. Ela pensa, com toda a boa fé, que notou na criança um indício, um sinal de sofrimento. Na verdade, ela faz o papel de observadora atenta. Está ali para garantir à criança seu desenvolvimento escolar, mas os aspectos psicológicos, afetivos e sociais não lhe escapam.

Com um psicólogo, as crianças tratadas desde cedo durante algumas sessões conseguem atenuar rapidamente as suas dificuldades e pequenas preocupações. Se os pais temem levar a criança para consultar um tal especialista, existem outras soluções. O pediatra também está ali para os pequenos males da alma. Algumas vezes, ele é bastante sensível às questões de agressividade ou de excessiva passividade, aos problemas da criança distraída na aula ou que ainda faz xixi na calça na escola, aos tiques e à gagueira ocasional etc.

De onde vêm as reticências da família? Evidentemente, ela teme ser "radiografada" na sua mais estrita intimidade, assim como a criança. Mas ela teme igualmente tornar-se responsável pelo que possa acontecer à criança! Os pais devem se tranqüilizar: ninguém os obriga a revelar seus segredos íntimos. Nunca dirão mais do que quiserem dizer. Entretanto, sem a colaboração deles, será difícil ajudar o principal interessado.

As mães, mais do que os pais, estão abertas à prática dos psicólogos. Lembramos a esses senhores que não foram as mães que desejaram essa providência, mas a professora que achou bom dar esse conselho.

As crianças se recuperam rapidamente, e os pais não são obrigados a ficar ligados pelo resto da vida ao psicólogo. Muitas vezes, uma única entrevista basta para tranqüilizar pais, filho e professora. Depois da primeira consulta, o pediatra, como interlocutor qualificado, dará uma segunda opinião, sempre proveitosa.

• *O que você pode fazer*

Ao invés de declarar guerra à professora que ousou duvidar das capacidades do seu filho, agradeça-lhe. Com ou sem razão, ela apenas a(o) alertou, a fim de melhor ajudar o aluno.

Para compreendê-la, imagine a situação seguinte: você vai ao seu médico que, ao passar a receita, lhe aconselha um eletrocardiograma. Preocupado, você faz o exame sem hesitar. Em nenhum momento passa pela sua cabeça tachar o seu médico de incompetente ou histérico porque ousou imaginar que você pudesse estar doente do coração. Quanto à professora, é a mesma coisa: ela detecta um sinal e pede que este seja examinado com mais atenção... Apenas isso!

Se esse conselho a(o) preocupa, essa é uma razão a mais para procurar o psicólogo. Ou o seu filho vai bem e ele a tranqüilizará, ou ele tem um problema, que será tratado a tempo.

Avise a criança sobre o que você vai fazer. Ela deve saber onde vai e por que motivo, mesmo que você tema esse encontro. Diga-lhe, por exemplo: "A professora nos aconselhou a consultar um psicólogo para você. Não é um médico; é uma pessoa que trabalha com as crianças e as compreende muito bem. Ele vai te ajudar. Se você tiver vontade, converse com ele."

Um pai ou mãe que tem a coragem de levar o seu filho ao psicólogo já resolveu praticamente a metade do problema. A criança já estará a caminho de sentir-se melhor.

- *Armadilhas a evitar*

Pais-professores: a união faz a força. Em vez de abominar a professora que deu o alerta, reflita primeiro. O bom senso prevalecerá.

Diante da criança que assiste à cena, não negue tudo para defendê-la; também é inútil tratar a sua interlocutora como incompetente. Essa atitude negativa apenas prejudicaria posteriormente a relação entre a professora, a criança e você. E a criança ficaria dividida entre o desejo de agradar a você ou a ela.

Compreendê-lo melhor através dos desenhos

• *O lado dos pais*

Você nunca tinha ouvido falar disso antes e agora a professora vem lhe anunciar esta verdade constrangedora: o seu filho ainda não sabe desenhar aquele boneco com formato de girino. Será que ele é o último da classe? O que significa esse boneco sem rosto? É tão grave assim, não saber desenhá-lo? Isso significa que o menino é retardado? Você vai ter que ler Freud e Françoise Dolto inteiros? O que pensar disso?

• *O lado da criança*

Com aplicação, obstinação ou insistência, ele começa traçando curiosos rabiscos, que você não consegue compreender. Mas um belo dia ele desenha o seu primeiro boneco: uma vaga rodela cheia de pêlos (que são os braços e as pernas), que mais parece uma água-viva do que uma figura humana. Encantado(a), você se extasia diante da sua primeira produção digna desse nome, como se fosse um Picasso.

O que ele desenha, com inabilidade ou virtuosidade precoce, é simplesmente a sua representação do mundo, a sua verdade, o que ele sente. Inicialmente, ele é o herói dos seus primeiros desenhos e, pouco a pouco, é todo o seu universo que vai aparecer: papai, mamãe, os irmãos, as irmãs, o bicho de pelúcia e, talvez, o seu jardim secreto.

• *Opinião do psicólogo*

O boneco é uma mina de informações sobre as capacidades de uma criança em dado momento. É como se fosse uma fotografia, que abre a porta para o mundo afetivo.

Assim, podemos decodificar alguns signos. Uma professora que observa que uma criança ainda não sabe desenhar o boneco poderia pensar que ele não está no mesmo nível que as outras crianças da sua idade e tem dificuldade em representar graficamente o seu corpo.

Mas cuidado com as interpretações apressadas! As revelações desse desenho também têm seus limites. Alguns indícios só serão significativos se forem correlacionados entre si. Interpretar a partir de um único desenho seria um erro, pois o que importa é tanto a evolução de suas primeiras representações quanto as outras etapas vencidas paralelamente. Uma criança que não desenha (ou desenha com dificuldade e hesitação) pode se mostrar particularmente precoce no plano da linguagem ou da motricidade. Todas as aquisições devem ser consideradas para avaliar o nível intelectual de uma criança em plena evolução.

Entre dois e três anos, o aprendiz está no estágio do rabisco. Trata-se da simples capacidade de deslocar o lápis sobre a folha. O rabisco é desordenado, estende-se em todos os sentidos, o que é normal.

Por volta dos três anos, começa verdadeiramente o estágio do boneco. O desenho da criança passa a ser um traço único, afinando-se em um círculo que não se fecha. A presença informe se metamorfoseia em um esboço de representação de si, enquanto ser constituído: o eu é individualizado.

Aos quatro anos, a criança consegue fechar esse círculo, que representa um ser único, uma verdadeira representação humana com traços simbolizando o rosto (no interior do círculo) ou o corpo (no exterior do círculo). Duas simples linhas representam as pernas e os braços.

Aos quatro anos e meio, o boneco está completo: as partes principais do corpo estão presentes, os olhos são redondos, os dedos em forma de garfo ou flor, alguns detalhes surgem: umbigo, cabelos, sexo etc. O boneco surge como uma condensação gráfica de um rosto-tronco, cujas proporções se equilibram estranhamente. Essa representação evoca inevitavelmente o primeiro estágio de desenvolvimento da rã, com seu corpo redondo, grandes olhos globulosos e longa cauda: assim, foi chamada de girino, ou boneco-girino.

• *O que você pode fazer*

Não se preocupe se, até uns quatro anos, ele só fizer rabiscos mas em outras áreas tudo vai bem. Continue a lhe oferecer lápis e canetas, a fim de que ele se expresse pelo desenho. Para ele, como para outras crianças, tudo chegará a tempo e a hora.

Estão faltando os braços, os olhos, o umbigo? Nenhuma interpretação tem sentido baseada em um único desenho; em contrapartida, se a mesma simplicidade aparece em todas as suas representações gráficas há seis meses ou um ano, pode-se supor que acontece, talvez, alguma coisa no plano do desenvolvimento psicológico.

Uma criança excessivamente bem-comportada ou a quem se pede incessantemente que se cale raramente desenhará a boca em um rosto. Outra, fraca e passiva, esquecerá os braços, pois na prática ela os usa pouco. O que seria interpretado como uma perna suplementar pode, na realidade, ser o sinal de um atributo de força ou de virilidade da criança. Quando o boneco está bem no meio da página, reflete a maneira pela qual a criança se sente em equilíbrio com o seu ambiente. Se, ao contrário, ela desenha um minúsculo e raquítico girino, na parte inferior da folha, talvez seja o sinal de que ela se considera insignificante, ou tem dificuldade em encontrar o seu lugar na família. O pequeno desenhista faz assim uma representação gráfica dos elementos da sua personalidade.

- *Armadilhas a evitar*

É inútil dizer: "Você pode fazer melhor do que isso" ou comparar os seus desenhos com os do irmão quando este tinha a mesma idade, comentando-os amplamente. Também resista à tentação de modificar o seu desenho, acrescentando os olhos que faltam ou embelezando-o com passarinhos. É a visão do mundo *dele*, em curso de elaboração, e não a sua.

Elaboração progressiva do boneco-girino

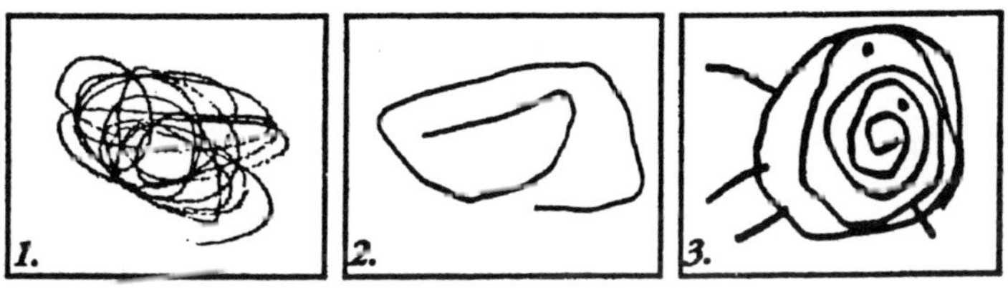

1. *Dois anos:* rabisco circular cheio, precedendo o círculo não-fechado.

2. *Dois anos e meio:* primeiro esboço de um círculo não-fechado.

3. *Três anos:* círculo fechado e introdução dos primeiros elementos do rosto (olhos) e membros miniaturizados.

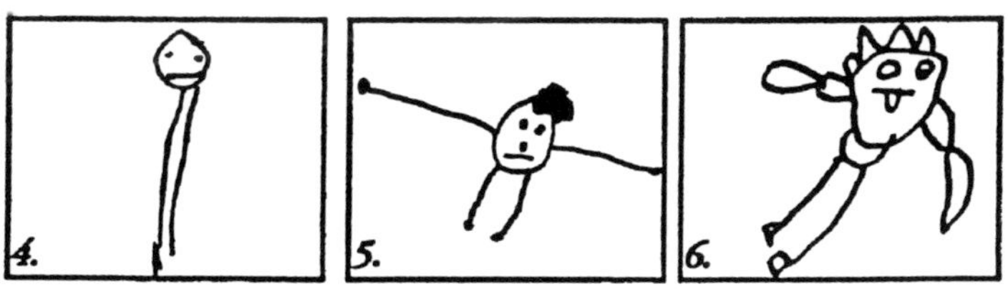

4. *Três anos:* "boneco-girino" com cabeça-tronco. Dois elementos do rosto e duas longas pernas simplificadas.

5. *Três anos e dois meses:* "boneco-girino" com traços finos, rosto completo, presença dos quatro membros desproporcionados. Início de cabeleira.

6. *Três anos e sete meses:* aparecimento de um início de tronco. Membros inferiores simplificados. Membros superiores detalhados em braço e antebraço, em traços duplos. Ausência de verticalidade (caso banal).

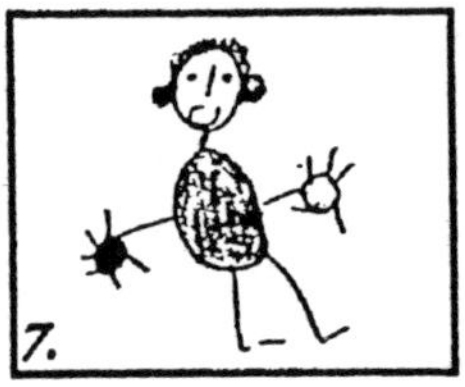

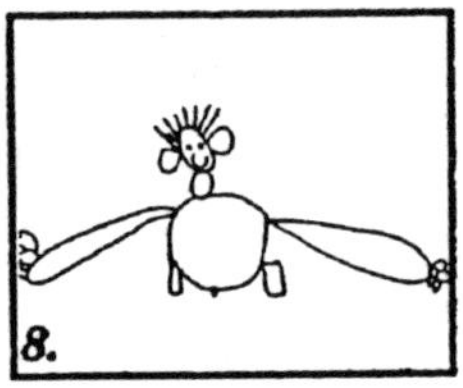

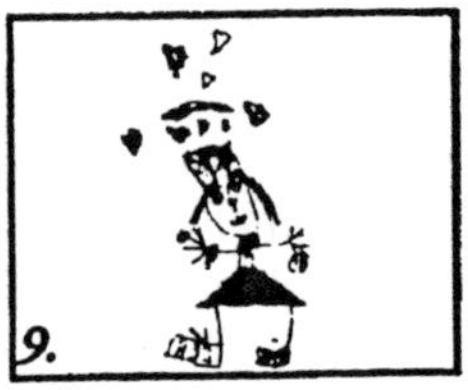

7. *Quatro anos e meio:* separação completa entre cabeça e abdome, presença do pescoço, quatro membros proporcionados, mãos-sol, rosto completo, com orelhas e cabelos. Ausência de diferenciação sexual. Traço único.

8. *Cinco anos e meio:* cada parte do corpo é bem distinta das outras, com as respectivas ligações. Desproporção de certos elementos. Presença de um sorriso de socialização. Traços duplos para os quatro membros. Identificação sexual masculina. Mãos-flores.

9. *Cinco anos e oito meses:* atributos femininos múltiplos.

Pulando um ano

- *O lado dos pais*

O seu raciocínio é simples: inteligência evidente + sede de aprender + rudimentos de leitura e cálculo + sucesso infalível em todos os jogos de inteligência = primeiro ano antecipado.

Longe de você a idéia de fazer dela um pequeno gênio... Sua preocupação também não é fazê-la ganhar um ano a qualquer preço, mas evitar que ela perca um: as crianças do seu ambiente que entram no primário aos seis anos têm o mesmo nível escolar que o da sua menina de cinco anos. Dito isso, seja ela superdotada ou não, você também teme que ela perca um ano de infância e de ternura. E você tem razão!

- *O lado da criança*

Contra a vontade da própria criança, ela é o objeto das suas dúvidas. Ela se reconhece no retrato de criança-prodígio que você faz dela para a professora, os amigos, e os avós. Mas, em tudo isso, em momento algum ela foi verdadeiramente consultada. E pensar que se trata de mandá-la para a "escola de verdade"! Falaram tanto disso: as crianças grandes que se agitam no recreio, a mochila, os deveres e todas aquelas coisas a aprender. Sem falar das melhores amiguinhas, com os seus hábitos, suas brincadeiras, que será preciso abandonar. Além disso, uma pergunta a atormenta: e se ela não conseguir? Se decepcionar o papai e a mamãe?

- *Opinião do psicólogo*

Como o seu nome indica, a passagem antecipada para o primário é um modo de acelerar o tempo da criança. É uma pena perder tempo na grande seção da escola maternal, pois a criança se "desliga" até desinteressar-se pelo trabalho escolar. Ela espera com impaciência que os colegas terminem enfim os exercícios para continuar, desvia a atenção para assuntos periféricos e pouco a pouco perde o fio e a concentração na tarefa, assim como o próprio ritmo do trabalho.

A cada página virada, ela tem que fazer um esforço e remotivar-se. Algumas vezes, até se irrita com os colegas pela lentidão (subjetiva) deles. Com tantas idas e vindas entre o estudo e pensamentos errantes, ela aparenta ser uma "sonhadora", que se faz notar pelo seu isolamento interior. À saída da aula, ela diz muitas vezes que não quer voltar para a escola.

A professora admira essa rapidez de aquisição. Ela está contente com a aluna que está formando e retribui assim o seu trabalho. Mas, na verdade, como ela encara a questão da passagem antecipada?

Ou ela é francamente favorável a essa passagem ou não está suficientemente convencida dos benefícios desse princípio.

Para analisar a eventualidade de uma passagem para a alfabetização, o psicólogo se baseia em avaliações que podem "predizer" as capacidades de leitura e escrita da criança, seis meses antes do que seria o esperado. Ele também se interessa pela qualidade dos grafismos (desenho, cópia de certas letras), pela memorização visual, pelo sentido do ritmo etc. **Mas seria arriscado confiar apenas nos critérios de inteligência para lançar uma criança bem-dotada na classe superior. Importa avaliar também a área afetiva e o grau de socialização.** A criança é capaz de abandonar os amiguinhos de quem gosta? Pode enfrentar um novo recreio, no qual ela não será mais considerada como a mais adiantada, mas, pelo contrário, como a menor? Aceitará a disciplina?

Só as crianças que demonstram uma grande maturidade intelectual, afetiva e social podem pleiteá-la. Às vezes, os pais ficam decepcionados. O papel do psicólogo consiste também em explicar-lhes que esse tempo suplementar de infância permitirá provavelmente ao seu filho ter um melhor resultado ao longo do curso primário.

- *O que você pode fazer*

Peça a opinião do psicólogo da escola, mas antes faça a você mesmo(a) algumas perguntas, examinando cada um dos argumentos: o seu filho ainda precisa fazer a sesta? Precisa de um tempo maior para brincar? Ele é capaz de se concentrar durante mais de 15 minutos na mesma tarefa? Compreende claramente as instruções da professora? Consegue ficar sentado na cadeira durante 1 hora e meia, sem ficar com o "bicho-carpinteiro" nas pernas? Depois que chega da escola, ainda tem energia e motivação suficientes para fazer os deveres? É capaz de consolar-se sem precisar de isolar-se e chupar o dedo? Seu tamanho e sua força estão à altura da robustez das hordas de piratas que assolam o pátio do recreio? Tem um irmão ou vizinho maior que poderia protegê-lo? Tem um temperamento vivo e enérgico, ou, ao contrário, é tímido e apagado? Faz amigos rapidamente ou é introvertido? Finalmente, você está disposto(a) a deixá-lo por mais tempo na escola?

As respostas que você dará a essas perguntas contribuirão, em grande parte, para a decisão mais benéfica para a criança.

- *Armadilhas a evitar*

Não precipite as coisas. Um ano suplementar antes da alfabetização é fonte de equilíbrio, confiança e serenidade. Deixe livre o seu Einstein em miniatura, para que ele próprio escolha o seu futuro, quando chegar a hora. Será que você estaria tentado(a) a já programar para ele uma carreira dourada no Instituto Rio Branco e outros paraísos? Mas, principalmente, será que você quer que ele realize os objetivos que você sempre sonhou para si mesmo(a)?

Zoom
Antecipar a entrada na escola?

Françoise Dolto dizia que era "loucura" antecipar o início da vida escolar de uma criança. A entrada na escola é uma etapa tão importante para ela! Por que atropelar o seu desenvolvimento, com o risco de comprometer um bom começo? Ao contrário de uma creche, cuja estrutura e ritmo pautam-se pelos hábitos e capacidades de uma criança pequena, a escola representa uma disciplina e impõe um mínimo de autonomia.

Além disso, a criança que apresenta maturidade para o convívio escolar deve ter o controle dos esfíncteres e ser capaz de alimentar-se sozinha, deve aprender a brincar com as outras crianças e estar certa de que a mãe ou o pai, depois que saírem do seu campo de visão, voltarão para buscá-la; deve resignar-se a abandonar o "paninho" depois de certo tempo, não chorar mais depois de alguns dias. Isso passa com o tempo, dizem. Mas, nessa idade, a criança aprende a resignar-se e a ocultar a sua dor.

Brinquedos e Tempo Livre

Quando é muito pequena, a criança gosta de brincar sozinha ou, no máximo, com outras do mesmo tamanho, feliz por se sentir "chocada" pelo olhar dos pais.

Seu primeiro lema é "cada um por si".

Ela precisa de tempo para aprender a generosidade e a reciprocidade. Não há nisso motivo de preocupação, pois, para estruturar-se bem enquanto pessoa, ela deve, antes, atravessar uma fase de egocentrismo.

Mais tarde, na escola e fora de casa, a vida em grupo se torna mais fácil, e os princípios da socialização se instauram progressivamente. Bem ou mal, ela se inicia nas regras do "jogo social": trocas, ajuda mútua, respeito mútuo. Pela primeira vez, estabelece com os companheiros uma relação de independência, ou de igualdade, o que é raramente possível com os adultos "dominantes" ou com seus irmãos e irmãs mais velhos.

Enquanto isso, suas brincadeiras participam da constituição da sua identificação sexual. Para as meninas, bonecas, amarelinha, fitas e fantasias; para os meninos, bolas e pistolas (de conotação sexual). Para ambos, as brincadeiras cúmplices de "médico, enfermeira e doente" ou de "papai e mamãe", que permitem naturalmente uma distribuição dos papéis femininos e masculinos.

Ele não empresta os brinquedos

- *O lado dos pais*

Por que ele nunca quer emprestar os brinquedos? Você tentou inutilmente convencer o seu avarento, jurando que a Camilinha não os levaria com ela ao ir embora e dizendo que é tão melhor brincar com alguém do que sozinho num canto. Esse menino gira em torno do planeta Egoísta. Não admite nenhum cometa no seu campo de ação ou no seu território. Isso já é um traço de caráter ou simplesmente uma fase transitória?

- *O lado da criança*

Seus brinquedos são *seus* brinquedos. O lugar que escolheu no jardim faz parte do *seu* território, e está fora de questão que alguém o tire de lá. Aliás, pensa o nosso proprietário, os pais não sabem o que querem: quando ele brinca na areia, eles lhe dizem para ter cuidado com o balde e a pá; quando está com um amigo, insistem para que os empreste. Como é que ele vai adivinhar? Além disso, exigem que ele empreste o *seu* caminhão; será que ele tem que emprestar também a *sua* camisa?

- *Opinião do psicólogo*

Entre os dois e os três anos, a criança se acha o centro do universo. Está em plena aquisição da sua autonomia. Aprende a reconhecer os contornos da sua pessoa, o que lhe pertence ("isso é meu, minha pá, minha boneca") e o que é proibido ("não pode mexer nisso", "isso não se faz" etc.).

A cada dia, ela descobre em si novas aptidões, físicas e intelectuais; entretanto, ainda tem muita dificuldade para respeitar os outros e reconhecê-los como pessoas que podem pensar e agir diferentemente dela. Já está ocupada demais descobrindo-se a si própria. Essa fase, muito egocêntrica, várias vezes é mal interpretada por certos pais que pregam sempre os valores de generosidade fraterna, espírito comunitário, troca, renúncia e privação pelo bem-estar do outro. Esses princípios, por mais generosos que sejam, não podem ser compreendidos por uma criança tão pequena.

Aliás, o nosso personagem se sente mais seguro de si quando está cercado de *todos* os seus brinquedos. Na presença deles, experimenta um sentimento de plenitude, força e auto-suficiência. São dele! Tirá-los, mesmo que só um, para emprestá-lo, seria como fazer um corte na frágil unidade da sua pessoa. Compreende-se melhor, então, essa dificuldade em largar um pouco de si mesmo, ainda que por um instante.

Ele terá que passar por essa etapa egoísta, justamente para não voltar a ela na idade adulta.

Para ele, em segundo plano, trata-se da noção de propriedade, de indivíduo, e do direito de poder dizer não. Em geral, é a partir dos três anos que ele aceitará compartilhar os brinquedos; quanto a dá-los verdadeiramente, por generosidade ou para conquistar, será preciso esperar ainda um pouco.

Enquanto isso, os pais podem assumir uma dupla missão: garantir à criança um desenvolvimento sereno das suas aquisições psicológicas e afetivas (devem respeitar o seu estado de espírito de "conservador radical", durante um, dois ou três anos) e, ao mesmo tempo, devem permitir-lhe uma adaptação social às outras crianças. Embora delicada, essa ação educativa em dois níveis precisa ser mantida, mesmo que só mais tarde ela possa dar os seus frutos.

Esse temperamento possessivo, muitas vezes interpretado como um traço de caráter ("ele é um pouco egoísta"), desaparece logo que as primeiras experiências de socialização obtêm sucesso. Graças às trocas entre colegas na creche ou no maternal, a criança aprende que um mesmo objeto pode pertencer à coletividade, ser tomado emprestado por ela, depois por outra criança e deixado no lugar até o dia seguinte. Também aprende a brincar em grupos de dois ou três com um mesmo jogo.

Por volta dos três ou quatro anos, os primeiros jogos de sociedade (loto-figuras, dominó) se tornam acessíveis a ela, mas antes dessa idade as instruções são de difícil compreensão.

Aos cinco ou seis anos, pode brincar com jogos mais elaborados, que exigem paciência e resignação quando se perde.

- *O que você pode fazer*

Pedir cedo demais que ela empreste os seus brinquedos é pregar no deserto. Entre os dois e os quatro anos, a criança não suporta que toquem em suas coisas. Recusa-se a emprestá-las, o que não a impede de cobiçar as do vizinho. Encontre as palavras certas para tranqüilizá-la, não a force, mas mencione como pode ser interessante emprestar. De qualquer forma, uma criança que tem confiança em si empresta, em geral mais facilmente, pois se sente menos ameaçada em caso de empréstimo ou divisão.

Convença-a a não "surripiar" os brinquedos dos outros, se também eles parecem estar sendo esfolados vivos quando alguém lhes pede esse favor.

No parque, para favorecer as trocas e evitar brigas, escreva o nome da criança nas costas dos brinquedos; isso a tranqüilizará. Na casa de amigos que também têm filhos pequenos, leve brinquedos para o seu, para qualquer eventualidade...

- *Armadilhas a evitar*

Nunca obrigue o seu filho a emprestar o "paninho".

E não insista se ele se recusa a emprestar as suas coisas: a generosidade certa começa por vontade própria.

Proponha-lhe indicar, ele mesmo, aquilo que ele aceitaria ceder *momentaneamente* a outra criança. Se isso partir dele, ele sentirá que domina a situação. Mas não tenha esperanças vãs: apesar do seu olhar de reprovação, ele agirá às vezes de modo lamentável: "Tudo bem, eu te empresto o meu caminhão de bombeiro, mas eu te mostro como funciona e você fica olhando!" Do mesmo modo, prepare-se para ver a sua menina ceder majestosamente a boneca velha sem olhos nem braços, mas não a cintilante Barbie que ganhou no Natal.

Não sinta culpa: às vezes, é melhor pensar no seu filho do que preocupar-se com os comentários alheios.

Ele quer um Batman e ela, uma Barbie

- *O lado dos pais*

Você, que jurou afastar os seus filhos de qualquer machismo e de qualquer forma de simplificação dos papéis homem-mulher, sente que está caindo na armadilha. E são os seus próprios filhos que exigem essas bonecas idiotas e esses revólveres devastadores. Como podem pedir isso a você, que ainda ontem desfilava à frente das manifestações de movimentos feministas ou contra a energia nuclear?

Onde está o erro? Como eles se tornaram machistas e belicosos? Por que a sua Júlia teima em se fantasiar de Barbie ou de Spice Girl? Como o seu Carlos pode lhe pedir que o chamem de Batman?

- *O lado das crianças*

Eles estão longe dos seus questionamentos de adultos. Júlia acha a Barbie formidável. Ela se veste com cores fluorescentes, sai sozinha, visita a melhor amiga. As duas falam sobre moda, pegam o carro, encontram-se com o Ken e vão ao restaurante. Depois, Barbie volta para casa com Ken e os dois dormem: "Exatamente como mamãe e papai."

Carlos repete que Batman é o seu herói. Corre no batmóvel para prender os bandidos que roubaram o tesouro do museu. Eles são fortes, mas Batman é "supersuper-mais-forte" do que eles, porque ele se ejeta e os agarra, porque é cem mil milhões de vezes mais rápido. Batman os captura e recupera o tesouro, que devolve ao museu. Isso é normal, assim é o Batman! "Um dia, papai me disse que correu atrás de um ladrão e devolveu a bolsa para a moça. Meu pai é demais..." Também existem superpais...

- *Opinião do psicólogo*

Faça um pequeno esforço de memória: quais eram os nossos heróis, há 30 anos? Assim como nossos filhos, também não fomos vítimas idólatras? Isso não impediu alguns de passarem por Maio de 68, pelo Movimento de Liberação Feminina ou pelo Paz e Amor...

Por que as crianças de hoje não teriam, chegada a hora, a mesma faculdade de discernimento dos seus pais? Por que não deixar as meninas idealizarem o quanto quiserem o papel da jovem independente, cheia de strass e bijuterias? E os meninos vestirem o uniforme do herói forte, combativo e corajoso?

Eles apenas assimilam o que os adultos gostam de lhes mostrar: cartazes gigantescos e onipresentes de vídeos e filmes de Schwarzenegger com uma arma de grosso calibre em cada mão, ou de Rambo e Van Damme, com músculos saltados e ar feroz. Sem falar dos títulos dos filmes, que repisam: *Rocky, o retorno*. Os símbolos de potência, sobre um fundo sonoro de "dolby-paranóico", seduzem muito mais o menino do que o Peter Pan ou os Aristogatos, meio bobos para ele e que não o incitam à identificação.

Entre os cinco e os sete anos, o menino precisa enfrentar o exterior, aceitar os desafios e medir forças com os outros. Em outra ordem de idéias, a menina precisa fantasiar a respeito do príncipe encantado (Ken, namorado da Barbie, por exemplo). À sua maneira, ela tenta resolver um Édipo invasor.

Moral da história: é melhor deixá-los usar e abusar dessas caricaturas oferecidas pelos adultos. Assim, na idade certa, terão "esvaziado" os heróis vitaminados e as heroínas bobinhas, que terão saído da moda. Esse período é uma fase necessária. Ela dura apenas alguns anos. A pré-adolescência varrerá tudo isso.

• *O que você pode fazer*

Melhor ser Barbie aos seis anos do que aos 20! Quando ela exige, como recompensa, um vestido novo para a sua boneca preferida, por que não ceder? A seu modo, Barbie também a faz crescer e lhe permite voar para o país dos sonhos fantásticos ou talvez fantasistas.

Se ele o convida a brincar de "guerra do fogo", aceite nem que seja por curiosidade. Você poderá até divertir-se, descobrindo, *de dentro*, como um menino conta histórias fabulosas para si mesmo, apenas com simples bonecos. Ou melhor, você verá como ele encena o Bem e o Mal, os "caras do bem" e os "do mal".

Se ele brinca de herói musculoso e corajoso, estimule não a força e a agressividade nele, mas o interesse de defender valores morais positivos: ajudar a velhinha, o menor abandonado, proteger os mais fracos ou... os colegas menores no recreio. Esse é um bom começo, não acha?

• *Armadilhas a evitar*

É muito compreensível que a criança precise de uma "válvula de escape" ou de passar por certas etapas para crescer. Mas por isso é preciso permitir os desenhos animados excessivamente violentos, as bonecas ridículas ou as armas de brinquedo? Proibi-los totalmente seria ilusório. A criança raramente escapa às suas pulsões agressivas e ao seu instinto de defesa. As armas são eliminadas?

Um pedaço de madeira se transforma em espada, um cano de plástico, em bazuca, uma espátula de cozinha, em rifle. Dar-lhe um verdadeiro brinquedo que cospe fogo e decibéis simplesmente o ajuda a voar mais rápido para o país dos sonhos.

Dito isso, existe um equilíbrio e um passo que não deve ser dado. Saiba refreá-lo no seu impulso, se ele se encanta demais com as histórias em quadrinhos agressivas e com videogames da mesma laia. Existem jogos menos guerreiros igualmente fascinantes. Pergunte nas lojas e na escola, informe-se sobre a qualidade dos brinquedos, verifique se eles correspondem à idade da criança.

Zoom
Ele brinca de boneca, ela sobe nas árvores

A identidade sexual se constrói progressivamente. Para comprender-se a si mesmo como menino ou menina, a criança, dos três aos seis anos, precisa explorar o mundo pelo lado do sexo oposto. Durante algum tempo, ela será atraída indiferentemente pelos brinquedos e até pelas maneiras do outro sexo. O menino se diverte brincando de comidinha, veste-se de menina, pede anéis e até batom. A menina sobe nas árvores, joga bolinha de gude e tenta fazer xixi como os meninos. Esse tempo de maturação não é absolutamente preocupante; muito pelo contrário. Mas uma reação demasiado hostil dos pais a esse tipo de viagem no outro sexo poderia, em certos casos, "fixar" a situação que, justamente, eles desejariam evitar.

Dificuldades na formação da identidade sexual podem ocorrer pelo próprio desejo dos pais de terem, a qualquer preço, um menino ou uma menina. Certos nomes como Aldair, José Maria, muitas vezes traduzem a ambigüidade inconsciente dos pais frustrados. Da mesma forma, a escolha das roupas ou das palavras de ternura pode manter uma certa confusão. Também é melhor evitar chamar o menino de "minha flor", "meu brotinho" ou a menina de "camarada".

Pode ocorrer então que se esboce uma "virada" no comportamento da criança, que tenta ser, assim, da maneira que os pais gostariam. Ela também pode opor-se, resistir e tomar a posição contrária ao caminho traçado por eles. Aquele lindo menino de traços angelicais assumirá atitudes de valentão, e azar da mamãe que queria tanto uma menina!

Ele não sai da frente da televisão

• *O lado dos pais*

É verdade que a televisão presta inúmeros serviços. Pelo menos, ela permite que você "respire" de vez em quando, enquanto o seu filho se acalma, por milagre, diante da telinha. Mas existe a outra face da moeda. Quando ele tem que fazer os deveres, prefere ver os desenhos animados. Quando você quer que ele, finalmente, venha jantar, ele quer ver o fim do programa. Quando você quer sair para dar uma volta, ele fica arriado no sofá, até ver a palavra "fim". Toda hora, é uma queda de braço.

• *O lado da criança*

Ele se pergunta o que fez para merecer tanta perseguição: tem sempre que sair ou ir para a mesa no momento exato em que os inimigos atacam. Que injustiça! Ele também vai resistir, não se moverá um centímetro.

Os pais deviam mudar a hora do jantar ou escrever para o canal pedindo que o horário fosse trocado. "E depois" diz ele com razão "a televisão quebra o galho deles." Ele é posto diante dela "para a gente ter um pouco de calma" e é tirado dali a pretexto de acabar logo com o jantar e ir para a cama mais cedo, para que eles possam ficar sossegados sem ele.

• *Opinião do psicólogo*

Está certo; ele é um verdadeiro "catódico praticante"! Porém não é mais hora de discutir o valor da televisão. Em 2015 as crianças de hoje terão 20 anos e terão crescido na era dos computadores, da televisão a cabo, do vídeo e da multimídia (Internet, CD-Rom e outros CD cujo nome ainda não existe).

A televisão faz parte da vida deles, e presta reais serviços aos pais. A cena da "babá televisiva" é clássica. Depois de um dia de trabalho, começa a segunda maratona: corrida à escola para pegar os pequenos, prova dos deveres, prova do banho. A televisão permite "respirar", durante o tempo de preparar a refeição ou de tratar da montanha de tarefas à espera. Outra vantagem: quando as crianças estão "agarradas" na televisão, "esquecem" de fazer besteiras.

A televisão também é útil às crianças. Estudos feitos nos Estados Unidos com milhares de pequenos telespectadores mostram que o seu vocabulário, na escola maternal e no primário, enriqueceu-se consideravelmente ao longo dos anos. A sua visão do mundo se desenvolveu em todos os aspectos e essas crianças não têm fronteiras; dão a volta ao mundo em imagens, várias vezes por dia.

A telinha lhes oferece sonho, aventura, proezas, e também um toque de amor romântico. Aliás, os jovens telespectadores projetam nessa caixa mágica toda uma parte das suas fantasias e do seu imaginário. **A televisão é uma maravilhosa válvula de escape.**

Mas essas mesmas qualidades podem se transformar em defeitos, em caso de consumo abusivo. As crianças espectadoras também devem ser atrizes. Precisam "descarregar energia" no jardim, brincar com as outras, andar de bicicleta, desenhar, ler, escutar música ou simplesmente ter tempo para devanear.

Essas são as condições indispensáveis para que a televisão não invada completamente o seu imaginário e as reduza a viver por procuração.

Faz-se muitas vezes esta pergunta: a televisão pode estimular passagens violentas ao ato? Nessa idade, esse risco é bastante limitado. E os pais terão menos preocupação ainda se eles próprios forem não-violentos (física ou verbalmente), se ensinarem os filhos a expressar a agressividade de outra forma e não por pancadas, se o diálogo existir, e se as imagens vistas na telinha forem, tanto quanto possível, comentadas, relativizadas, reinseridas no seu contexto, com palavras simples e diretas. Em caso de falta de disponibilidade, os pais devem, pelo menos, saber de que lado está o interruptor do aparelho e utilizá-lo, se o programa lhes parece excessivamente "forte".

- *O que você pode fazer*

Se a família não cria o hábito, antes dos três anos uma criança pede raramente a televisão.

Dos três aos cinco anos, aproximadamente, a televisão só deveria ser ligada por você ou com a sua permissão. Na presença de irmãos e irmãs de idades diferentes, essa indicação deve, mais do que nunca, ser respeitada pelo mais novo, que poderia ser levado a ver programas inadequados para a sua idade.

A televisão é quase sempre acompanhada de uma grade de programas. Esse é um precioso instrumento de seleção. De vez em quando, ajude o seu filho a escolher programas certos para a sua idade. Pergunte-lhe por que ele gosta desse desenho mais que do outro; isso o ajudará a desenvolver o seu senso crítico.

A televisão é uma fantástica fonte de conhecimentos, com a condição de discuti-los, de ver certos programas que serão matéria de conversação e cumplicidade. À mesa, por exemplo, peça-lhe, de vez em quando, que resuma um programa que ele acabou de ver, para verificar o que ele compreendeu e guardou. Não hesite em interpretar e relativizar as publicidades diante dele.

- *Tudo é recuperável*

Vamos admitir que, inicialmente, as regras para o bom uso da televisão não foram explicitadas. Para "zerar" a situação, você precisará de um pouco de paciência. Espere que um acontecimento ocorra: o aniversário da criança, as férias, as notas que baixaram — por acaso seria culpa da televisão?

Formule então novas regras: ver televisão, tudo bem, mas com moderação (um ou dois programas, você fixa os limites) e na hora certa (depois de fazer os deveres e apenas algumas noites, você deve negociar).

- *Armadilhas a evitar*

Não diabolize excessivamente essa caixa de maravilhas que a criança adora, porque ela não daria crédito a você. Muito provavelmente, todos os seus amiguinhos a vêem e a professora talvez fale de certos programas muito interessantes para comentar em grupo. E ela sabe muito bem que você também vê televisão.

Não instale a televisão no quarto da criança. Esse cômodo, destinado às brincadeiras, ao estudo e ao repouso, é o território dela. Se ela ligasse a televisão no quarto e você interferisse, estaria violando o espaço dela e a sua autonomia sofreria com isso.

Freqüentemente, a criança tende a assistir à televisão de perto demais. A boa distância é de cinco vezes a diagonal da tela — em média 3m. A iluminação deve ser suficiente.

Os Irmãos e as Irmãs

Como conquistar a própria identidade, numa família composta de indivíduos tão diversos? Como marcar o seu território? Como chamar para si a atenção dos pais? Como ser o mais talentoso, o mais forte, o mais inteligente, em resumo... o mais amado? Essas são as perguntas que eles se fazem.

Um deles está "de mal com a vida"? Isso interessa a toda a família, pois foi sobre este que o sintoma se fixou. Se ele melhora, é o conjunto da família que se beneficia.

As possibilidades de configuração da família são várias: o que há de comum entre uma tribo com quatro filhos de sexos diferentes e uma outra, em que duas meninas passam o dia comparando as suas respectivas vantagens?

Em geral o mais velho "paga o pato", mas consegue impor o seu direito de primogenitura; o "do meio" tem uma enorme dificuldade para encontrar o seu lugar entre o irmão maior e o menor; o caçula sempre consegue se safar, mas tem que gritar mais alto para ser ouvido. Os outros, os intermediários, navegam entre os extremos, estabelecendo clãs por afinidade de idade ou de gosto.

A vida de família é "um longo rio" que carrega a sua cota de brigas, reivindicações e crises de ciúme. O pai e a mãe sozinhos não bastam para enfrentar esses moleques com suas travessuras e momentos cúmplices.

Daqui a pouco, uma irmãzinha

- *O lado dos pais*

A família vai aumentar. Quando dizer isso à mais velha? Depois dos três primeiros meses, para ter certeza de que a gravidez vai bem, ou nos últimos meses, para não despertar muita impaciência? E principalmente, como apresentar os fatos?

- *O lado da criança*

Sua cabeça está cheia de pontos de interrogação. Ela vê muito bem que a mamãe está diferente. Está mais nervosa, cansada, fala muito em voz baixa com o papai. A única coisa boa é que ela recebe mais e melhores carinhos. Além disso está ganhando uma porção de brinquedos. Será que estão escondendo alguma coisa?

- *Opinião do psicólogo*

Os pais hesitam entre a felicidade a compartilhar com o filho e o medo da sua reação. Os que vão ter o segundo se perguntam como poderão amar o novo bebê tanto quanto o primeiro. Não conseguem imaginar outra relação diferente da que mantêm com o mais velho: ele já ocupa tanto lugar no seu coração e na sua vida! Entretanto, a experiência mostra quanto o amor é extensível e diferente para cada filho.

Todas essas dúvidas vão transparecer na própria maneira de dar a notícia. Alguns dirão sorrindo: "Nós achamos que você é tão maravilhosa e bonitinha que ficamos com vontade de ter outro bebê igual." Mas, na cabeça da criança, a mensagem é menos convincente do que parece. Vamos transpor a situação para a do marido que chega em casa com uma segunda mulher dizendo à primeira: "Querida, eu te acho tão maravilhosa e adorável que tive vontade de ter mais uma mulher igual." E ainda por cima, acrescenta: "Quero que você seja gentil e cheia de atenções com ela, que você divida a nossa casa com ela, dê a ela todos aqueles vestidos tão bonitos que não te servem mais." É compreensível que desejos de assassinato pairem no ar...

Outros pais dão a notícia como se fosse um presente para a criança: "Nós gostamos tanto de você que decidimos te dar uma amiguinha para você brincar com ela. Assim, você nunca ficará sozinha, você será a sua irmã maior e poderá ensinar muitas coisas a ela." É óbvio que isso não é verdade! Não se tem um filho para os outros, mas antes de tudo para si. Além disso, os pais não devem fingir pedir permissão ao filho mais velho. Isso o induziria a pensar que ele tem direito a opinar sobre os projetos de vida dos pais, sobrecarregando-o assim com uma enorme responsabilidade.

Como vemos, esses dois tipos de formulação têm seus efeitos maléficos. Existem outras maneiras de contar. Elas devem levar em conta a idade da criança, que é muito importante no modo como ela acolhe o acontecimento.

- *Até 12 ou 18 meses*, a criança não sente muito os dramas do ciúme, ainda usa fraldas e não tem a menor idéia daquilo que um novo nascimento pode significar.
- *Aos cinco ou seis anos*, o maior já tem o olhar voltado para o exterior, tem suas atividades e seus amigos. O ciúme existe, mas certamente não é muito intenso. Assim, ele participa da alegria da espera e compadece-se um pouco das dores e pequenos males da mãe grávida. Já sabe que não são bichinhos de pelúcia que crescem no seu ventre. Tem vontade de brincar com o neném. Imagina-se trocando as fraldas e cuidando dele, como faz com o boneco. Até escolhe o seu nome.
- *É entre dois e quatro anos de distância entre os nascimentos* que a dificuldade de dar a notícia se apresenta com o máximo de intensidade. Em que fase está o desenvolvimento da criança? Ela pronuncia algumas palavras ou frases, que pontua principalmente com *não* e *eu*, a toda hora. Está em pleno período de oposição, marcado por um egocentrismo exasperado. Gostaria de imaginar-se como noiva(o) do pai(mãe), não admite infidelidade. Compreende rapidamente que tem algo a defender. Durante a gravidez que progride, percebe perfeitamente que esse bebê — que ainda não está ali — já ocupa todo o espaço. "O que será então depois?", pensa ela. Talvez o seu quarto já tenha sofrido modificações para acolher *o outro*. Todos os seus brinquedos de neném, as suas antigas roupinhas foram delicadamente arrumados na cômoda do invasor. Os pais só falam disso e se interessam muito menos pelo que ela faz. Por falta de disponibilidade, é confiada — demais, para o seu gosto — à vovó ou à babá.

Além do mais, ela não sabe nada sobre esse bebê, que para ela é de uma estranheza inquietante. Quem é esse ser que não existe e está tão presente? A criança começa a temer aquele que é anunciado com intensa publicidade: "Você verá como vai ser bom para você ter essa irmãzinha." À medida que o acontecimento se aproxima, os pais redobram os carinhos. Esse presente lhe parece mesmo "de grego".

• *O que você pode fazer*

O momento mais oportuno para dar a notícia. Logo depois do teste de gravidez ou quando "começa a aparecer", como se diz tantas vezes? Não há resposta pronta; tudo depende da maturidade da criança e do contexto familiar.

Se a notícia for dada mais tarde, a criança esperará menos e ficará menos ansiosa. Em contrapartida, existe um risco: ver surgir na criança um mal-estar generalizado. Na verdade, ela sente que algo mudou no seu ambiente familiar, a mãe está cansada ou inquieta, e ela se pergunta por quê. Poderá reagir através de insônia, agressividade latente, demanda afetiva aumentada ou até uma regressão na linguagem ou no comportamento. Se a sua atitude se modificar, com risco de ter conseqüências sobre o cotidiano da criança, é melhor informá-la logo do que deixar pairarem incertezas, que geralmente são substituídas por temores e angústias difusas.

Dizer cedo é evitar que a criança sofra esses eventuais inconvenientes. Entretanto, é compreensível que, se a mãe é supersticiosa ou duvida de levar a gravidez a termo, ela prefira deixar esse anúncio para depois dos três primeiros meses.

Uma criança não imagina o que sejam nove meses. Compre um grande calendário para ela. No início, com a sua ajuda, ela riscará cada dia, depois cada semana ou cada mês. Assim, ela terá uma representação gráfica desse tempo que se escoa pouco a pouco.

Por ocasião da escolha da maternidade, informe-se para saber se visitas de crianças são permitidas. Isso é importante.

Como dizer a ela? Prepare a criança positivamente e não como se se tratasse de um grave problema: "Temos uma boa notícia." Assim, ela se sente associada ao acontecimento. Faça perguntas: "Estamos contentes, e você?" Aceite a sua resposta, qualquer que ela seja.

Alguns dias mais tarde, pegue o seu álbum de fotos e comece a estabelecer um discreto paralelo. Tente compreender como ela imagina as capacidades do recém-nascido e a vida que ela terá com o bebê. Isso lhe dará informações sobre a sua realidade. Aos dois ou três anos, as crianças têm a certeza de que o bebê será imediatamente "operacional", pronto para brincar de carrinho ou de boneca.

Ao longo das semanas, evoque diante dela a lista das incapacidades do neném de ser autônomo — dormirá muito, usará fralda etc., ao passo que ela é muito maior e se "vira" sozinha. Essa valorização não deixará de dar prazer a ela. Ela será sempre a maior.

Conte-lhe histórias cujos heróis são os maiores, por exemplo *Os três porquinhos*. Existem também histórias adoráveis, em que um bebê vem transtornar tudo na vida da criança e da família — elas acabam sempre muito bem, o que a tranqüilizará.

Apenas se ela desejar, prepare com ela o quarto do neném ou o canto que lhe é reservado, escolhendo juntos as roupas e os brinquedos que ela resolver dar.

Há uma tendência dos anos 1980 que nos parece muito simpática: os bebês chegam com uma linda lembrança para os mais velhos, que vêm visitá-lo na maternidade. Esse laço fraterno que começa com um presente deixa prever um futuro agradável.

• *Armadilhas a evitar*

Não espere o último mês para anunciar-lhe a notícia. O que é evidente para todos não deveria ser um segredo para ela. Saber mais cedo a tranqüilizaria e, principalmente, lhe permitiria preparar-se para essa mudança que transtornará a sua vida.

Em caso de gravidez não-desejada, em razão de circunstâncias difíceis, é importante que a mãe expresse a sua ambivalência: ela está ao mesmo tempo feliz e perturbada. A criança não deve imaginar que também ela foi gerada com sofrimento; senão o que pensaria do seu nascimento?

Por que redobrar o afeto ou os estímulos para o seu filho, a pretexto de que ele pode ficar traumatizado com a vinda do neném? Ele pode pensar que você está procurando desculpar-se por algum erro. Ele precisa mais de naturalidade e de simplicidade.

Zoom
Os primeiros meses com o bebê

Não se surpreenda se o mais velho regredir, fizer xixi na cama *também*, pedir ajuda para vestir-se, pedir carinhos antes de dormir, insistir para usar a mamadeira ou a colher no seu colo. Não é raro que ele não progrida na aprendizagem, torne-se distraído ou manhoso. A melhor coisa a fazer é ter paciência e proporcionar-lhe momentos só dele, só você com ele.

O papel do pai nesse período é muito importante. Ele pode substituí-la mais vezes, levar o filho para fazer compras, jogar futebol, ir ao cinema.

Fale francamente com a criança e reconheça que aquilo que a perturba é bem compreeensível: "Deve ser difícil para você ver que nós ficamos ocupados tanto tempo com a sua irmãzinha. Todos os bebês precisam de muitos cuidados e de atenção. Também foi assim com você." Tranqüilize-a, dizendo que você a ama tanto quanto antes. Ela deve compreender, e isso levará tempo, que também ela é única, à sua maneira. Estimule-a a expressar os seus sentimentos, seus temores, expectativas ou frustrações, sem ter medo de ouvi-la dizer que detesta o bebê ou desejaria que você o devolvesse à maternidade. Não se espante se ela "descontar" na boneca, numa crise de ciúme.

Em contrapartida, ela não deve ter gestos agressivos ou violentos com o neném. Ensine-lhe que isso poderia ser perigoso, mesmo que você saiba que nem precisa lhe dizer isso. A esse respeito, uma excessiva permissividade da sua parte seria nociva: uma criança que "faz carinhos" com força em um recém-nascido deve tomar consciência de que pode lhe fazer mal e, conseqüentemente, de que está agindo mal.

Conceda-lhe algumas vantagens, como dormir mais tarde. Entretanto, não atravesse depressa demais as etapas, supondo que ela adquiriu uma súbita autonomia, que a faria crescer de um salto. No fim, isso seria uma fonte de preocupação e de instabilidade.

Dar a mesma coisa para cada um?

- *O lado dos pais*

Mesada, roupas, castigos, convites, tudo é motivo para discussão e cálculos complicados. Eles se observam, com um ciúme recíproco, comparam suas respectivas vantagens, número de beijos recebidos, tempo de palavra dado a cada um, as liberdades oferecidas. O dia é pontuado de "e por que não para mim também?" reivindicativos, que fazem da casa um barril de pólvora pronto para explodir, junto com você.

A prova do supermercado se transforma regularmente em suplício. Então, para não ouvir mais uma vez os berros daquele ou daquela que, fatalmente, se sentirá lesado, você compra tudo em duplicata. À mesa, eles quase contam as batatas no prato de cada um — aliás, eles as contam.

De tal modo que você acaba temendo que esse ciúme quebre o "espírito de família" e atormente para sempre a vida deles. Enquanto isso, você tem sentimento de culpa e pergunta-se como satisfazer a todos, evitando as desigualdades.

- *O lado das crianças*

O menor. Ele não suporta que a irmã mais velha possa ir à piscina todas as quartas-feiras e ele não; não compreende por que é obrigado a pedir licença para telefonar. Pensa que isso é injusto e que existe um favoritismo evidente! Está convencido de que os pais se aliaram à irmã contra ele, porque é o segundo filho.

A maior. Ela não suporta que se permita tudo ao menor "porque ele é pequeno". Por que cabe a ela fazer todas as concessões: emprestar os brinquedos que, é claro, vão voltar quebrados; arrumar a bagunça que ele fez; ser obrigada a ver desenho animado em vez do documentário; não andar no trem-fantasma porque o pirralho sempre tem medo? Ela tem mil razões para ter raiva dele. Sem esquecer que, quando o menor faz besteira, nunca é repreendido.

- *Opinião do psicólogo*

Os pais são permanentemente solicitados por problemas de "administração", concessões, serviços, autorizações, liberdades, e obrigados a resolver essas questões imediatamente. Só falta serem obrigados a justificar a razão pela qual fizeram isso para um e aquilo para outro. É o mundo de cabeça para baixo: os adultos têm de prestar contas às crianças, agora?

A menos que as crianças sejam gêmeas, que princípio poderia legitimar que elas fossem absolutamente iguais, sob todos os pontos de vista?

A família é o protótipo miniaturizado da sociedade que as crianças encontrarão mais tarde. **Em vez de pregar um igualitarismo teórico (a mesma coisa para cada um, sempre), por que não lhes ensinar a eqüidade (para cada um em função das suas necessidades do momento)?** Françoise Dolto enfatizava, com razão: "Para os pais, cada filho que nasce deveria ser único. Único quanto à sua idade e quanto às suas necessidades."

No seio de uma família, cada lugar apresenta vantagens e inconvenientes. Com duas crianças, certas situações são delicadas, mas ainda controláveis. Certamente é com três (mais do que com quatro ou mais) que a situação se complica terrivelmente.

O mais velho. Ele defende o seu direito de primogenitura e as respectivas liberdades. Mas não escapa às responsabilidades inerentes à sua posição: vigiar os menores, denunciar as grandes travessuras que se tramam e que poderiam ser perigosas, ajudar nas tarefas da casa. Ele passa por experiências desagradáveis, mas faz com que os outros aprendam com elas.

O "do meio". Ele está numa situação mais desconfortável, entre o mais velho, que tem um status de prestígio, e o caçula, que "roubou" o seu lugar. Pode escolher entre imitá-lo e regredir no seu comportamento. O bebê possui, efetivamente, um lugar invejável: é "chocado" e cercado de cuidados. É mimado, carregado no colo, alimentado, tratado, acalentado. Em resumo, a Idade de Ouro! As crianças têm saudades de seus anos de bebê, como certos adultos em relação a seus anos de criança.

O "do meio" também pode tomar o mais velho como modelo. Este ainda não tem todas as qualidades dos pais, mas tem certas capacidades. O do meio tenta às vezes alcançá-lo ou até superá-lo, tentativa que geralmente fracassa. Daí decorre um sentimento de desvalorização das suas possibilidades e dificuldades de encontrar o seu lugar na família e na escola.

Alguns filhos "do meio" têm um temperamento ciumento, solitário e fechado. Podem sofrer de ansiedade, inibições ou de agitação, ou até de distúrbios psicossomáticos — dores de cabeça ou de barriga etc.

Mas não se deve exagerar — tudo depende das diferenças de idade e da configuração familiar: uma menina "apertada" entre dois meninos se safa muito bem. O que não é tão certo se três filhos do mesmo sexo se seguem a intervalos curtos.

O caçula. Ele tem um status especialmente invejável: os pais, mais compreensivos e menos tensos quanto à sua educação, são mais pacientes e mais disponíveis. Aproveitam ao máximo a companhia do filho menor. Mas ele não está com a batalha ganha, pois, para existir nessa família já numerosa, o "queridinho" deverá se impor através de todos os meios!

- *O que você pode fazer*

Cada criança sabe que favores pode pleitear. Muitas vezes, é tacitamente admitido que o mais velho pode ver televisão até mais tarde do que seus irmãos e irmãs. Tem mesada, momentos privilegiados de conversa com os pais, e sua liberdade aumenta à medida que se afirma a sua autonomia.

Do mesmo modo, os segundos, terceiros e demais filhos disputam vantagens como atividades de lazer, em que podem brilhar, por sua vez. É preciso ajudá-los a escolhê-las em função de sua motivação e de sua personalidade.

O caçula, paparicado por toda a família, em geral tem menos necessidade de ajuda que os outros. Ele logo encontra a sua posição e o seu caminho.

Resolver no dia-a-dia algumas questões polêmicas

- Os presentes. Os pais podem muito bem agradar a um filho um dia, a outro filho de outra vez. É uma maneira de pensar em cada um de modo particular. Se aquele que se acha lesado protesta, é fácil responder: "Hoje, pensei na sua irmã; um outro dia, será a sua vez." Essa frase, dita com sinceridade e sem culpa, é aceita, com a condição de que as coisas ocorram realmente assim. Ao longo do tempo, a criança protestará cada vez menos.

- A mesada. A noção de dinheiro faz referência a dois conceitos: a autonomia ("Com esse dinheiro, eu posso...") e a socialização ("Bom dia! Eu quero comprar... Obrigado!"). É preciso admitir que, enquanto seu filho não souber somar nem diminuir, não poderá ter mesada como o irmão mais velho

- Os convites. Ele viaja em férias ou vai a um aniversário, e o irmão está ansioso por ir também. Seria um erro pensar que o primeiro não deveria ser convidado, quando o segundo não é. Uma criança tem o direito de aproveitar certas distrações sozinha ou com seus amigos pessoais. Se você está convencido(a) de que cada um é bem diferente do outro, as suas explicações acalmarão os irmãos ou irmãs invejosos: eles compreenderão a necessidade de suportar os privilégios do outro, e mais ainda porque um dia eles terão a contrapartida.

- A hora de dormir. Quanto mais se cresce, menos se tem necessidade de sono. Assim, você pode explicar ao "do meio" que ele não tem idade para dormir mais tarde como o mais velho e que, quando chegar a essa idade, terá as mesmas liberdades que ele.

- As roupas. O segundo ou o terceiro filho herdará fatalmente as roupas dos precedentes. Isso tanto pode ser uma fonte de orgulho quanto de descontentamento. O mais novo terá de compreender que não se tem, obrigatoriamente, os meios de renovar todo o guarda-roupa e que, apesar de tudo, ele também tem as suas roupas novas.

• A televisão. É evidente que, em função da idade, as crianças não têm os mesmos centros de interesse nem o mesmo grau de compreensão. Aliás, certos programas são mesmo desinteressantes, ou até desaconselhados para os menores. Assim, nem todos podem ver a mesma coisa no mesmo momento e, a menos que haja uma televisão em cada quarto, a solução consiste em reservar certos horários para cada um, ou em fazê-los escolher, cada um por sua vez, um programa a que assistirão juntos.

• O tempo de palavra. Cada criança tenta captar, por todos os meios, a atenção dos pais, o que às vezes acarreta uma taxa de decibéis alarmante. Por que não instituir uma regra? Cada um falará por sua vez, o que preservará os direitos de todos. E se a regra não for respeitada, dê uma boa bronca! Isso calará de vez a barulhada. Se necessário, previna os vociferantes e saia do lugar até que a calma volte. Fora disso, um certo barulho é um sinal de vitalidade e cumplicidade nas famílias.

• *Tudo é recuperável*

Muitas vezes, a situação se torna explosiva, pois nada é dito com calma. Todos dizem o que vem à cabeça, sem pensar. Ora, regras e referências preestabelecidas, propostas no momento propício, evitam justamente essas disputas permanentes, origem de muitos conflitos.

É forçoso admitir que o igualitarismo a qualquer preço cria tensões enormes, porque as crianças nunca estão no mesmo ponto de maturidade. Se os resultados obtidos até então não conseguiram apaziguar o clima familiar, reconheça, diante dos seus filhos, que você se enganou ao querer agradar a todo o mundo. A partir de agora, você dará a cada um aquilo de que ele precisa, sem forçosamente dar-lhe a mesma coisa que aos outros.

Fique tranqüilo(a): raramente é possível agradar a todos, pois a regra do jogo para as crianças é justamente ter mais... ou ter o que o outro não tem.

• *Armadilhas a evitar*

Se foi decidido que, numa semana, é um que põe a mesa e o outro que a tira, tudo está resolvido. O contrato foi rompido? Nada o(a) impede de tirar as conseqüências disso e dizer: "Já que é assim, eu também não cumprirei as minhas promessas." Uma criança de quatro ou cinco anos é perfeitamente capaz de compreender isso.

Zoom
E os gêmeos?

Certamente, os gêmeos se parecem, mas têm psicologias opostas, geralmente complementares. Isso é o "efeito casal", descrito pelo grande especialista na questão René Zazzo. Esse paradoxo dos gêmeos é fruto da interação dos parceiros, mais ou menos como ocorre no casal. Apenas, nesse caso particular, os traços parecem levados ao extremo, pois para os gêmeos trata-se de se afirmarem distintos um do outro, a despeito de sua hereditariedade idêntica. Efetivamente, assemelhar-se em todos os pontos representaria um risco: o de se fundirem um no outro.

Os pais se perguntam se devem estimular a tendência natural dos gêmeos a viverem em clã solitário e cúmplice ou, ao contrário, se devem procurar separá-los.

Os gêmeos não são pares excepcionais, mas pares excessivos. As questões educativas são, pois, quase semelhantes às de toda criança em geral, com a diferença de que todas as dificuldades habituais são, no caso, acentuadas. A regra de ouro continua sendo: ajudar cada filho na conquista da sua identidade e da sua autonomia. Depois de cortar o cordão umbilical com a mãe, o gêmeo também deverá rompê-lo com o seu par.

Assim sendo, deve-se matriculá-los na mesma classe, vesti-los da mesma maneira, fazê-los praticar as mesmas atividades extra-escolares? Se as identidades psicológicas são suficientemente distintas — um é expansivo e bem-humorado, o outro mais reservado —, não há inconveniente em deixá-los juntos. Caso contrário, é melhor ajudá-los a se singularizarem.

Devo intervir nas brigas deles?

• *O lado dos pais*

Confesse que, às vezes, você tem vontade de bater neles e fechá-los a chave no armário. Eles nunca o(a) deixam em paz! Mal você começa a ler o jornal, a bagunça explode. Insultos, palavrões, pontapés disfarçados, denúncias, delações de todo tipo, você não agüenta mais.

Será que eles não podem falar de modo civilizado, normalmente, sem gritar? E por que sempre essas mesquinharias com jeito de ciúme? É possível que, quando você era criança, tenha sido tão agressivo com seus próprios irmãos e irmãs? Por que as suas ameaças não conseguem reconduzi-los à razão? Será que o nascimento deles foi muito próximo um do outro? Você lhes dá afeto suficiente? Por que tanta raiva? Você, que sonhava com uma família unida, sente que, quanto mais você os estimula a se amarem e a compartilharem, mais eles se detestam.

• *O lado das crianças*

Seja ela agressora ou agredida, a criança se sente, de qualquer forma, vítima da mais profunda injustiça. Ela não suporta mais o irmão ou irmã que lhe rouba os brinquedos, transforma o quarto em lixeira, não a deixa sozinha com os seus amigos. Então, é claro, o caldo entorna: "Sai daqui, pirralho, deixa a gente em paz!"

O meio mais certo e mais rápido de impor a sua opinião é a briga ou os berros — tudo depende do papel que se tem o hábito de interpretar: o *bruto* que espanca ou a *vítima* que vai procurar os pais, choramingando.

• *Opinião do psicólogo*

Os pais não devem se preocupar: a agressividade entre irmãos e irmãs é perfeitamente natural, assim como o ciúme. Para algumas crianças, dizer "Eu gosto de você" ou "Eu te detesto" é mais ou menos a mesma coisa, no fundo. Esses dois sentimentos são inextricavelmente unidos, e as crianças passam insensivelmente de um a outro, com uma facilidade desconcertante.

Além disso, as brigas em criança são muito instintivas e sem razão. As crianças, principalmente os meninos, encontram nas brigas prazeres inocentes, às vezes sensuais, que lhes permitem experimentar sua força e liberar as tensões. Basta um gesto um pouco brutal para provocar a explosão.

Os motivos de uma briga são às vezes mais profundos ou giram em torno de reivindicações pouco sérias:

• A primeira é a marcação do território, ou seja, a preservação do espaço vital: "Ë o *meu* quarto, o *meu* livro, e principalmente é a *MINHA* mãe." Até os três ou quatro anos, o egocentrismo é um modo de posicionar-se entre os outros, de definir um espaço com objetos familiares tranqüilizantes, hábitos e referências. Então, coitado daquele que se aventurar no território do outro! Essa "bolha" onde tudo está em seu lugar permite à criança delimitar o seu próprio lugar na família.

É o mesmo que acontece com duas bolhas de sabão que flutuam no ar, esbarram-se e chocam-se. Os contatos criam fricções e dão consistência. Isso também é verdade para a criança, que tem uma melhor representação dos contornos da sua pessoa, pois o outro, ao tocá-los, faz com que ela os sinta.

Quando a diferença de idade entre irmãos e irmãs é maior do que quatro anos, os problemas se apresentam nitidamente menos, em termos de conflito. Não têm que provar nada uns aos outros, adquirem segurança, e os respectivos territórios continuam bem delimitados. O respeito se impõe, assim, mais facilmente.

• O motivo das brigas infantis equivale, às vezes, a captar e monopolizar o amor e a atenção dos pais; por qualquer meio, mesmo desencadeando tempestades de ciúme e torrentes de lágrimas. Por sua vez, os pais podem perguntar o que significam essas querelas fraternas: viveram, eles próprios, essa mesma situação? Certas injustiças ainda estão gravadas em suas memórias? De onde vem a incapacidade de certos pais de suportar a violência em geral e a dos filhos em particular? De qualquer forma, os pais podem influir no curso das brigas dos filhos de várias formas, envenenando-as involuntariamente ou apaziguando-as.

Em primeiro lugar, eles podem servir de modelo. É clássica a reprodução de altercações entre *dominante* e *dominado*. Às vezes, até clãs se instalam. Vamos tomar como exemplo um pai, caçula na sua família, que sempre serviu de saco-de-pancada para a irmã mais velha; ele pode, naturalmente, ter tendência a identificar-se com seu filho caçula e considerar sistematicamente a filha mais velha como agressora. Basta que a mãe tenha sofrido a situação inversa para que uma verdadeira guerrilha se instale na família. Uma conivência implícita liga o pai(mãe) e o filho(a) dominados contra a mãe(pai) e o filho(a) dominantes, e cada um deles — infelizmente — fica paralisado num papel predeterminado. Tomar consciência disso pode romper a espiral da fatalidade.

- *O que você pode fazer*

Em caso de implicâncias sem maiores conseqüências, deixe que eles "se virem" sozinhos. Esses ajustes mútuos lhes permitirão resolver os problemas por si mesmos, o que é uma boa escola de vida.

Em caso de disputa potencialmente perigosa, física ou verbalmente inaceitável, você deve intervir sem hesitar. Descreva em voz alta o espetáculo lamentável ao qual você está assistindo: "Você não vê que está machucando a cabeça do seu irmão com o seu joelho!" Em geral, a criança fica tão espantada de ouvir, expresso em palavras, o que está fazendo, que logo pára, pois a cena assim descrita a esclarece sobre o próprio comportamento. Estabeleça energicamente os limites: "A violência é inaceitável, não a tolero, e isso vale para todos vocês!" Assim, cada criança se sente cuidada e protegida das violências do outro. Separe os beligerantes e mande-os momentaneamente para os dois lados do cômodo. Ao invés de atacar instintivamente o agressor, bradando a sua cólera contra ele, trate da vítima. Isso dará tempo para que você reflita, a frio, sobre o castigo a impor ao outro. As querelas de menor importância podem necessitar da sua intervenção, o que não implica a sua adesão a um ou outro dos contendores.

- Deixe os dois lados se expressarem sucessivamente. Diga com tom autoritário, mas calmo, uma frase do tipo: "O que aconteceu, desta vez? Estou escutando, você começa. Qual é o problema?" Dê a palavra ao segundo, que sapateia de impaciência, esperando a sua vez: "E você, conte o que aconteceu." No meio dos gritos e insultos que pouco a pouco vão se acalmar pela magia das palavras e pela sua intervenção, você conseguirá ter uma idéia precisa da situação.

- Jogue então o seu segundo trunfo: em lugar de, ingenuamente, tomar posição, arriscando-se a cometer uma injustiça, pergunte-lhes a opinião deles sobre a maneira mais justa de resolver o conflito. "Você quer ver a novela e o seu irmão a partida de futebol. O que a gente faz, então?" Saia, deixe que eles reflitam durante alguns minutos e depois volte. Você ficará surpresa(o) de ver como esses meninos são astuciosos e razoáveis quando querem, e até encontram soluções insuspeitadas. Também pode acontecer que eles não encontrem nenhuma e teimem nas suas posições. Tranqüilamente e com ar de quem não quer nada, sugira uma ou duas idéias e vá embora. Caberá a eles decidir. Essa atitude não lesará ninguém; nem o mais velho nem o mais novo se sentirão obrigados a ceder diante da pressão da mãe(pai).

Muitas vezes as aparências são enganosas. A vítima não é forçosamente quem pensamos.

Cena clássica: "Ela me irrita até que eu bata nela e depois sou eu que sou repreendido."

Como sempre é difícil saber quem tem razão, é melhor não tomar o partido de ninguém. Não queira sempre compreender a causa e evidenciá-la através de uma investigação metódica *à la* Sherlock Holmes. E estimule-os a negociar, de tal modo que cada um se entenda e procure uma solução aceitável para a briga.

Eles brigam pelo mesmo brinquedo. O que fazer? Confiscar o objeto do delito? Obrigar o maior a ceder mais uma vez? Incitá-los a compartilhar? Uma linha de conduta pode ajudá-lo(a) a resolver esse quebra-cabeça: **o direito de propriedade é importante para as crianças, é preciso respeitá-lo, pois ele preserva os direitos e até a integridade de cada um.**

Sem dúvida, as crianças devem aprender a compartilhar. Todavia, obrigá-las a isso só faria exacerbar o seu instinto de propriedade. Você deve pois, com paciência e graças à repetição, fazê-los compreender que dar ou emprestar voluntariamente e de boa vontade é um prazer fácil e gratificante. Em caso de conflito, a decisão final deveria caber ao proprietário do objeto, mesmo que este tenha apenas dois ou três anos. Ele deve poder sentir-se livre para compartilhar ou não. Ajude-o, mostrando as vantagens da generosidade: "Se você emprestar o balde a ela, ela pode te emprestar a pá." Os pais que sempre decidem tudo tornam os filhos mais dependentes e mais hostis em relação aos irmãos e irmãs, principalmente quando a decisão não os favorece.

- *Tudo é recuperável*

Pouco a pouco, leve as crianças a expressarem a sua oposição, ao invés de passarem ao ato. Mostre-lhes como a palavra pode bastar para resolver os conflitos. O que eles pensariam se vissem você resolver os seus problemas com o padeiro ou o açougueiro com bolsadas ou guarda-chuvadas? Eles perceberiam imediatamente o alcance dos seus atos.

É sempre pelas mesmas eternas razões que eles brigam — instinto de propriedade: "É meu"; direito de prioridade: "Tenho direito porque sou o menor (ou o maior)."

Estabeleça regras precisas, que bastará citar na hora certa. Por exemplo, cada um escolhe o jogo na sua vez. Você também pode decidir, de uma vez por todas, que o proprietário do objeto é que poderá usá-lo como quiser. Depois, caberá a eles encontrarem um acordo.

Se for verdadeiramente necessário, não tolere mais as trocas que se tornam uma fonte sistemática de desentendimento.

Também são muito úteis as grandes explicações, eventualmente por escrito, a fim de esvaziar os problemas e lembrar a cada um as suas promessas.

Num momento de calma, por exemplo na hora de dormir, pode-se também tentar aproximá-los, através de declarações que — atenção — não são repreensões, mas palavras gentis: cada criança descreve com bastante precisão aquilo de que mais gosta no irmão ou irmã. Assim, cada um descobre, surpreso, o efeito que ele produz nos outros: "Gosto quando Lúcia me conta histórias e me pega no colo"; "Adoro a voz do Paulo quando ele faz palhaçada"; "Acho uma graça as covinhas da Carol". As boas coisas também existem entre irmãos e irmãs; basta que eles as expressem.

- *Armadilhas a evitar*

Em caso de conflito, contra a sua vontade, a sua atitude pode envenenar a situação. Por exemplo, evite repreender sempre a mesma criança. O anjo de um lado, sempre com razão, e o bruto do outro: isso não existe. Todos têm defeitos, e sabemos até que ponto certas passividades ou declarações infantis ditas "com toda a inocência" podem ser verdadeiros detonadores.

Desconfie dos julgamentos definitivos. Conceda-lhes a oportunidade de mudar: "Você sabe muito bem conseguir o que quer sem bater, então aprenda a pedir com educação." À "vítima", os pais podem sugerir outros meios de defesa, que não sejam as eternas lamentações. E se você tentar a afirmação dos direitos: "Responda às suas irmãs que o brinquedo é seu e você o empresta só quando decidir"?

Limite ao mínimo as comparações. Elas apenas põem lenha na fogueira e atiçam as disputas. A sua preferência acentuada por um dos filhos pode fazer o outro sofrer, e este não deixará de vingar-se na primeira ocasião.

Papai, de quem você gosta mais?

- *O lado dos pais*

Por que ela faz sempre essa pergunta? O ciúme dessa menina o obriga a fazer uma permanente auto-análise: mentalmente, você repete os seus gestos e palavras e os examina para compreender o que pode ter sugerido a ela uma suspeita de preferência.

Como tranqüilizá-la, enquanto você já lhe deu — sem sucesso — amor, carinho, disponibilidade, atenção? A ciumenta continua a atrapalhar a família inteira. Provoca conflitos permanentes, para que você seja obrigado a tomar partido por um ou por outro filho.

- *O lado da criança*

Ninguém nasce ciumento; torna-se!

Antes, o pai se escondia para beijar a irmã, agora ele não se incomoda mais e a beija na frente dela. Ele diz para a irmã coisas como: "minha gatinha", "meu brotinho" etc. E para ela, nada? Ela tem certeza de que ninguém a ama naquela casa. A irmã *é melhor* e tem *mais* tudo: é *mais* bonita, desenha *melhor*, tratam *mais* dela; ela é *mais, mais, mais*, o que significa, pois, que ela, a ciumenta, é *menos*.

Para compreender essa dolorosa aritmética dos sentimentos, basta transpô-la. Durante um jantar com amigos, o seu querido e amado marido cumprimenta o anfitrião, insistindo em dizer que a mulher dele se veste com um bom gosto extremo e que verdadeiramente ele é um homem de sorte. Aposto que você pensará: "Se ela tem tanto gosto assim, é porque, na opinião dele, eu não tenho nenhum!"

- *Opinião do psicólogo*

Há duas maneiras de encarar a preferência, na medida em que ela se manifesta realmente. Pelo lado dos pais e pelo lado da criança.

Para os pais, é legítimo amar as crianças de modo diferente, porque elas são diferentes. Assim, pode acontecer que um pai(mãe) se sinta mais próximo de um filho(a) em certos períodos, ou então que o caráter de um outro seja o oposto da sua própria sensibilidade. Não há nisso nenhum motivo de culpa. Uma única coisa importa: nenhum filho deve sentir-se privilegiado ou preferido em relação a outro.

Expressar manifestamente o seu favoritismo equivale a cometer um duplo malefício: contra os irmãos e irmãs não-envolvidos e infelizes com essa injustiça; e, evidentemente, contra o interessado, afastado do amor fraterno e objeto de ciúme.

A criança, do seu lado, tem a sua própria idéia da realidade. Durante certos períodos, que podem durar anos, tem crises de inveja. Em geral, tem inveja de um irmão ou irmã que, justamente, ela aprecia e julga especialmente digno de amor. Ninguém tem inveja de quem lhe é indiferente. Monopolizar o amor dos pais seria para ela uma prova de que é tão apreciada quanto o seu rival.

Antes dos quatro anos, a criança que sente ciúme ao ver a mãe se ocupar mais do irmãozinho ou da irmãzinha age de modo primário e evidente para todos: quer impor-se ou até separar o par mãe-bebê.

Depois dos quatro anos, ela não sente mais necessidade disso; é capaz de tomar distância, pode observar as cenas de ternura entre os pais e o outro filho com uma certa nostalgia. Aceita ficar afastada e não diz nada, pudicamente. Mas interpreta esse excesso de ternura pelo caçula como um amor parental que lhe escapa pouco a pouco.

Nesse período, questões importantes e fundamentais podem aparecer entre os mais maduros. Surgem os primeiros complexos e crises de falta de segurança. No recreio, a criança é medrosa, teme não conseguir fazer o que a professora lhe pede, não sabe se impor diante dos maiores ou mesmo dos menores. É também a idade da dúvida: duvida de si mesma e do interesse que pode despertar nos outros.

Durante esse período de recentramento em si mesma, as questões referentes ao irmão ou irmã são sentidas como uma ausência de interesse em relação a ela e uma ameaça para o seu ego. **É a idade do tudo ou nada: "Ou gostam de mim e só de mim, ou é dele que gostam e então não gostam de mim."** Trata-se de um erro de interpretação freqüente. A criança vai até o limite do seu cenário de rejeição e às vezes se exclui ela própria, provavelmente por culpabilidade.

Quando da fase edipiana, a menina "apaixonada" duvida fortemente da reciprocidade de sentimentos do seu pai (o que também acontece com o menino e a mãe). Mas se, além disso, este "desperdiça" o seu tempo e seus carinhos com o bebê, então tudo está perdido. A ciumenta perde a confiança, autodeprecia-se, tem a sensação de não ser mais amável, isto é, digna de amor. "Eu queria que o bebê morresse para sempre", "E se a gente jogasse ele na lata do lixo?", pensa ela ingenuamente. Sentindo-se culpada por esses pensamentos, também pode ter atitudes paradoxais. Fará tudo para não ser amada e começará a fazer uma série de "artes" e de ataques contra o neném, para suscitar a reação exacerbada dos pais. É um modo de fazer com que estes tomem posição, pois assim eles redefinem o seu lugar. Aliás, procurando dominar a atenção deles, a menina a desviará do bebê.

- *O que você pode fazer*

A chegada do neném pode fragilizar o seu filho. Suas dúvidas e interrogações querem ser acalmadas. É preciso tranqüilizá-lo, estimulá-lo, lembrar-lhe as qualidades que você aprecia nele, enfatizando-as.

Essa técnica, que você pode praticar só com ele ou na presença dos irmãos e irmãs, segundo as circunstâncias, pode fazer um bem enorme a cada filho: na hora de deitar, especialmente propícia às confidências e palavras carinhosas, elogie aquilo de que você gosta neles, insistindo nas diferenças e particularidades de cada um. Eles ficarão surpresos de ver como são singulares e amados, cada um à sua maneira, por suas qualidades próprias. Se eles pedirem, você também pode enumerar os seus defeitos, mas sem crítica maldosa, usando frases que não fecham portas: não diga "Você não tem jeito pra nada", mas sim "Se você prestar um pouco mais atenção, tenho certeza de que vai conseguir."

Dedique a cada um momentos ritualizados e personalizados: "Tal dia, a tal hora, eu vou dedicar esse tempo a você." Esses instantes de qualidade permitem realmente evitar conflitos.

Durante os períodos em que as crianças são particularmente ciumentas umas das outras, é preciso saber separá-las e dar-lhes, por exemplo, o banho ou o lanche em momentos distintos. Evidentemente, isso acarreta mais trabalho, mas todos ganham na qualidade das relações. E assim deixamos de ser árbitros permanentes dos seus conflitos, posição muito ingrata.

Há duas maneiras de ser alvo de atenção: a criança pode decidir tornar-se um modelo sempre citado como exemplo, ser encantadora, adorável (até manipuladora) ou, ao contrário, fazer inúmeras bobagens, maldades ou "besteiras". Os pais, inquietos, abandonam seus irmãos e irmãs para se ocuparem dela. Seu objetivo foi atingido. Esses *sinais de infelicidade* são muitas vezes mal interpretados. Os pais traduzem "ele é malvado", e não "ele está sofrendo de ciúme". Esse erro não vai simplificar a situação.

Diante da criança com inveja do mais novo, não hesite em retomar o álbum de fotos. As cenas de ternura em que vocês estão juntos, quando ela tinha a idade do irmão ou irmã, serão um consolo para ela. Comente as fotos que ela pedir. Faça confidências, conte-lhe o que você sentiu por ela, os seus medos, suas alegrias, suas esperanças. Esses momentos lhe devolverão um lugar seguro. Eventualmente, proponha-lhe ter o seu álbum pessoal, com as fotos que ela quiser, para que ela o folheie à vontade. Isso a tranqüilizará.

Tenha certeza disto: quanto mais os forçamos a se amarem, menos eles conseguem, e quanto mais os autorizamos a se odiarem, mais eles se amam. Às vezes, o amor é complexo, é verdade.

- *Armadilhas a evitar*

As comparações positivas ou negativas apenas exacerbam as rivalidades entre irmãos e irmãs: "Se pelo menos você fosse tão bonzinho quanto a sua irmã!" A criança assim mostrada, como exemplo, se vê obrigada a estar sempre de acordo com a imagem positiva que o pai (mãe) enfatiza. Certamente, isso é um estímulo, mas também um fardo. Ser sempre considerado como exemplo a ser seguido, como modelo, implica algumas vezes não ter direito ao erro!

Quanto àquele "que não chega aos pés do outro", ele se pergunta por que disputar um lugar que já está ocupado. De qualquer forma, ele não se sente capaz disso. E além do mais, detesta aquela lambisgóia que consegue fazer tudo como os pais querem. Um perfume de derrota paira no ar.

Ao invés de pôr irmãos e irmãs em competição, com eternas comparações, é melhor estimular o espírito de cooperação, o respeito mútuo e as diferenças de cada um.

Nas infernais crises de ciúme, não fale bem de uma criança para seu irmão ou irmã: "Cláudia está muito bem neste momento." Aquele que escuta, mas não é o destinatário do elogio, pensa automaticamente: "Então, eu não estou."

Certas famílias têm por princípio amar-se a qualquer preço e evitar manifestar qualquer sentimento de cólera, de modo que as crianças, como água estagnada, não expressam nada, não brigam e se olham com indiferença como se fossem figuras. Para os irmãos e irmãs muito próximos na idade, essa ausência total de conflito não impede — longe disso — a possibilidade de um ciúme insidioso e oculto. O inconsciente nunca esquece, nem as cóleras engolidas nem os ressentimentos acumulados. Eles ressurgem na adolescência ou na idade adulta.

A cólera precisa exprimir-se constantemente, mas sob uma forma bem administrada pelos pais. As crianças devem aprender a exteriorizar a sua agressividade de maneira adequada, o que não diminui em nada a eficácia da descarga emocional: em vez de bater na outra, elas podem socar a boneca ou fazer desenhos que revelem o seu (res)sentimento.

Isso é Normal?

É normal que uma criança fique se balançando na cama o dia inteiro? Que roa as unhas? Que gagueje? Que tenha medo de aranha? É preciso preocupar-se se ela se recusa a comer ou tem mania de videogame?

Um comportamento (a)normal é função de muitos parâmetros: idade da criança, seu estágio de desenvolvimento psicológico, as normas e princípios educativos do seu meio, e evidentemente a mudança observada em relação aos hábitos anteriores.

É evidente que uma senhorita de três anos que conversa muito com um amigo imaginário preocupa menos do que outra que continua a fazer a mesma coisa depois dos sete ou oito anos.

Aliás, é o valor e a importância que os pais dão a essas atitudes *estranhas* que lhes dá o seu sentido. Se eles não as percebem, não serão sentidas como uma estranheza pela criança, quando podem realmente sê-lo.

Ignorar o problema se deve a uma visão de curto prazo. Isso talvez evite questionamentos, mas o distúrbio está ali e aumenta a cada dia.

Inversamente, se os pais consideram essa atitude como patológica, a criança poderia viver *como se estivesse doente*, o que nem sempre é verdade.

Então, entre a banalização e a dramatização, como reagir? Antes de tudo, permanecendo vigilantes e atentos. Muitas vezes, a simples escuta basta para que tudo volte à ordem. Em caso de persistência do comportamento *esquisito*, é melhor levar a criança a um especialista.

Ele não pára no lugar

- *O lado dos pais*

Quando é que essa criança vai parar quieta? Sua agitação permanente é como um ruído de fundo, penoso para toda a família. Quem sabe um xaropinho lhe faria bem? A professora disse que talvez ele seja dessas crianças *hiperativas*. Enquanto isso, todo o mundo em casa está *hiperestressado*.

- *O lado da criança*

Será que ele é tão inquieto assim? Na verdade, ele mesmo não notou. Qual é o problema? Afinal, ele não está tão cansado. Realmente, os pais sempre exageram tudo.

- *Opinião do psicólogo*

Estar em movimento é agir, mas também é estar em relação com outrem, através do corpo. É, pois, uma atividade vital e normal.

Em contrapartida, a instabilidade motora (ou hiperatividade, como dizem os anglo-saxões) é um verdadeiro sintoma. Ela se caracteriza por um transbordamento de movimentos. A criança se dispersa de um lugar para outro, não consegue fixar a atenção e cansa as pessoas à sua volta.

Até os três, quatro anos, a criança é por natureza exploradora e incapaz de manter a atenção durante muito tempo. **Começa-se a falar de hiperatividade aos cinco anos, quando ela fica freqüentemente agitada em qualquer lugar e qualquer que seja a situação.**

Em geral, a criança hiperativa evolui num meio familiar e escolar que faz pesarem sobre ela exigências incompatíveis com a sua capacidade. Na escola, espera-se que ela seja atenta e ao mesmo tempo que fique calma, sem movimento liberador, durante várias horas por dia. Daí resulta, para ela, uma tensão enorme, que se expressa, em certos momentos, por movimentação incessante.

O círculo vicioso se instala quando a pressão vem ao mesmo tempo da família e da escola: o "elétrico" precisa de válvulas de escape, de momentos em que possa deixar o corpo falar.

Experimentalmente, demonstrou-se que, numa situação de angústia e insegurança, a criança reage em geral com um excesso de agitação corporal. Na verdade, esta é tanto uma defesa contra a angústia quanto um apelo para ser aliviado.

As situações clássicas que favorecem a agitação são principalmente os conflitos internos, próprios da criança, que não conseguem encontrar uma saída favorável facilmente.

- *O que você pode fazer*

Em caso de comportamento hiperativo persistente, não hesite em consultar um pediatra ou um psicólogo, principalmente se esse sintoma estiver associado a distúrbios da atenção ligados a resultados escolares insuficientes, insônias ou agressividade evidente. Esses sinais associados denotam um sofrimento da criança.

Nos Estados Unidos, para domar esse ardente fogo interior, milhões de crianças julgadas "excessivamente agitadas" foram tratadas com anfetaminas. Essas substâncias, muito conhecidas por melhorarem a atenção, são utilizadas na criança por seus efeitos sedativos, enquanto na puberdade, curiosamente, elas têm o efeito contrário. No entanto, essas "pílulas mágicas", que tornam a criança dependente do medicamento, provocam, com razão, uma grande desconfiança. Muitos pediatras, psiquiatras e psicólogos recomendam terapias sedativas mais suaves, sem risco de provocar dependência. Eventualmente, elas são acompanhadas de uma psicoterapia ou de sessões de psicomotricidade, que propõem à criança um modo de apreender melhor o seu corpo no espaço e no tempo.

- *Armadilhas a evitar*

A hiperatividade — a verdadeira — necessita, como dissemos, de um diagnóstico e de um tratamento adequado. Entretanto, nem toda criança agitada ou desatenta é hiperativa. Então, não considere o seu filho um doente potencial se ele for apenas de natureza "turbulenta".

Relaxe às vezes, e não force o agitado a ter calma. Para alguns deles, a inação é uma fonte de angústia importante, pois eles têm o sentimento de perder então toda a sua energia vital.

É melhor ajudá-lo a canalizar o seu exagero em um lugar e com um tipo de atividade que perturbem menos a família.

Não o cubra de repreensões o dia inteiro, pois de tanto ouvir que é "elétrico" ou "sem jeito" ele acabaria admitindo que conhece mal o seu corpo, já que o domina tão pouco. Ele poderia tentar testá-lo mais freqüentemente, caindo ou machucando-se, por exemplo, pois a dor também tem como efeito fazer existir o corpo.

Zoom
Ele é muito desajeitado

A pergunta que você faz é clara: "Quando é que você vai fazer as coisas normalmente, sem tropeçar nem quebrar tudo pelo caminho?"

O simples fato de tirar um prato do armário se torna uma fonte de estresse para ele e para você.

Saiba que a eficiência de uma ação depende do contexto no qual ela é realizada. Se você pede ao seu filho que vá buscar a mochila para verificar os deveres que ele tem de fazer, não duvide de que, no caminho, ele dará um jeito de tropeçar várias vezes. Em compensação, se for para fazer um pequeno favor e receber em troca uma recompensa, provavelmente não haverá tantos obstáculos. É raro que uma criança seja permanentemente desajeitada.

Também muitas vezes a criança se permite fazer "movimentos em falso", dependendo da pessoa com quem ela está. Essa atitude reflete a qualidade relacional entre as duas, com seus erros e falhas.

Mais excepcionalmente, a falta de jeito é o sinal de uma má coordenação física. Os especialistas falam de distúrbio da aquisição do esquema corporal e de orientação espaço-temporal. Em caso de persistência, é melhor falar com o pediatra que, eventualmente, orientará a criança para um especialista em psicomotricidade.

Pequeno teste para a criança (a partir dos quatro anos): peça ao seu filho que salte uma poça d'água ou um tapete. Logicamente, ele deveria saber calcular exatamente a distância e a energia necessária para fazer isso. Se não for o caso, ele ainda não controla perfeitamente noções tão variadas quanto a avaliação do seu peso, a potência dos seus músculos, o impulso a tomar, a perspectiva e os limites do obstáculo, o esforço a manter durante a ação e, enfim, a recepção. Esse exercício, aparentemente tão simples, necessita de uma boa sincronização de todos os componentes do esquema corporal.

Ela tem tiques nervosos

- *O lado dos pais*

De alguns dias para cá, ela está irreconhecível e irritante, com essas caretas que desfiguram o seu rostinho bonito. Seria um tique? Aliás, a professora também notou e falou com você. O que há por trás disso? O nascimento da irmã, que a perturba tanto, ou a entrada na escola?

- *O lado da criança*

A menina oscila entre o sofrimento da tensão e o alívio da sua descarga. O tique é precedido de um verdadeiro mal-estar físico e mental, que aumenta e se manifesta à menor emoção. A criança está perfeitamente consciente disso, mas tem dificuldade em controlar-se permanentemente. Tristonha, ela gostaria de se enconder num buraco, mas no minuto seguinte, o movimento a trai mais uma vez e lhe dá, ao mesmo tempo, um alívio provisório.

- *Opinião do psicólogo*

Por definição, os tiques são movimentos rápidos, bruscos, repetidos e involuntários. Ocorrem no momento mais inoportuno.

É bastante comum crianças que estão na escola terem tiques.

As manifestações são muito variadas. Às vezes, os olhos piscam ou as sobrancelhas se elevam; outras vezes, o nariz se franze ou o queixo se agita, como para dizer sim ou não. Esses movimentos do rosto são os mais freqüentes. Os tiques também podem se manifestar por estalos dos dedos, tremor dos pés ou das mãos, movimentos de ombro, sem esquecer as "fungadas", pigarros, bocejos e tosses de todo tipo.

Os tiques cessam durante o sono ou sob o olhar atento do médico que examina. Qualquer que seja a sua importância, eles podem ser controlados pela vontade durante alguns minutos, às vezes algumas horas (espetáculo, esporte e atividades que necessitam de uma forte mobilização física e mental).

Os tiques aparecem já aos quatro anos e às vezes são acompanhados de uma grande agitação motora ou de repetidas inabilidades. Freqüentemente, trata-se de manifestações transitórias — que duram mais de um mês e menos de um ano

— em relação com perturbações emocionais passageiras. A volta às aulas, um irmão ou irmã que chega na família, o falecimento da avó, os pais em conflito — todos esses acontecimentos carregados de emoções podem tornar-se fatores desencadeantes.

O movimento que vem do interior traduz a impossibilidade que a criança tem de encontrar uma saída para os seus conflitos profundos.

Geralmente, os pais atribuem esse tique a um mau hábito, quando ele não passa simplesmente despercebido.

Quando os tiques duram mais de um ano, diz-se que eles são crônicos; podem então causar preocupação. São observados particularmente entre crianças cujo ambiente exerce uma pressão educativa ou psicológica demasiadamente forte. Por exemplo, se a criança foi obrigada a controlar os esfíncteres rapidamente demais, se deve destacar-se na escola ou em todas as suas atividades, se lhe pedem que retenha permanentemente a sua agressividade, que obedeça sem discutir, então só lhe resta uma saída: o tique, atividade desordenada, que exprime à sua maneira toda a tensão acumulada.

- *O que você pode fazer*

Se os tiques se multiplicam ou se intensificam a ponto de se tornarem insuportáveis às pessoas próximas ou à própria criança, é melhor consultar um psicólogo ou um médico. Duas ou três entrevistas bastam, em geral, para detectar a origem do problema. Exercícios de relaxamento podem ser muito indicados.

Uma verdadeira terapia deve ser considerada quando os tiques se tornam crônicos, incomodam a criança e exasperam as pessoas, pois, nesse caso, é a criança que é mal tolerada, e não apenas o seu tique.

Na França, as terapias suaves, baseadas essencialmente no relaxamento, são as preferidas. Muitas vezes, são acompanhadas de uma psicoterapia, com o objetivo de dar um sentido a esses gestos. De modo geral, a criança sob pressão e cujo ambiente exige muito, e até demais, deve sentir que também ela tem o direito de ter os seus próprios sentimentos e a possibilidade de exteriorizá-los sem ser julgada por isso. Ela tem uma opinião sobre aquilo que lhe diz respeito; é por essa razão que seria necessário levar isso em conta, sem decidir sempre o que é bom para ela.

Na terapia conportamental, a criança repete o tique diante do espelho durante vários minutos por dia, a fim de provocar um descondicionamento. Também pode simular o movimento contrário, para inverter os hábitos. Com isso, muitas vezes o jovem paciente fica livre do tique. Mas se as causas que o geraram não desapareceram, outros tiques ou sintomas diferentes podem aparecer.

Nos países anglo-saxões, o uso de medicamentos — tranqüilizantes ou outros — é nitidamente maior.

• *Armadilhas a evitar*

A resposta dos pais às primeiras manifestações do tique é muito importante, porque ela vai, em grande parte, determinar a evolução do distúrbio. Muitas vezes inadequadamente, eles o interpretam como uma intenção hostil e agressiva para com eles, principalmente se reconhecem um gesto ou uma mania que os afeta pessoalmente. Suas observações amargas ou irônicas, o fato de caricaturar a criança para lhe mostrar como ela é ridícula, tornam-na ainda mais ansiosa e podem até contribuir para fazer desse tique passageiro um sintoma crônico.

O tempo é um remédio mais eficaz do que as repreensões ou ameaças. A interdição só faz aumentar a tensão diretamente ligada ao próprio tique, e isso se torna um círculo vicioso.

Zoom
Ele gagueja

Por volta dos três ou quatro anos, é banal que uma criança comece a gaguejar. A qualidade da articulação, em fase de elaboração, é bruscamente freada por bloqueios ou repetições de sílabas (em geral, a primeira sílaba da primeira palavra da primeira frase).

É melhor evitar levar muito a sério essas dificuldades. Os pensamentos do jovem "falador" são mais rápidos do que a sua capacidade de traduzi-los em palavras e, além disso, o seu vocabulário é ainda bastante limitado. Daí o "engarrafamento"!

Os pais devem armar-se de paciência e não manifestar demasiada inquietação diante da criança. O melhor ainda é escutá-la sem a pressionar, nem acabar as frases ou palavras por ela, por irritação ou para aliviá-la.

Uma criança que se sente ouvida até o fim se expressa com mais calma; as palavras vêm mais facilmente e na ordem correta, sem atropelo nem repetição.

Aliás, em geral esses problemas de fluxo da linguagem desaparecem espontaneamente, principalmente quando a criança se sente aceita e confiante. Entretanto, o gaguejar pode continuar além da idade de quatro ou cinco anos. Nesse caso, os pais devem falar com o pediatra, que pode aconselhá-los a procurar um fonoaudiólogo.

Tenho medo de aranha

- *O lado dos pais*

Há algumas semanas ele fica aterrorizado quando uma minhoca ou um mosquito aparece na frente dele. Sua reação parece desproporcional ao perigo real.

Ele ficou medroso? Você pode ajudá-lo a superar seus medos? Como? Forçando-o a enfrentar o "perigo" ou esperando que isso passe?

- *O lado da criança*

Será inútil garantir que esses bichinhos têm muito mais medo dele; ele está persuadido do contrário. Não se convence: eles querem atacá-lo e ele não sabe se defender.

Corajoso, mas não temerário, ele tem vergonha do seu medo, mas recusa-se a ir para o campo, cheio de animais que se agitam e de aranhas horrorosas que se balançam nas teias.

- *Opinião do psicólogo*

É tão banal e freqüente que a criança tenha fobias (principalmente de animais) que, na ausência desses medos, os psicólogos quase ficam preocupados...

Como enfatizava Winnicott, pediatra e psicanalista inglês: "A criança pequena deveria ser capaz de ter medo, a fim de aliviar-se daquilo que é mau (daquilo que a assusta, nela)..."

Uma fobia é um efeito de exteriorização e a formalização feliz da angústia sentida pela criança; a fobia lhe é até salutar.

As fobias de animais, de situações (medo de água, de trovão etc.), aparecem já aos dois anos e são ainda muito freqüentes aos seis anos e até mais. Entre os dois e os quatro anos, elas refletem muitas vezes um medo inconsciente da criança, ligado à sua angústia de castração: medo de que os pais lhe tirem o poder e a potência. Exemplos: o pombo bica, o lobo ou o cavalo mordem (e cortam).

Entre os quatro e os sete anos, as fobias estão geralmente relacionadas ao complexo de Édipo. A criança se sente culpada por querer afastar o pai ou mãe, e essa culpabilidade se volta contra ela, sob a forma disfarçada de uma fobia.

Graças aos seus mecanismos de defesa psicológicos, a criança focaliza e projeta no exterior a sua angústia e a sua culpabilidade internas.

Pouco importa a escolha ou o objeto do medo: pombos, minhocas, aranhas ou ratos, medo da água ou da floresta. Em todos os casos, o processo é o mesmo: deslocamento da sua angústia interna para um objeto externo mais suportável, e que ela espera assim controlar melhor.

Geralmente, a fobia não é invasora e permite à criança viver normalmente. Entretanto, pode acontecer que ela se torne incapacitante a ponto de obrigá-la a adotar comportamentos bizarros: recusa-se a fazer o trajeto habitual porque há pombos que a aterrorizam, ou faz um grande desvio a fim de não passar por um minúsculo cãozinho.

Ao contrário, a criança pode tornar-se passiva, ou até totalmente inibida. Recusa-se a passear no campo, tão inquietante aos seus olhos, ou então fica apavorada com a idéia de mergulhar a cabeça na água.

No pequeno edipiano, a culpa reprimida nos abismos do inconsciente se metamorfoseia progressivamente em medo. Mas este não comporta apenas inconvenientes, ele até apresenta sempre um ou vários benefícios secundários: por exemplo, o papai ou a mamãe o protegerão contra esse perigo terrível, e é muito reconfortante sentir-se assim tranqüilizado.

Felizmente, ao longo do tempo, o medo intenso da criança se apaga espontaneamente. Quanto mais ela cresce, mais o "bicho monstruoso" encolhe. Aos três anos, o lobo a persegue; aos seis, a lesma a ameaça.

- *O que você pode fazer*

Em caso de fobia leve e isolada: não há motivo de preocupação, o medo desaparecerá dentro de três a seis meses. A atitude adequada das pessoas da família permite, em geral, resolver bastante rapidamente o problema. A criança espera dos pais compreensão (que eles não neguem o seu medo) e segurança, o que a faz capaz de enfrentar o obstáculo e superá-lo melhor.

A leitura de contos para crianças pode ajudá-la a superar o seu temor.

A menina tem medo de lobo e, naturalmente, dos cães? Conte-lhe a história dos *Três porquinhos*. No seu cenário imaginário, ela fará intervir ora o pobre porquinho solitário que teme ser devorado, ora o mais esperto que se protege do agressor com uma casa bem sólida, de tijolos e pedras. Através desse conto, ela vai aprender a exorcizar o seu medo e controlá-lo. Vai sentir-se tranqüilizada durante algum tempo. A história, bem assimilada, lhe permitirá isolar longe de si as suas angústias, sem deixar que elas transbordem exageradamente.

Em caso de fobia persistente e contagiosa (medo de aranha, depois de cachorro, depois de todos os animais), é melhor consultar um especialista (psicólogo ou psiquiatra comportamental). A fobia se torna incapacitante, a ponto de frear as iniciativas habituais da criança. É o sinal provável de um sofrimento psicológico mais sério.

- *Armadilhas a evitar*

Sem saber, os pais que foram, eles próprios, fóbicos, podem transmitir esse pavor embaraçoso ao seu filho. Também podem ampliar os seus temores por simples inabilidade: obrigando-o a encará-los de frente "para que isso passe". Exemplo clássico: empurrando-o para a água, quando ele morre de medo disso. O remédio é às vezes pior que o mal, e só consegue manter a fobia. Pois esta, como vimos, é muito mais do que um simples medo de um pombo ou do terror sentido ao nadar numa piscina.

Pequenas manias que significam muito

• *O lado dos pais*

Patrícia se balança o dia inteiro, Juliana morde os amiguinhos, Michele é comportada demais, Marina torce os cabelos, Eduardo tira coisas da bolsa da mãe e Francisco fala com um amigo imaginário.

A lista de coisas que podem parecer estranhas aos pais é infinita.

• *O lado da criança*

Uma criança que faz coisas estranhas não é forçosamente uma criança estranha. Ela pode adotar simplesmente, por crises, atitudes que intrigam pela sua estranheza. É ótimo que os pais as tenham notado, pois elas também estão ali para chamar a atenção deles, de um modo ou de outro!

• *Opinião do psicólogo*

As manias se tornam incômodas quando duram e se repetem. Às vezes, é difícil compreender o seu significado. Alguns exemplos esclarecedores:

• *Patrícia se balança.* Todo bebê, até os oito, nove meses, tem, mais ou menos, o hábito de se balançar. Essa atividade rítmica é considerada pelos psicólogos como um comportamento auto-erótico que favorece o adormecimento. *Auto-erótico* significa simplesmente, e por definição, que se trata de um comportamento repetitivo, adotado por si mesmo, para obter um certo prazer. Esse movimento é o último vestígio do balanço tranqüilizante fornecido pela mãe antes do nascimento e dos movimentos de ninar que se seguiram. Essa mania só deve ser levada a sério se persistir, mesmo durante o dia, muitas vezes na cama e apesar da estimulação de um adulto (que fala com a criança, tenta brincar com ela); e principalmente se o balanço é associado a brincadeiras com as mãos, que a criança examina incansavelmente. Nesse caso, é indispensável consultar um médico.

• *Juliana morde os amiguinhos.* Entre 15 e 24 meses, esse gênero de situação é muito freqüente. A criança, transbordando de emoções, controla dificilmente as suas pulsões e ainda dosa mal o seu amor. Isso explica certos gestos infelizes e muitas vezes mal-interpretados. Os adultos sabem que morder pode machucar e, por transposição, acham que a criança que morde quer fazer mal. Ora, a criança só se refere aos seus próprios modelos, que são os seus pais, "mordedores". Ao longo de toda a sua vida, o neném recebeu beijinhos aqui, carinhos ali, tudo isso acompanhado de mordidinhas afetuosas e palavras saborosas: "Quem é que vai comer o meu coelhinho?" A criança reage às mordidinhas e à excitação ambiente com gargalhadas e com um enorme prazer. São essas as suas primeiras referências.

Ao mesmo tempo, ela atravessa o período em que a oralidade predomina e uma grande parte das suas satisfações ainda passa pela boca. A aprendizagem do controle dos esfíncteres se superpõe a esse período. Ora, quem diz controle dos esfíncteres diz controle relativo da motricidade e faculdade de reter ou liberar. Nesse contexto, o beijo dado com uma doce ferocidade é um modo de reter e interiorizar ao mesmo tempo o amor do outro, por uma exteriorização do seu amor, um tanto mal controlada, é verdade.

Após os 24 meses, a mordida pode, efetivamente, expressar a agressividade da criança. Mas isso é outra história.

• *Michele é comportada demais.* O que pode esconder a imagem de uma criança excessivamente tranqüila?

Dócil, obediente, ela não faz manha, não é "atirada", vai para a cama sem chorar e nunca se queixa. No começo, é o paraíso dos pais. Mas deve-se observar com atenção esse bom comportamento. Entre os dois e os seis anos, é natural que a criança comece as suas frases assim: "eu...", "não!...", "outra vez!..." etc. Esse período de oposição e de afirmação lhe permite constituir-se como ser singular, diferente dos outros. Docilidade e consentimento excessivos podem mascarar um sofrimento, sinalizar que a criança se proíbe toda a riqueza de uma vida interior imaginativa. Para tranqüilizar-se, se isso continuar além da entrada na escola primária, uma consulta psicológica pode detectar uma revolução em surdina ou uma depressão oculta.

• *Marina torce os cabelos.* A tricotilomania, como é chamada na linguagem especializada, é um gesto relativamente banal: sem nem mesmo perceber, a criança que não sabe como estar diante dos outros — porque hesita, sente-se incomodada ou frustrada — mexe nos cabelos. Quando está sozinha e devaneando, pode encontrar um efeito calmante e auto-erótico nesse gesto. O problema existe quando ela chega a arrancar os cabelos, deixando aparecerem placas, ou mesmo a engoli-los, para fazer desaparecer qualquer vestígio. Nesse caso, é essencial consultar um psicólogo. Trata-se talvez de uma forma de auto-agressividade que está se instalando. Esta é comparável ao fato de roer as unhas e tirar as peles até sangrar, ou até morder a própria mão. Com essa manifestação de angústia exteriorizada, a criança expressa os conflitos que não pode verbalizar na família ou na escola, pois não se sente autorizada a isso.

• *Eduardo tira coisas.* Na bolsa da mamãe, ele pega aquele lenço bonito bordado, as chaves do escritório e uma moeda. Será que Eduardo é um ladrão? Não. O que ele procura é outra coisa. Procura pedacinhos da mamãe, complementos de amor e afeição, pontos que o aproximem ainda mais dela. Só resta tranqüilizá-lo e acarinhá-lo.

• *Francisco inventa um amigo imaginário.* Como acontece com todas as crianças especialmente imaginativas, aos quatro ou cinco anos essa invenção extraordinária se produz nos momentos de solidão, tédio ou isolamento. O amigo imaginário é um companheiro ideal. Basta apertar o botão "fantasia" e ele aparece, como o gênio da lâmpada maravilhosa, para acompanhar a criança por toda a parte, na cama, na mesa, no banho. Ele é bem mais interessante do que um brinquedo ou um boneco; pelo menos, tem sentimentos. A criança vai, geralmente, teleguiar o "amigo" para que ele realize, em seu lugar, o que lhe é proibido. Derrubou o peniquinho? Rabiscou a parede? Falou palavrão? Como que por acaso, é o duplo em negativo o autor dessas façanhas. O espertinho o utiliza como um escudo ou um fantasma escamoteável. Os pais não têm nenhum poder sobre ele.

A chegada de um irmãozinho ou a entrada na escola fazem com que esse singular personagem desapareça. A curiosidade intelectual da criança agora socializada começa a ser satisfeita. Ela não precisa mais inventar algum derivativo para o seu tédio ou sua solidão. E talvez, também, ela tenha aprendido a se responsabilizar pelas suas "artes".

• *O que você pode fazer*

Se as atitudes do seu filho o(a) preocupam, comece falando a um amigo ou outro parente capaz de aconselhá-lo(a). Você também pode pedir a opinião do pediatra, eventualmente na creche ou na escola. Se necessário, não hesite em falar com um psicólogo, que existe para isso.

De modo geral, será preciso refletir sobre a fase que a criança atravessa no seu desenvolvimento: autonomia, curiosidade intensa, medos de todo tipo, oposição sistemática etc. Trata-se mais de decifrar o sentido oculto dos seus comportamentos do que lê-los diretamente.

No que se refere à agressividade contra ela própria ou contra outro, permita que a criança expresse essa força contida, eventualmente através de um esporte, que a liberará, aliviando a criança.

- *Armadilhas a evitar*

Antes de tratá-la ou de considerá-la uma figura esquisita porque faz coisas que você não compreende, adote o método de decifração certo. Faça-lhe perguntas sobre a sua atitude geral. Existem outros sinais estranhos associados? Esse comportamento se instalou bruscamente ou progressivamente? Houve, na vida da criança, acontecimentos recentes capazes de perturbá-la? Ela fala ocasionalmente de si mesma? Comporta-se do mesmo modo quando você está ausente? Diante dela e da sua esquisitice, você parece muito afetado(a) ou indiferente?

As respostas a essas perguntas o(a) ajudarão a esclarecer a situação e a avaliar o grau de urgência para intervir.

Guerra em Família

A família dos nossos pais não tem mais nada a ver com a nossa. As mentalidades evoluíram. O lugar do marido e do pai, dos pais ou sogros e, naturalmente, o da criança se transformaram profundamente.

Antes, como dizia o juiz, as pessoas se casavam "para o melhor e para o pior". E o pior era suportar sem dizer nada um marido muitas vezes ausente, uma sogra que se metia em tudo, os próprios pais que interferiam na educação dos netos, como se estes não fossem, principalmente, filhos de seus pais. E quando uma infelicidade atingia os descendentes (deficiência ou doença genética grave), a família arrastava esse fardo em segredo, como uma desonra, na solidão e com sentimento de culpa.

Veio a onda avassaladora dos "psi". O casal emancipou-se dos seus pais e aprendeu a olhar os filhos de outra maneira. A nova geração está agora mais disposta a escutar os seus filhos e suas necessidades. As mães ousam pedir explicações aos pais muito ausentes; os casais ousam questionar a autoridade de vovós muito invasoras; também ousam falar sem vergonha da criança "excepcional", e até reivindicar para ela um verdadeiro lugar na sociedade.

Tudo isso representa um grande alívio, não?

Papai e mamãe estão brigando

• *O lado dos pais*

A discussão entre vocês está começando a se animar furiosamente e logo a carinha de Luciano, meio preocupada, aparece pela porta entreaberta, para avaliar a situação.

Vários cenários são possíveis:

• Exaltado(a), a ponto de não perceber a presença do curioso (ou, pelo contrário, servindo-se dele para enfraquecer o seu parceiro), você explode.

• Com a porta fechada e, desta vez sem testemunhas, vocês decidem acabar com essa conversa, que só a vocês, pais, interessa.

• Há um silêncio e a discussão se interrompe, como se nada estivesse acontecendo. Adeus, velhos tempos em que se podia expressar as mágoas sem ter que prestar contas a ninguém! O seu querido filho, fruto da sua união, lembra-lhes com insistência que vocês também são educadores...

• *O lado da criança*

Uma coisa é clara, simples e precisa: ele tem apenas um pai e uma mãe, e os ama *a ambos*. Eles são a sua referência absoluta, suas balizas mais estáveis, seus guias na existência. Assim, eles não têm o direito de mudar, de brigar, de ficar doentes ou de desaparecer.

Ao passo que, para os seus pais, a explicação é muitas vezes extremamente banal, ele já se pergunta o que será dele próprio, se os pais não se amarem mais ou se separarem.

E enquanto os ouve discutir, o coitado vê desfilarem na sua cabeça todos os seus colegas da escola cujos pais já se divorciaram, e pensa que não quer fazer parte dessa lista. Por isso, ele põe em ação o plano de sobrevivência da família, através da mediação, da sedução, da cólera, das reações de angústia, do choro etc. E que não lhe peçam para tomar partido e dar razão a um ou a outro: isso seria tão cruel quanto obrigá-lo a escolher entre o papai e a mamãe.

• *Opinião do psicólogo*

Para a criança, a família forma um bloco monolítico e poderoso. Que terremoto, no dia em que ela imagina — com ou sem motivo — que tudo isso poderia desaparecer! É todo o seu mundo que se abala. Ela idealizara esse casal inseparável, formando um todo, unido, harmonioso e forte; agora ela percebe que os seus pais são dois adultos bem distintos, com seus sentimentos próprios e idéias às vezes opostas.

Quando as brigas estouram, mas o casal manifesta, em outras ocasiões, sinais de amor e ternura, a criança acaba compreendendo que é possível amar-se e brigar "como cão e gato", sem por isso se separar. Talvez ela estabeleça um paralelo com os seus colegas de classe ou com os seus irmãos e irmãs, ao mesmo tempo adorados e invejados. Dito isso, ela sempre fica em estado de alerta máximo e de vigilância, para o caso em que...

Em contrapartida, se o clima familiar se degrada a cada dia, ela pode temer pelo próprio futuro e reagir através de certos sintomas. Assim, Laura vai ao médico porque seu comportamento mudou radicalmente na escola. Tão viva antes, agora não toma mais iniciativas e fica mergulhada nos seus pensamentos, precisa ser chamada à ordem para fazer o seu trabalho, no recreio isola-se do grupo e parece triste. Todos os projetos estão bloqueados para ela. Sem perspectiva de futuro com o pai e a mãe, tornou-se inibida.

Mário vive os mesmos transtornos familiares. Expressa a sua insegurança e a sua inquietude pela agitação. Na escola e em casa, ninguém sabe mais como contê-lo.

Os pais devem mostrar-se tranqüilizadores e, se for o caso, explicar à criança atormentada que o casal conjugal em dificuldade dará lugar ao casal parental sempre unido.

- *O que você pode fazer*

• Primeira situação: se há muito amor no casal — o que não exclui certos ajustes necessários —, tentem adiar as discussões conjugais, a fim de que o(s) filho(s) não sofram; se isso for impossível, pelo menos isolem-se para discutir, para não se tornarem demasiadamente invasores.

Se, apesar das suas precauções, a criança preocupada tentar introduzir-se na sua "sessão secreta", façam com que ela compreenda que se trata de uma explicação entre adultos que procuram entender-se e que ela não é a causa da discussão. "É bem melhor quando a gente pode dizer o que pensa, porque depois a gente não fica mais aborrecido um com o outro. E de qualquer forma, você não é o motivo da discussão." Assim, a criança fica mais tranqüila.

• Segunda situação: se o casal está realmente ameaçado, a sua atitude para com a criança certamente se modificou. Vocês estão menos disponíveis porque estão muito preocupados com o mal-estar conjugal. A criança, lúcida, sente isso e sofre. Procurem tranqüilizá-la: "Paula, mesmo que você ainda seja uma menininha, acho que você compreende quando a mamãe está contente ou triste. Neste momento, eu estou meio triste, porque tenho umas dificuldades com o papai e então fica mais difícil cuidar de você."

Se os conflitos se tornam mais freqüentes, explodem cada vez mais e de maneira incontrolável, é bom, contra toda a evidência, esconder o desentendimento dos pais da criança ansiosa? Claro que não! Ela deve saber a verdade, simplesmente, sem disfarce.

Mantenham a criança informada das suas intenções, depois que vocês as tomaram. Admitam que o casal vai mal: "Carlos, o papai e a mamãe não vão conseguir viver juntos durante muito tempo mais. Isso vai fazer todo o mundo sofrer. Compreendemos que você esteja preocupado, é normal, mas seja o que for que aconteça, você será sempre amado por nós dois." A referência estável do pai e da mãe em torno do seu bem-estar e da sua educação acalmará o filho.

Acrescentem que ambos vocês ficarão sempre em contato a respeito dele. É preciso ter bastante consciência de que é justamente quando os pais não se entendem mais que eles deveriam tomar, a dois, as decisões importantes para o seu filho. Garantam-lhe, mais uma vez, que ele nunca será abandonado por um ou por outro.

Sendo naturalmente muito importante para o casal, a criança imagina, com muita facilidade, que ela também é a causa da separação. Digam-lhe que vocês não estão se separando por causa dela. Vocês se deixam porque não se amam mais; os filhos não têm culpa disso, e não podem fazer nada! Aliás, não é melhor uma separação do que uma família infeliz?

- *Armadilhas a evitar*

Mesmo que o desentendimento do casal seja flagrante e a criança saiba disso, façam um esforço, *por ela*, para protegê-la das suas altercações. Tentem isolar-se para discutir.

É extremamente importante preservar sempre a imagem do pai (e da mãe), mesmo que não seja mais amado(a). Insultos e humilhações contra um ou outro diante do filho desestabilizam a criança e a fazem sofrer. Não se enganem de alvo.

Não cedam à tentação fácil de usar o seu filho para transmitir ao cônjuge uma mala cheia de explosivos e acusações acumuladas: "Já que a sua mãe vai embora, peça a ela que, pelo menos uma vez, cuide de você!"

A união forçada seria a melhor solução? Longe disso. Que benefício pode ter uma criança que ouve o dia inteiro: "Sabe, se a gente está junto, é para o seu bem." Aliás, será que isso é verdade? Será que ela exige tais sacrifícios? Carregando um tal fardo, ela pode pensar: "Por minha causa meus pais são infelizes." E isso só faz reforçar a idéia de que ela contribui para o drama deles.

O papai nunca está presente

• *O lado dos pais*

Há todo tipo de maneiras de nunca estar presente. Alguns pais vivem em casa, sete dias na semana, mas sem verdadeira disponibilidade. Talvez estejam sobrecarregados de trabalho e de responsabilidades. Outros, ausentes ou tendo ido embora "de vez", se manifestam até mais. Enquanto isso, no dia-a-dia, a mãe se sente às vezes muito desamparada.

A dois, já não é tão simples educar uma criança (ou duas, ou mais), mas sozinha é uma verdadeira proeza. E mais ainda porque freqüentemente o filho explora a situação e a complica.

Seria muito mais reconfortante apoiar-se no pai para compartilhar as alegrias e os problemas, dando assim aos filhos uma dupla chance!

• *O lado da criança*

Até os sete anos, é raro que uma criança expresse espontaneamente, com palavras, que seu pai lhe faz falta. Mas ela manifesta isso de outras maneiras. Desenhando a família, ela esquece o papai, como que por acaso; ou então este aparece minúsculo, perdido na página em que a mamãe ocupa um lugar desproporcional. Na escola, conta aos colegas histórias curiosas, em que esse pai idealizado se torna um personagem muito forte, muito rico, muito belo; evidentemente, tem uma profissão extraordinária (piloto de supersônico, bombeiro, médico da ONU etc.).

• *Opinião do psicólogo*

Para que serve um pai?

O pai ocupa um lugar capital no trio pais-filho, mesmo que algumas mães gostem de imaginar que a relação fusional estabelecida com o seu bebê resume apenas nelas toda a relação da criança com os pais. Aliás, é um fato social inegável: cada vez mais, as mulheres trabalham durante o dia todo e se separam do neném já no 3º ou 4º mês; de modo que surgiu um novo par, o papai e o bebê. Estudos realizados com crianças de seis meses a dois anos, fundados na atividade gestual, mostram que o apego ao pai é tão importante quanto o apego à mãe. Os pais não se limitam mais a comprar fraldas; eles acarinham a criança, brincam com ela, despertam-na e a estimulam, mostram-se atentos e afetuosos. E, na verdade, a criança reconhece perfeitamente o pai. Já na sua bolha materna, o feto percebia as tonalidades graves da voz do pai mais facilmente do que os sons agudos da voz da mãe.

Esses "novos pais", como são chamados, não se contentam em imitar as mães. Ocupam um lugar bem diferenciado, por ser complementar. O pediatra Aldo Naouri diz: "**Um pai se deve ao filho, a quem, só pela sua presença, no seu justo lugar, ele pode oferecer o outro termo de uma dialética que lhe permitirá encontrar o seu próprio lugar.**"

Aldo Naouri também reflete sobre o papel da mãe: "A solicitude, a doçura, a carícia, a ternura e as expressões de amor são, naturalmente, atribuições da mãe. O que não quer dizer, de modo algum, que elas sejam proibidas ao pai. Mas a expressividade delas é diferente."

Infelizmente, muitos pais estão longe de reconhecer as suas aptidões "paternais" ou se recusam a exercê-las. É uma pena! As crianças que puderam beneficiar-se delas podem testemunhar: o filho tem necessidade do pai e da mãe para crescer da melhor maneira.

Segundo os psicanalistas, o pai representa a *lei*, é o detentor da autoridade. Talvez seja preciso remontar ao início da história da humanidade para encontrar a explicação disso. Já no começo, o pai, segundo uma lógica sexual, separou a mãe da criança e pôs fim à relação fusional exclusiva. Além disso, entre o menino e sua mãe, ele interpôs o tabu do incesto. Daí a imagem abundantemente difundida do pai castrador, que ergue interdições e limites no caminho da criança.

Como a criança representa para si a imagem do pai?

Até os seis ou sete anos, a criança tem dois ideais, seu pai e sua mãe, com os quais vai tentar identificar-se durante algum tempo. O primeiro representa o modelo masculino ideal. O menino quer se parecer com ele e imitá-lo, porque o pai encarna a imagem da força e da segurança. Foi esse homem que a sua mãe escolheu e amou, e também quer ser amado por ele! A menina toma consciência da sua feminilidade através do olhar e do amor paternos. Também quer parecer-se com a mãe, para ser mais amada pelo pai.

O que acontece quando o pai está ausente?

Primeira evidência: o modelo natural, ao qual a criança procura identificar-se, está faltando. Ela poderá então "compensar" essa ausência voltando-se para outras figuras masculinas detentoras de autoridade (novo companheiro da mãe, professor, padrinho etc.).

Um pai ausente dá aos seus filhos o modelo de uma configuração familiar em que o equilíbrio ideal não é respeitado. É a esse esquema que os filhos correm o risco de referir-se, mais tarde, para conceber e depois realizar o que será a sua própria família. É por isso que certos filhos, quando se tornam pais, esquecem-se, por sua vez, de "assinar o ponto", escapando assim a uma certa responsabilidade parental.

Seria interessante que esses pais ausentes refletissem sobre essa falha provocada pela demissão do seu próprio pai durante a sua infância. Ela não os incitaria a perpetuar gerações de pais fantasmas?

Há ausência e ausência

Concretamente, duas situações se apresentam: ou o pai não pode estar presente, o que depende da capacidade; ou ele não quer estar presente, o que depende do desejo.

Um pai que dá plantões ou exerce a sua atividade a centenas de quilômetros do seu domicílio não será tão acusado de ausência por seu filho ou sua mulher.

Resta o problema dos pais superocupados e que aceitam essa situação. Às vezes, devemos reconhecer, nos vemos num sistema em que, quanto mais tardiamente se deixa o trabalho, mais se é reconhecido profissonal e até socialmente. Para alguns, chegar em casa às 18:00 não parece uma coisa digna de um homem sério. E, durante esse tempo, o filho nunca é levado em conta. Não seria isso a verdadeira falta de seriedade?

Quem são, pois, essas mães que dizem que "o papai nunca está em casa"? São aquelas que sabem que, no fundo, ele *poderia* organizar o seu tempo de outra forma. Se o marido, alto executivo, é promovido a funções de responsabilidade e de decisões, é ainda pior. "Hoje à noite tenho um jantar, não posso deixar de ir", repete ele, como um leitmotiv. As esposas não ousam dizer nada; essa fórmula é como "um esparadrapo sobre a boca". Quanto ao filho, ele mal se permite expressar conscientemente uma opinião. Entre os quatro e os sete anos, não sabe pedir ao pai para voltar mais cedo ou mais vezes. Ele age, então, de outra forma, ou seja, o zero de comportamento na escola, as brigas com irmãos e irmãs, passando pelo papel do "dublê" improvisado ou do piromaníaco doméstico.

Onde a criança quer chegar, exatamente? Em uma família em que o pai e a mãe estivessem presentes, a criança daria início a uma reação em cadeia: exasperando a mãe, ela obrigaria o pai a intervir, finalmente. Na sua mente, o papel de proibidor caberia mais ao pai, mesmo que este, em outros momentos, saiba ser acolhedor e os papéis sejam ocasionalmente intercambiáveis.

Em contrapartida, numa família em que o pai nunca está presente, é a mãe que tem uma dupla função: indicar os limites e aceitar, contra a vontade, que eles sejam desrespeitados. E o filho, para suscitar a reação paterna, é obrigado a ir cada vez mais longe. Esse comportamento da criança é um verdadeiro apelo.

Dito isso, devemos relativizar: quando a autoridade do pai ausente paira, apesar de tudo, sobre a casa, basta invocá-la (ou até só pensar nela) para corrigir imediatamente a situação. A função de representante da lei está presente, plenamente eficaz. Isso também pode ser verdade se o pai está hospitalizado há muito tempo, se faleceu ou se trabalha no estrangeiro. A situação só se deteriora quando a indisponibilidade torna o pai verdadeiramente ausente dos pensamentos e das preocupações de toda a família.

- *O que você pode fazer*

O pai. Se é absolutamente impossível que você volte para casa antes da hora de dormir dos filhos, tente fazê-lo pelo menos uma ou duas vezes por semana, em dias certos e de maneira sistematizada. Nesses dias, não se deixe dominar por suas obrigações profissionais nem por seus amigos. A qualidade vale mais do que a quantidade.

Pense que, se você não sente necessidade desses momentos, o seu filho sente e nem sempre sabe como se expressar. Isso lhe dará coragem para uma mudança necessária.

Se você se sente inábil e impotente diante do seu filho, não há problema. Esteja presente de outra forma: faça alguns pequenos trabalhos de manutenção da casa, preencha o formulário do imposto de renda; durante esse tempo, a mãe se ocupará da criança com mais serenidade. De qualquer forma, ela sabe que você está ali, e isso é melhor que nada. Se necessário, será ela que virá segurar a sua mão.

Quando o seu período de indisponibilidade toma proporções inquietantes, mas limitadas no tempo, previna o seu filho: "Tenho que entregar um trabalho daqui a uma semana. Não vou poder ficar com você, mas prometo que depois tudo voltará a ser como antes."

O telefone é o mais fiel aliado dos pais ocupados ou em viagem. Dê acesso à sua linha direta ao seu filho. Mantenha o contato, a qualquer preço. Por que não ler uma pequena história para ele, à distância, antes que ele vá dormir? Isso também dará coragem a você para a sua próxima reunião. Esconda recadinhos sob o travesseiro dele, ou na mochila. Diga-lhe que a mamãe contou a você tudo o que aconteceu com ele (o primeiro dente que caiu, a briga com o Gustavo). Ele constatará que você, mesmo ausente, pede notícias dele e se interessa sempre pela sua vida.

Seria impossível levá-lo, pelo menos uma vez, ao escritório, para visitar o "antro" onde você passa a maior parte do tempo? Ele ficaria tão orgulhoso e feliz com a confiança que você lhe demonstra! Além disso, ele conseguiria imaginar você ali, na sua "segunda casa".

- *Armadilhas a evitar*

A mãe. O pai vai voltar neste fim de semana. Ao invés de cobri-lo de acusações e tarefas, receba-o com festa, com seu filho, mas deixe que ele respire. Excessiva pressão familiar (conjugal?) no momento do retorno poderia estragar esses momentos tão preciosos e levá-lo a espaçá-los.

A solução fácil seria compensar a ausência com presentes. Embora a criança pareça contente, ela não se deixa comprar. Seu amor, ela o dá.

Você pode ter as melhores razões do mundo para nunca estar presente antes das 22:00, mas o seu filho está atento à sua ausência. Na adolescência, e até mesmo antes, o excesso de ausência paterna se expressará de modo bem mais revoltado. Por que esperar que a situação chegue a esse ponto?

A vovó faz todas as suas vontades

• *O lado dos pais*

A vovó faz inúmeros favores a vocês. É verdade. Quando você está sobrecarregada ou atrasada, ela está sempre disponível, pronta para socorrê-la. Sempre pronta para ficar com as crianças no fim de semana, nos dias de folga ou nas noites de saída.

O problema é que, de tanto ficar com ela, a sua menina acaba chamando você de *vovó* em vez de *mamãe*, chora quando você vai buscá-la, porque não quer voltar para casa. E o cúmulo é que é a avó que ela chama, quando não consegue dormir.

A vovó-babá é gratuita, mas a que preço! Outro problema, as regras de educação que você estabelece e que ela contradiz o tempo todo: guloseimas e televisão, proibidos na sua casa, são perfeitamente autorizados na casa dela. Então, deve-se fechar os olhos ou tentar acertar os ponteiros?

• *O lado da criança*

É preciso reconhecer que a vovó tem as suas manias: quer que o neto se vista de certa maneira e que fale de certo modo. Prefere que ele fique muito comportado quando ela está cansada. Exceto essas pequenas restrições, ela é tão boazinha, distribui beijos e bombons o dia inteiro; está sempre pronta a defender as crianças quando os pais estão contra elas; até se dispõe a brincar de boneca ou a andar de quatro e, além disso, *ela* não é avarenta no seu tempo.

Existem pais capazes de concorrer com ela?

• *Opinião do psicólogo*

Em uma relação familiar equilibrada, a criança sabe perfeitamente quem é a sua mãe e quem é a sua avó. Sabe muito bem o que pode obter de uma e não da outra. Para ela, as coisas são bastante claras; não há pois motivo de preocupação se "a vovó faz tudo o que ela quer".

É justamente essa geração de intervalo que dá à avó a distância tão necessária e que a torna mais à vontade com as crianças, e logo menos exigente. Graças a isso, ela é freqüentemente capaz de suportar um certo número de coisas mais difíceis de aceitar pela mãe. É uma questão de tempo, de disponibilidade, de menos estresse, em resumo de filosofia de vida.

Os avós sempre pensam em dar aos netos o que eles não têm em sua casa: "Olhe, pegue esse biscoito para o caminho." Não são avaros nem de mimos, nem de conselhos, nem de recomendações. E, como se investem muito, são às vezes mais cúmplices e mais próximos da criança do que os seus próprios pais. Estes devem levar isso em conta.

O vovô e a vovó são muitas vezes um refúgio indispensável quando "o papai nunca está em casa" ou quando os pais estão separados. Em um universo em que tudo está transtornado, até o essencial para a criança, os avós, solidários, permanecem como uma das poucas referências estáveis e tranqüilizantes da criança. As mães que vivem sós com seus filhos encontram neles um apoio e uma colaboração indispensáveis para a sua educação.

Apesar de toda a riqueza dos laços pais-filhos-avós, verdadeiros problemas podem surgir quanto às questões educativas, quanto à autoridade ou à redistribuição dos papéis.

Concretamente, como as coisas podem não funcionar?

Não é raro que as avós, conscientemente ou não, tentem apropriar-se dos seus netos, para orientar, sozinhas, a educação deles. Com ou sem motivo, elas pensam que os pais descarregaram sobre elas essa tarefa.

As relações entre avós e pais se complicam porque, apesar da idade, continuam sendo relações de pais com filhos. Essas relações põem em jogo sentimentos às vezes muito fortes. O neto representa um terceiro que se interpõe nessa relação emaranhada como uma rede. A cada cena da vida cotidiana, os avós possuem uma dupla experiência: a que viveram com seus próprios filhos e aquela que se repete, hoje, sob os seus olhos, com o neto. Em princípio, essa distância é necessária para ver as coisas com sabedoria. Mas, às vezes, há uma derrapagem, e antigos conflitos podem ressurgir. Então, há fortes chances de que, entre os adultos, as contas continuem a se ajustar, através da educação dos netos.

A experiência do psicólogo mostra ainda que, quando se confia uma criança a uma avó, tudo é possível, do abuso de poder ao excesso em matéria de permissividade, passando pelo esquecimento puro e simples da criança no carrinho do supermercado — isso já aconteceu.

- *O que você pode fazer*

É evidente que a vovó deveria fazer como você, quando ela está com você, e não autorizar o que você acabou de proibir ao seu filho. Em contrapartida, na casa dela, é outra coisa, ela está no seu território. Então, são os pais que devem ser tolerantes.

Saiba detectar os sinais de alerta. Há uma diferença enorme entre você ouvir: "Hoje deixei que ela visse um pouco de televisão, porque ela estava lá em casa" e "Acho que ainda sei educar uma criança. A televisão não te fez tanto mal assim." No primeiro caso, a vovó está fazendo seu papel de vovó-ternura; no segundo está disputando a autoridade sobre a criança e arrogando-se o direito de educá-la à sua maneira, contra as suas recomendações. É de se esperar que um dia desses ela diga: "Levei a menina ao cabeleireiro; agora ela está com o cabelo bem curtinho. Você não se importa, não é?"

As avós se afirmam, muitas vezes e imediatamente, como babás-que-sabem-tudo. Entretanto, é necessário evitar a guerra infernal em torno de cada um dos temas da educação. Interrompa imediatamente a escalada vertiginosa de reflexões como: "No meu tempo, era assim que se fazia", ou, pior ainda, diante da criança: "Se é assim que vocês fazem, vou ter que fazer tudo de novo lá em casa!"

Esclareça bem as coisas, lembrando que o filho é seu e que você também encontrará os meios de educá-lo tão bem quanto ela o(a) educou.

- *Tudo é recuperável*

Vocês estão em plena disputa de autoridade. Entre as suas angústias existenciais e suas insônias, a vovó encontrou um "raiozinho de sol" — no caso, o seu filho — que vem visitá-la regularmente e a quem ela se afeiçoa. "Seu bebê", diz ela, "sua razão de viver", o melhor dos tratamentos para rejuvenescer.

Se a situação chegou a esse ponto, é muitas vezes porque os pais e a vovó deixaram pairar uma imprecisão quanto às questões de educação, e não deixaram as coisas suficientemente claras e a tempo, para que cada um aprendesse a ficar no seu lugar.

O problema é ainda mais complexo quando se trata dos próprios pais (ou, o que é ainda menos simples, dos sogros) e não de uma babá, que é paga. Ninguém ousa dizer a essa vovó que presta tantos serviços que ela poderia comportar-se de outra maneira, pois isso poderia ofendê-la. Então, as frustrações se acumulam, até o momento em que a taça transborda de fato.

Nesse ponto, não existem mil soluções. É preciso zerar tudo ou considerar uma necessária distância. A primeira solução exige tempo, tato, longas discussões, fora da presença da criança. Explicar os motivos e afirmar a sua posição se torna salutar. Essa atitude consiste em (re)instaurar relações saudáveis, suportáveis para todos e que deixarão à criança toda a liberdade para aproveitar plenamente o convívio com a vovó.

A segunda solução, mais radical, é às vezes igualmente proveitosa. Quando as coisas foram longe demais, é preciso decidir-se a cortar o cordão umbilical. Não aquele que liga você ao seu filho, mas aquele que ainda liga você à sua mãe.

O fato é que muitos são aqueles que acabaram brigando com seus pais por causa dos seus filhos, embora estes nada tenham a ver com isso. É uma pena!

- *Armadilhas a evitar*

Não se esqueça de estabelecer regras comuns, desde o início. Isso é primordial. Não imagine, ingenuamente, que a situação fica estável, de uma vez por todas. Se todas as quartas-feiras o seu filho fica com a avó, para você ir à ginástica, a vovó pode se tornar a saída de socorro sistemática e indispensável. É prático, mas... a mãe deve saber como recuperar o que lhe cabe. Senão, ela ainda terá direito de queixar-se da situação?

Minha irmãzinha é diferente

- *O lado dos pais*

Como não se deixar afetar pela doença de um filho, principalmente se for uma doença crônica ou uma deficiência mental ou motora? Essa notícia é sempre vivida como uma catástrofe. O choque dá lugar à revolta. Depois, ao sentimento de injustiça. Depois, ao abatimento.

Passado o primeiro choque, é preciso dar a triste notícia aos irmãos e irmãs, à família, às pessoas próximas, e enfim, o que não é fácil: *conviver com isso*, na vida cotidiana. E a última tentação é concentrar-se na criança doente, esquecendo que ela também tem irmãos e irmãs.

- *O lado da criança*

Quando se tem uma irmãzinha "excepcional", doente, atravessam-se, forçosamente, mil pequenos dramas secretos. Como resume Adriana, simplesmente: "Às vezes, eu tenho vontade de ficar doente para eles tratarem de mim. Eu queria que o papai e a mamãe lessem grandes histórias para mim, de noite, escutassem eu contar as minhas coisas e me levassem para passear, só eu." Ao longo do tempo, Adriana mediu as conseqüências da deficiência da irmã, aceitou-as, o que nem sempre era fácil, principalmente quando convidava os amiguinhos para ir à sua casa. Entretanto, Adriana adora a irmãzinha e faria qualquer coisa para facilitar-lhe a vida.

- *Opinião do psicólogo*

O que acontece quando se é pai(mãe) de uma criança diferente, que exige mais cuidado que as outras? No começo, os pais são confrontados — inconscientemente, é claro — com uma alternativa cruel: concentrar-se nessa criança, em prejuízo dos seus irmãos e irmãs, ou então não fazer isso. Em ambos os casos, o equilíbrio da família fica modificado.

Queremos defender aqui a causa da criança saudável, muitas vezes esquecida e abandonada a si mesma.

Parece-nos essencial reconhecer e medir o seu prejuízo. Na verdade, e sem que ninguém desejasse isso, ela também é lesada. Tem necessidade de

atenção e de momentos de disponibilidade exclusiva, a fim de que o seu desenvolvimento psicológico se faça tão harmoniosamente quanto possível.

Ainda mais porque ela também tem preocupações. Muito cedo, já aos três anos, ela pode sentir-se culpada por estar em boa saúde e assumir a reparação da injustiça sofrida pelo irmão ou irmã deficiente.

Ela expressa isso de modo simples, cobrindo o doente de cuidados e pondo-se sempre depois dele. Essa submissão, interpretada pelos pais como gentileza, docilidade e hipersensibilidade, mascara, na verdade, um sofrimento e uma busca de reparação. Esses sentimentos a levam pouco a pouco a apagar-se diante das outras crianças do ambiente, a ser medrosa e sem defesa diante delas, pois tem na cabeça um modelo de posicionamento que é, paradoxalmente, o da inferioridade.

Os pais, iludidos por essa gentileza manifesta, podem pedir-lhe ainda mais, pois eles próprios necessitam de apoio.

Infelizmente, isso apenas mantém a criança saudável na posição de dominada e relegada ao segundo plano. Essa é a história de Mônica (quatro anos e meio) e sua irmã Mariana (dois anos). Esta não anda, se expressa apenas por sons, chora muito e às vezes sente dor. Mariana tem uma deficiência motora e cerebral. Mônica é muito dedicada à irmã e divide tudo com ela: o lanche, as refeições, o "paninho", o quarto... Faz questão absoluta de empurrar o carrinho de Mariana, segurar-lhe a mão na rua, brincar no chão com ela, buscar a chupeta quando ela pede, antecipando as suas necessidades. Em resumo, quer tornar-se indispensável. E quando Mônica desenha, Mariana ocupa o espaço todo, enquanto ela própria aparece minúscula, abandonada num canto do papel.

Os pais decidem consultar um psicólogo, porque certos sintomas os preocupam: Mônica está fazendo xixi na cama, não se integra bem com as outras crianças da escola, faz manhas. As entrevistas mostram que Mônica se dedica demais à irmã e, com isso, não pensa suficientemente em si própria. Inconscientemente, está pedindo aos pais que façam dela também uma criança diferente. E gostaria de que eles a valorizassem mais. O trabalho do psicólogo será dar aos pais idéias e meios para devolver a confiança a Mônica, que se dispersa e não se contém (enurese); que não sabe observar as regras da vida em coletividade, porque não sabe tratar de si mesma; e que faz manhas porque não sabe dizer de outra forma "prestem atenção em mim!".

No período edipiano, a criança saudável pode escolher, como fez Mônica, seduzir o pai(mãe) preferido(a) e fazer-se apreciar por ele, sendo especialmente atenta, generosa e delicada para com o irmão ou irmã doente. Isso pode levá-la a dar demais, ajudar demais, servir demais e acabar por esgotá-la por muito tempo. Toda a sua energia vai para isso. Em semelhante caso, os pais devem ousar ensinar ao filho a ser um pouco mais egocêntrico e voltado para si mesmo.

O sentimento de culpa da criança e a sua necessidade de reparação se impõem às vezes a ela, sem que ninguém tenha lhe sugerido isso. Entretanto, acontece que essa mensagem latente seja veiculada pelos próprios pais, sem que o saibam. O seu discurso induz, às vezes, uma idéia de reparação coletiva. Toda a família deve ser solidária, unida, em torno... da deficiência. É um erro. As famílias são feitas de individualidades que devem ser respeitadas, a da criança deficiente tanto quanto as dos seus irmãos ou irmãs.

Naturalmente, os pais têm o direito de serem levados por essa noção de reparação e ninguém pode impedi-los de trabalhar nesse sentido, mas, pelo menos, esse sentimento não deveria contaminar as outras crianças e toda a família. Elas também precisam crescer, constituir-se física, afetiva e socialmente.

- *O que você pode fazer*

Existem hoje instituições, associações, especialistas que podem ajudá-los e aconselhá-los. Não hesitem em recorrer a eles, o quanto for necessário. Aprendam a delegar por momentos as suas funções, sem culpa e sem pensar que vocês são os únicos que "sabem tratar bem" do seu filho doente ou deficiente. Pensem nele. Pensem em vocês. Pensem nos seus outros filhos.

Um pouco como se se tratasse de pais idosos, alguns cuidados devem ser justamente dados por outros, para aliviar o fardo cotidiano.

Essa ajuda, quando possível, contribui para um certo equilíbrio familiar. Ela permite suportar melhor a situação.

Às vezes, instintivamente, para proteger-se, os pais minimizam a deficiência, dizendo que darão conta dela sozinhos, sem qualquer recurso externo. Assim, correm o risco de sobrecarregar-se, negligenciando o resto da família.

Os outros filhos podem viver uma existência mais leve e sentir-se menos culpados, se a atenção da família não estiver focalizada na deficiência. Isso significa aproveitar os bons momentos que se apresentam e criar ocasiões de encontro e distração. Isso abre os horizontes. Os irmãos devem poder participar de atividades de lazer, encontrar os amigos, ir ao cinema sem a presença obrigatória do irmão ou irmã deficiente. Recorram à baby-sitter, aos avós, aos padrinhos e madrinhas.

Para revalorizar a criança saudável, falem com ela das qualidades que ela tem e que vocês tanto apreciam. Tirem fotos dela sozinha, ofereçam-lhe momentos de cumplicidade exclusiva. Se for o caso, façam com que ela note que ela se ocupa um pouco demais do seu irmão ou irmã deficiente.

Ela deve ouvir, da sua boca, que tem o direito de pensar em si mesma. Que está autorizada a não querer brincar sempre com a irmã ou irmão e sempre dividir os brinquedos. Que pode até, às vezes, sentir raiva dela(dele) e expressá-la diante de vocês, como faria qualquer criança com qualquer irmão ou irmã. Cabe-lhes explicar, em contrapartida, que a doença ou deficiência está, talvez, na origem de certos comportamentos difíceis e quanto a isso, infelizmente, nada se pode fazer.

Há alguns livros dedicados à deficiência.

Uma boa dica é a coleção "Meu amigo Down", de Ângela Werneck, da WVA.

- *Armadilhas a evitar*

Não peçam demais ao seu filho saudável, tolerem que ele viva a sua vida normalmente, às vezes egoisticamente, como toda criança da sua idade. Aliás, isso ajudará a criança deficiente a socializar-se mais facilmente, pois poderá apoiar-se num modelo "habitual" de comportamento.

Entrem em contato com outras famílias que tenham as mesmas dificuldades. É reconfortante e às vezes até salutar, mas não se fechem em relações exclusivas com elas. O perigo é esse.

Finalmente, prestem atenção para não cair num pensamento mágico e supersticioso. Não pensem que é uma punição que se abate sobre vocês e sua família, através da doença ou da deficiência. Essa provação não é, de modo algum, o preço de uma falta cometida, que vocês deveriam pagar durante a vida inteira. Esse é um pensamento irracional que o psicólogo encontra muitas vezes e que, infelizmente, é um fardo exorbitante para os irmãos e irmãs saudáveis

A Família Reconstituída

Desde os anos 1970, a família não é mais o que era. Ela se faz e se desfaz ao ritmo das paixões, e dos novos dados sociológicos, como o trabalho das mulheres fora do lar, a creche para crianças menores, a volta dos pais cada vez mais tarde, à noite, para casa etc.

E a criança, em tudo isso?

Para crescer, ela precisa apoiar-se no pai e na mãe. No início, ela tem o desejo de "ser como...", de "parecer com...". É evidente que, numa família unida, em que a alteridade e a divisão dos papéis funcionam bem, tudo é mais fácil do que numa família deslocada, em que não se tem um modelo de referência.

O que acontece, então, quando a família se divide?

Uma falha vem fragilizar as certezas e as referências habituais da criança. Esta fica, durante algum tempo, profundamente perturbada. No centro da tempestade, ela ouve tudo e sente tudo. Pode pensar que a culpa é sua, identificar-se com o destino daquele(a) que é "abandonado(a)", procurar reparar e consolar... Dito isso, também é preciso relativizar a sua desorientação, pois, se o par conjugal se desfaz, o par parental pode subsistir e inventar uma nova forma de equilíbrio para a felicidade da criança.

O novo casamento do pai ou da mãe, ou de ambos (e a chegada de novos irmãos e irmãs) será uma prova adicional a superar. Mas a experiência prova, muitas vezes, que isso é mais uma oportunidade para a criança. A segurança recuperada lhe permite desenvolver-se afetivamente. O contato com o seu padrasto ou madrasta facilita a aprendizagem da autonomia, da singularidade e da abertura de espírito.

A família evolui, portanto, certamente mais dispersa, certamente mais individualista, mas com menos restrições e tabus. Nem sempre, a criança sairá perdendo...

Estamos nos separando

- *O lado dos pais*

A vida a dois terminou em fracasso, e cada um espera que a separação seja mais bem-sucedida, para si mesmo e também para as crianças, que se deseja poupar. Com o peso da culpa, das acusações e das mágoas, tenta-se inventar uma nova vida, um pouco menos amarga e... resolver o mais depressa possível os problemas de organização.

- *O lado da criança*

Quando o papai e a mamãe lhe anunciam que não viverão mais sob o mesmo teto, é como se fosse o fim do mundo. As perguntas desfilam pela sua cabeça: Quem tratará dela? Vai ter de escolher, ficar com um sem o outro? Será definitivamente abandonada por aquele que vai embora? Como será o Natal? Os irmãos e irmãs também serão separados dela e divididos pelos dois?

Durante algum tempo, a separação provoca inibições, dores de barriga, insônias, pequenos distúrbios de comportamento e, naturalmente, sentimentos de abandono com medos particulares, como não ser mais importante para o pai(mãe) ausente.

Entretanto, a criança infeliz está aliviada. Seus pais não vivem mais juntos, e isso muda tudo, pois ela assiste cada vez menos (ou mesmo nunca mais) às suas brigas.

- *Opinião do psicólogo*

Nos anos 1950, a família ainda era o modelo de referência, e pensava-se que o divórcio era responsável por muitas alterações, para a criança. A partir dos anos 1970, de um excesso ao outro, caiu-se na banalização do divórcio, considerado hoje como uma das numerosas peripécias da vida familiar.

O que parece evidente é que o divórcio é uma libertação para alguns e a oportunidade de "recomeçar do zero" ou de "fazer como se..." Será também uma nova chance para a criança? O problema é esse.

Pensamos que, para a criança pequena, é melhor ser feliz separadamente do que infeliz juntos. E, mais ainda, é melhor uma nova família do que dois lares com apenas um pai(mãe).

Parece-nos que o sofrimento psicológico é menor nesse caso, com a condição de que os pais (e eventuais futuros padrastos) respeitem certas regras do novo "jogo das duas famílias".

Os pais precisarão de tempo para decidirem "refazer a vida", como se diz. Diante da experiência amarga da desilusão, diante da solidão, do sofrimento dos filhos e das dificuldades materiais comuns, ficam desencorajados e até deprimidos. Isso é ao mesmo tempo normal e necessário. Esse túnel negro, vivido solitariamente por cada um, leva a um futuro mais sereno.

Enquanto isso, segundo a sua idade, a criança vai reagir à separação, que a angustia de diferentes maneiras. O bebê pode deixar de passar noites tranqüilas e chorar; se for maior, suas aquisições serão mais lentas ou até regredirá: recomeçará a fazer xixi na cama ou a recusar o penico; a marcha apresenta menos interesse para ele, que é mais passivo ou teima em engatinhar. Na creche ou no jardim da infância, é agressivo e morde os companheiros. Na escola, agita-se, fica "insuportável", ou, ao contrário, inibido, fechado em si mesmo ou distraído.

Muitas vezes, o sentimento de culpa o domina. Até os seis anos de idade, a criança é muito egocêntrica e se sente responsável pela infelicidade familiar: se o papai foi embora, só pode ser porque ela é desobediente ou tem notas baixas no colégio. Torna-se insolente com a mãe ou a professora, com o objetivo inconsciente de fazer-se castigar. Entre os quatro e os seis anos, período tumultuado do conflito edipiano, ela pode pensar: "Quis tanto que papai e mamãe se separassem que deu certo!". Apavorado com o seu poder destruidor, vê a realidade superpor-se ao seu imaginário. Um tal poder o satisfaz, mas lhe dá remorsos. Manifesta o seu mal-estar inconfessável com angústias, dificuldades escolares, xixi na cama reacional, tiques, insônias etc.

Outras crianças procuram proteger o pai(mãe) fragilizado pela ruptura. Tornam-se prestativas e obedientes, para aliviá-lo(a) de uma preocupação suplementar, ou então muito ativas e exuberantes, para dar vida ao ambiente e atenuar a tristeza. Mas infelizmente, ao servir de antidepressivo ou de terapeuta para esse pai(mãe), a criança amadurece precocemente, perde um pouco da sua riqueza imaginativa e da sua infância.

Aliás, a separação afeta a ela mesma. Pode sentir-se abandonada por aquele que deixou o lar (majoritariamente, o pai). Então, é tentada a identificar-se com a mãe e às vezes tem dificuldade em dissociar a existência desta da sua própria. **Daí a importância de que a mãe "não se sacrifique por ela" e tenha um projeto de vida próprio. Amando outro homem ou investindo naquilo de que gosta, ela libera o seu filho de uma dívida excessivamente pesada e de uma renúncia que lhe pesa, apesar dos benefícios secundários obtidos.** Isso o ajuda a destacar-se da mãe e a fazer a distinção entre os seus dois destinos. Mais tarde, ele terá menos tendência a reproduzir o que ela viveu ou a reparar isso.

Em geral, é a mãe que fica encarregada da educação. Tem dúvidas e dificuldades em assumir sozinha esse papel. Deve amar o filho sem lhe permitir tudo, cumprir a função de fiscal mas ser acolhedora e compreensiva. Assim, é grande a tentação de fazer "sempre mais", como se fosse preciso compensar a qualquer preço esse divórcio. Atormentada pelo sentimento de culpa, ela é constantemente tentada a ligar todas as solicitações, queixas ou sofrimentos do filho à ruptura conjugal. É, pois, muito importante definir o que se deve realmente a isso — e que muitas vezes se expressa à noite, antes de dormir, ou de manhã, ao partir para a escola — e aquilo que é um problema inerente à educação de qualquer criança. Com ou sem pai em casa, há limites indispensáveis a estabelecer, regras a respeitar. Por que deveria haver tanto remorso? Afinal, uma criança tem de ser educada, seja ela filha de pais divorciados ou não!

As relações com o pai deveriam ser mantidas tanto quanto possível. Um estudo realizado em 1985 revelou que um entre quatro pais não via mais o filho depois da separação, e um entre três apenas o via regularmente. Um estudo recente, realizado pelo psicólogo Gérard Poussin, mostra a evolução favorável desses números: uma entre duas crianças vê o pai a cada 15 dias, menos de uma entre quatro não o vê nunca.

A criança precisa do pai, mas não a qualquer preço. Os encontros devem ser tão tranqüilos e regulares quanto possível, a fim de instaurar uma nova forma de estabilidade e equilíbrio. Que desenvolvimento pode esperar uma criança cujo pai marca os encontros de acordo com o seu humor e cancela na última hora as saídas e os fins de semana planejados com tanta antecedência?

Que modalidade de guarda preferir para os menores?

Pré-requisito indispensável: enquanto os pais puderem se entender, têm o direito de estabelecer o sistema de posse e guarda que desejam para si e seu filho, sem recorrer à justiça.

No caso de separação judicial pedida por um só dos cônjuges, quando imputar ao outro conduta desonrosa ou qualquer outro ato que importe em grave violação dos deveres do casamento e tornem insuportável a vida em comum, os filhos menores ficarão com o cônjuge que a ela não houver dado causa.

Se ambos os cônjuges são responsáveis pela separação, o filho ficará com a mãe, salvo se o juiz entender que de tal solução possa advir prejuízo moral para eles.

Se após um ano de separação de fato os cônjuges vierem a se separar judicialmente, os filhos permanecem com quem estavam até então.

Em qualquer caso, lembramos novamente a importância para a criança da convivência com seu pai *e* sua mãe.

A pensão alimentícia

Seu valor material é evidente para os pais; ela tem também e principalmente um valor simbólico para a criança. O pai não está ali, mas garante a satisfação das suas necessidades. À distância, continua a cuidar da sua manutenção, o que protege e tranqüiliza o filho. Quando o pai aceita pagar a soma arbitrada pelo juiz e o faz regularmente, isso é para a criança uma garantia de seriedade. Ela avalia assim o grau de responsabilidade paterna e pode pensar, na sua cabeça de criança, que o pai ainda a ama, já que trata da sua subsistência.

• *O que você pode fazer*

Vocês devem comunicar a decisão de se separar ao pequeno Bernardo. Estejam ambos presentes. Apresentem as suas razões, mas sem entrar em detalhes nem acusações mútuas.

Aprendam a dar tempo ao tempo. A dor dará lugar à serenidade. Toda separação conjugal impõe, em certo momento, aceitar os fatos, compreender como o casal (e não apenas o seu cônjuge) chegou a esse ponto, e superar o problema. Esse trabalho pode levar vários meses, e até anos. É melhor estar consciente disso.

Por sua vez, Bernardo passará por etapas similares: recusa e esperança ("Será que eles vão voltar?"); raiva e sentimento de injustiça ("Por que fazem isso comigo?"); sofrimento ("Como estou triste!"), impotência ("O que eu poderia fazer?"). Mas, com os meses que passam, ele terminará o seu trabalho de luto e começará a aproveitar as vantagens da situação ("Beleza, tenho duas casas e duas vezes mais presentes de Natal e de aniversário!").

Apesar da dor de vocês, vejam também o lado bom das coisas. Tranqüilizem o seu filho: essa história de amor entre vocês não acabou tão mal assim, pois ele é o resultado dela, e os enche de felicidade.

Estejam convencidos de que a filiação é um laço indissolúvel. Um laço que implica uma responsabilidade em relação ao seu filho. Essa responsabilidade passa, em parte, pelo respeito ao outro cônjuge. Se você procura desacreditá-lo, é o seu filho que você atinge.

Quanto mais cedo vocês estiverem de acordo sobre o que diz respeito ao seu filho, mais rapidamente ele recuperará o equilíbrio. Continuem a dizer "nós", quando falarem a respeito dele. Não hesitem em explicar detalhadamente e o mais cedo possível as diversas mudanças que vão ocorrer no seu dia-a-dia.

No cotidiano

Com o pai, estabeleça logo um esquema (repartição dos fins de semana e das férias); isso evitará que, a cada vez, você tenha de perguntar ao Bernardo com quem ele quer ficar, o que magoaria um ou outro, e principalmente traria para o menino a responsabilidade da escolha, ao passo que essas decisões cabem a vocês.

Tente conservar a mesma babá, que trabalhará nos dois lares.

Não hesite em recorrer, tanto quanto necessário, aos avós e aos padrinhos e madrinhas, desde que estes não ponham lenha no fogo, tomando o partido de um ou de outro. Quando há uma separação, não existe forçosamente um culpado, mas sempre há pessoas que sofrem e se sentem traídas ou lesadas.

Explique a Bernardo que períodos de depressão e crises de choro são naturais, para ele e para você: "Todas as crianças que têm pais separados também choram. A maioria se sai muito bem, nós também conseguiremos. Não se preocupe demais."

O papai não mora mais em casa; apesar da raiva ou da dor, deixe Bernardo vê-lo e telefonar-lhe tanto quanto quiser. Garanta isso a ele, logo de saída.

Se possível, seria bom que ele continuasse a freqüentar a mesma creche, ou escola, ou que continuasse a ficar com a mesma babá. Mantenha as mesmas atividades extraclasse.

Se ele visita regularmente o pai, faça para ele um álbum de fotos completo, que ele guardará na casa do pai. Faça a duplicata dos seus livros e brinquedos preferidos.

Combine com o pai o ritual da hora de dormir. Nas duas casas, depois do jantar, escovam-se os dentes, conta-se uma história, dá-se um beijinho de boa-noite, mesmo que cada um faça isso a seu modo.

Durante os primeiros anos da separação, se vocês se entenderem suficientemente bem, é bom que as festas importantes ainda ocorram "em família".

Para levá-lo à escola ou buscá-lo, estejam disponíveis, pelo menos durante os primeiros meses. A angústia de abandono e a angústia de separação são especialmente agudas nessa fase. Evoquem juntos os projetos a curto prazo, o amor que vocês têm por ele. Tudo isso cria laços.

Se ele estiver doente no fim de semana em que vai ficar com o pai e se não for obrigado a permanecer de cama, deixe-o ir assim mesmo. Certamente, o pai saberá tratar dele.

Você pode recusar-se a apresentar o seu filho ao pai(mãe), que dispõe de um direito de visita e de residência? A resposta é não. O artigo 15 da Lei 6.515 prevê que "os pais, em cuja guarda não estejam os filhos, poderão visitá-los e tê-los em sua companhia, segundo fixar o juiz, bem como fiscalizar sua manutenção e educação." Mesmo que o seu Bernardo se recuse a ver o pai, você deve incentivá-lo a isso, salvo por razões de excepcional gravidade. Faça com que ele compreenda que o pai também pode ter vontade de vê-lo e ele deve fazer concessões... É o único meio de evitar uma perpétua guerrilha.

A pensão alimentícia é uma coisa, outra coisa é oferecer presentinhos ou passeios-surpresa à criança. Essas atenções, esses pequenos "algo mais", lhe mostram que o pai não se limita às obrigações. A noção de prazer acrescenta um pouco de ternura e de espontaneidade ao ato legal obrigatório.

Encontram-se livros simples, corretos e às vezes muito engraçados, apesar da seriedade do tema, para todas as idades. Para dois-três anos: *Uma família parecida com a da gente*, de Rosa Amanda Strausz, Ática. Para seis-sete anos: *Dois de cada*, de Babette Cole, Ática. A partir de sete anos: *João tem duas casas*, de Dominique de Saint Mars, Companhia das Letrinhas.

- *Armadilhas a evitar*

Não esperem que o seu "queridinho" chegue a uma certa idade para vocês se divorciarem. Com isso, ele ficaria obrigado a carregar, durante todo esse tempo, um fardo bem pesado, sem falar que ele se tornaria, assim, o fator principal do divórcio.

Não mascarem a realidade. É *preciso* dizê-la. Certos pais, que decidem consultar o psicólogo, alimentaram durante meses, no filho, a ilusão de que tudo ia bem para o casal. Foi o caso do pai de Heloísa, que ficava com sua filha até ela dormir e ia embora logo depois. De manhã, voltava às 7:30, quando ela se levantava. No domingo, levava bolos. Isso não impediu a criança inquieta de adormecer cada vez mais tarde e multiplicar os despertares noturnos, para verificar o que já adivinhava, no fundo de si mesma. Os pais acabaram levando-a a um psicólogo, que simplesmente explicou à menina o que os pais tanto temiam dizer-lhe: "O papai e a mamãe estão separados." Os sintomas cessaram imediatamente.

Tentem não utilizar o pagamento da pensão alimentícia como moeda de troca para deixar que o pai veja o filho. Evidentemente, é tentador jogar com o lado afetivo, se a mãe não tem recursos e o ex-marido não dá importância a essa situação. Nesse caso, é melhor que o juiz de assuntos famíliares intervenha.

Não tome o comportamento do seu filho ao pé da letra: se ele parece ter dificuldade em deixar a casa e os seus pequenos hábitos para ficar com o pai, isso não significa que ele está se recusando a vê-lo. Está apenas expressando a sua dificuldade em se separar tantas vezes de vocês dois.

Mas, principalmente, evite sugerir-lhe a idéia de que as visitas ao pai lhe fazem mal, com a finalidade de solapar, pouco a pouco, o direito de visita paterno. Com esse joguinho, todo o mundo perde: primeiro o seu filho, que acabará pensando isso; você, que de qualquer forma será obrigada a deixá-lo com o pai; e este, que sofrerá com isso ou se desinteressará pouco a pouco do problema...

Se os conflitos do casal continuam apesar da ruptura, o seu filho pode perder a confiança no futuro, ou até ter uma verdadeira depressão. Em contrapartida, se o clima entre vocês se estabiliza, se ele constata que continua a ocupar um lugar essencial na vida de ambos, então ele poderá novamente retomar a esperança e fazer projetos. Vale a pena tentar, não é mesmo?

Zoom
Os namorados da mamãe

Cicatrizadas as primeiras feridas, você pode ser levada a viver uma nova vida sentimental. Muitas perguntas são feitas então: É preciso falar desse "namorado" com os seus filhos? Como levá-lo pela primeira vez à sua casa e como chamá-lo, para as crianças? Ele pode dormir na sua casa? É preciso salvar as aparências?

No início, explique que você está saindo com um amigo. É um modo neutro de apresentar essa nova relação, se você sentir que ela pode durar. Depois, após algumas semanas, comece a falar do seu "namorado". Ele poderá telefonar regularmente, depois fazer visitas, cada dia mais longas, para levá-la ao cinema ou ao restaurante. Até o dia em que ele passar a noite na sua casa. Quando você der essa notícia a uma terceira pessoa importante para a família, ele se tornará um companheiro um pouco mais "oficial".

Em todo o caso, esteja certa de que ele não será um problema insuperável para as crianças, se você respeitou o tempo de adaptação necessário, e se elas vêem que você está outra vez contente graças a ele. Uma mamãe feliz e um pouco menos "agarrada no pé" dos filhos é uma ótima coisa para eles.

Outra situação, objeto de muitas perguntas nas entrevistas com o psicólogo: você deixou o seu marido para refazer a sua vida com a pessoa que ama em segredo há meses ou anos. Nesse caso, é desejável apresentar logo o seu novo companheiro, já que você está certa dos seus sentimentos recíprocos? E quando pensar em fazê-lo morar com a sua família?

Parece-nos essencial respeitar um certo tempo de "virgindade", isto é, um tempo de latência durante o qual o novo cônjuge ainda não exista para os filhos. Sem esse prazo indispensável, o verdadeiro trabalho de luto não pode começar, nem para você nem para eles. O fracasso conjugal deve ser confirmado. A ausência do pai deve ser sentida e depois relativizada, para ser finalmente superada. A criança deve retomar confiança em si e no futuro, e não ver um intruso chegar imediatamente para ocupar o primeiro lugar no coração da mãe. Em nossa opinião, preencher depressa demais o vazio a fim de evitar o sofrimento seria um engano.

Esse é o tempo que você deve ao pai dos seus filhos.

Ele lhe permite apreciar até que ponto o seu novo companheiro quer dedicar-se a eles e os prepara para a vinda do futuro padrasto.

Concretamente, quanto esse prazo deve durar? A resposta depende dos seus filhos e do tempo que lhes é necessário para integrar verdadeiramente a separação definitiva do primeiro casal. Vários meses para alguns, anos para outros.

Esse prazo não a impede, evidentemente, de manter a relação com o seu companheiro; ele serve, antes, para delongá-la.

Tenha coragem! Essa promessa de felicidade tem, além disso, virtudes terapêuticas: para você, primeiramente, pois você terá uma melhor imagem de si mesma como mulher; para as crianças, depois, já que aos seus olhos você estará feliz, cheia de esperanças e projetos. Isso é muito melhor do que uma interminável depressão, depois de meses de humilhação, desvalorização e incompreensão.

Passo o fim de semana com o papai

- *O lado dos pais*

O roteiro é clássico: o pai, que acaba de se instalar com a sua nova companheira e os filhos que esta teve de um primeiro casamento, recebe durante o fim de semana e as férias os seus próprios filhos.

O pai. Ele se pergunta como acolher o seu menino ou a sua menina de maneira calorosa, ao passo que nada mais é como antes, nesse novo local, com uma nova companheira e outros filhos, que não são os seus irmãos e irmãs. No começo, não sabe como agir para ajudar o seu filho a superar essa tripla dificuldade...

A mãe. Às vezes, ela é contrária a essa situação e duvida de que saibam tratar do seu filho tão bem quanto ela. Teme que lhe ensinem princípios diferentes dos seus. Tenho que "consertar" tudo, a partir da segunda-feira de manhã!, pensa ela.

A madrasta. Ela pode ficar contente ao ver o marido tão feliz por reencontrar a sua prole, mas é preciso reconhecer o aspecto delicado da situação; sem falar dessa regularidade tão pesada de suportar, quando as coisas correm mal. Essa obrigação pode tornar-se então difícil e temida.

- *O lado da criança*

A perspectiva de ver o pai alegra o menino... *a priori*. Todavia, a sua felicidade é relativizada pelo que diz a mãe, pelo que sente pela madrasta e pelo que espera do pai. Este saberá defendê-lo, se necessário, e cuidar dele sozinho? Enquanto não estiver tranqüilo quanto a isso, ele se fará perguntas e até provocará o pai, para testá-lo e obter uma resposta.

- *Opinião do psicólogo*

Vamos considerar o caso mais freqüente. O filho ou os filhos do pai passam o fim de semana na casa da sua nova mulher: esta pode ter grande satisfação em cuidar deles. Mas às vezes, por questões de ciúme ou de autoridade, a situação pode tornar-se complexa, quando a madrasta quer que eles obedeçam aos seus princípios. Uma vez passada a fase da polidez, os conflitos e choques emergem.

O exemplo seguinte mostra as dificuldades de Julieta. Ela pede à sua enteada, Clara, que está à mesa, que respeite as mesmas regras que os seus filhos. *A priori*, isso não é complicado. Mas não só Clara se opõe; o papai também colabora, defendendo-a e contradizendo a sua companheira. Assim, ele solapa a autoridade de Julieta e a desqualifica diante da menina e das outras crianças, que constatam que Clara tem direito a favores, naquela casa. Para agravar a situação, acrescenta-se a opinião da mãe de Clara, ciumenta e agressiva, que não admite, de forma alguma, que uma estranha decrete a conduta da filha, nem por um fim de semana.

Assim, cada um defende a sua posição:

- *Clara*. Impuseram-lhe essa situação e ela tem de aceitá-la. No começo, pelo menos, para satisfazer a mãe, ela se sente obrigada a opor-se à madrasta, a fim de deixar bem claro de que lado ela está. Como seu pai a apóia, sente-se duplamente autorizada.
- *Julieta*. Além dos próprios filhos, tem de assumir o papel de madrasta, reconhecido como mais difícil do que o de padrasto. Se mantiver a distância e mostrar-se neutra, será acusada de egoísmo; se, ao contrário, mostrar-se maternal ou autoritária com a enteada, pensarão que quer apropriar-se dela ou educá-la, no lugar da mãe legítima. A dificuldade é ainda maior porque as suas relações com Clara são ocasionais e esparsas. Entretanto, deve tecer laços bastante estáveis com a menina, o que a obriga a viver cada uma das suas passagens pela casa com muita intensidade, oscilando entre concessões e regras de vida.
- *O pai*. Seu lugar não é fácil. Deve, ao mesmo tempo, poupar a companheira e proteger a filha. Às vezes, é grande a tentação de proteger a menina, à qual ele impôs essa situação: ele gostaria tanto de que ela não se sentisse rejeitada!

• *O que você pode fazer*

Num dado momento, o pai (ou mãe) deverá forçosamente apresentar o novo cônjuge à criança. Isso não se limita às apresentações banais, mas é um ajuste da situação: "Então, agora você vai passar as férias e os fins de semana com a Julieta. Naturalmente, ela não é a sua mãe, mas é a minha nova companheira." Diante do seu filho, o pai dá assim um lugar real a Julieta e, ao mesmo tempo, define a sua posição na família e a sua função de madrasta.

Na mesma ocasião, é melhor definir o que a criança pode esperar dessa pessoa, assim como o que não pode esperar. Desse modo, o contrato fica claramente estabelecido, com limites tranqüilizadores. Entretanto, é necessário precisar que, quanto às questões importantes para a criança (mudança de escola, férias etc.), o padrasto ou madrasta, em princípio, não têm que decidir. Os pais legítimos estão ali para isso.

É extremamente importante que o padrasto (madrasta) reconheça o lugar e a função do pai(mãe) "oficial", que mostre que não deseja afastá-lo e que a criança está perfeitamente autorizada a falar dele. Se necessário, o telefone e o álbum de fotos estão à sua inteira disposição.

Como ser chamado(a) pelo seu enteado ou enteada? Tudo depende da idade e da própria criança. Antes dos três ou quatro anos, os menores têm a tendência de chamar todo o mundo de papai ou mamãe. Isso não deveria ser um problema, com a condição de que a criança saiba bem quem são os seus verdadeiros pais. Essa fase é passageira, pois certamente virá um outro período, quando ela chamará o novo cônjuge pelo seu nome.

Por lealdade ao pai ou mãe excluído, ela também pode se mostrar como opositora à situação. É um direito seu — que deve ser respeitado. Com o tempo, ela compreenderá que pode gostar da companheira do pai, sem ser infiel à mãe.

Enquanto isso, prepare-se para algumas boas crises de ciúme entre "irmãos e irmãs" de pais ou mães diferentes. Elas são naturais, e a criança deve sentir-se autorizada a expressar os seus sentimentos. Todavia, se essas crises tomarem proporções alarmantes, pense em falar seriamente com a criança, para aliviá-la.

- *Armadilhas a evitar*

Não exagere, para seduzir a filha do seu companheiro. Nem excessivamente "amiguinha", nem excessivamente distante; não a compre com presentes — aliás, ela não se deixaria iludir. Seja simples e natural. É sendo você mesma que você conseguirá o melhor resultado.

Se ela lhe responder: "Com a minha mãe, pelo menos, não é assim", o que fazer, senão suportar? Provavelmente, isso é verdade, talvez você não se pareça em nada com a mãe verdadeira. Responda simplesmente que, na casa dela, a criança pode fazer o que quiser, mas que, na sua casa, ela deve agir de outro modo. Você saberá ser paciente. Respeite o tempo necessário à criança para que ela se adapte a você e a adote.

Mamãe vai se casar de novo

- *O lado dos pais*

Quando uma pessoa "refaz a vida", fica dividida entre a felicidade de fundar uma nova família e a necessidade de reparar o fracasso do casamento precedente. Mas a dúvida está ali: com a experiência, ela sabe que um novo fracasso conjugal é sempre possível, desestabilizante para si própria e, infelizmente, também para os filhos.

Até os pequenos atos de todos os dias são fonte de preocupação. Como as crianças vão se entender com esse padrasto (madrasta) que lhes é imposto? Sou eu que vou ter que resolver, sempre eu, os eventuais conflitos? Vale a pena, mas é muita pressão!

Quanto ao "ex", este tem duas maneiras de reagir: ou admite que a sua primeira mulher se case e, logo, que os filhos que tiveram juntos terão uma nova família; ou a mágoa e a dor ainda são tão grandes que ele é completamente incapaz de aceitar esse projeto, e pode, conscientemente ou não, opor resistência para sabotá-lo — pelo menos no espírito das crianças.

- *O lado das crianças*

Algumas crianças, como Vítor, são naturalmente propensas a acreditar em milagres. Imaginam que, com um golpe de varinha mágica, seus pais voltarão a amar-se como antes, se...

A notícia do novo casamento de um deles significa, desta vez, a separação definitiva de "Papai-Mamãe". É um golpe duro! Vítor teme que todo o seu passado desapareça e que uma parte da sua vida (certamente a melhor, em sua opinião, pois foi passada com eles) se apague com esse novo casamento. É por isso que, mesmo que goste do companheiro de sua mãe, ele se mostrará opositor e agressivo, ou então triste e fechado. Sem contar que ele se sente em posição falsa, diante do seu pai. Teme fazê-lo sofrer, vivendo agora com outro homem, e mais ainda se achar que este é bom e começar a gostar dele. Então, para ser leal ao "verdadeiro" pai, passada a fase da polidez, o rebelde se sentirá obrigado a opor-se ao padrasto, a fim de lhe mostrar de que lado ele está.

- *Opinião do psicólogo*

Filhos menores de idade que vivem com o pai (ou, essencialmente, a mãe) e o seu novo cônjuge. Essa situação está longe de ser excepcional. Tanto melhor! **O novo casamento da mãe (ou a sua união com outro homem) é muitas vezes uma chance para o filho, principalmente quando o padrasto deseja tecer verdadeiros laços afetivos com ele e educá-lo, sem tomar o lugar do pai.** Os sintomas desaparecem rapidamente: o humor da criança melhora, ela parece menos inquieta e menos agressiva, sente-se mais tranqüila na hora de dormir, pois o padrasto representa simbolicamente a força, e conseqüentemente uma imagem estruturante que lhe dá segurança. Essa segurança recuperada lhe permite desenvolver-se afetivamente. Seus choques e manhas com a mãe se apagam pouco a pouco. A harmonia familiar retorna. A relação se enriquece com o contato com esse novo adulto, que traz uma educação diferente e valores suplementares, que ajudam a criança a se construir de outra forma.

Entretanto, pelo menos nos primeiros meses, nem tudo é cor-de-rosa. Os menores chuparão mais ainda o dedo, se agarrarão ao "paninho" ou voltarão a fazer xixi na cama. Na escola, a criança ficará distraída e pouco concentrada, pois está em plena reorganização psíquica. Além da travessia, às vezes agitada, do complexo de Édipo, perguntas ainda se apresentam e dúvidas quanto ao futuro persistem. Ela fica particularmente receptiva às mensagens enunciadas pelo pai verdadeiro. Se este se sente traído ou lesado por ver menos o seu próprio filho do que o novo companheiro da sua ex-mulher, se põe em dúvida a capacidade desse homem para educá-lo bem e tomar conta dele, se sofre por estar separado do filho, a criança pode sentir culpa e tornar-se agressiva em relação ao padrasto. Pode sentir-se investida de uma missão que consiste em reparar essa situação. E mesmo quando seu pai se mostra relativamente neutro, a criança pode compreender os fatos à sua maneira, reinterpretá-los e, finalmente, querer testar o padrasto.

Daí a necessidade de falar com ela, para libertá-la dos seus tormentos.

As explicações do pai ao filho... Primeiro, é o pai que deve se manifestar, pois o seu filho o vê como a primeira vítima desse novo casamento. Se esse é o caso, ele deve dizer ao filho que, mesmo que esteja triste ao ver sua mãe casar-se de novo, ele considera que é uma segunda chance para ela e ele, filho. Assim, ele não tem que detestar esse padrasto para contentar o pai.

... e as explicações da mãe... Ela deve expressar as suas esperanças sem negar as dificuldades futuras e aceitar as eventuais críticas do filho, sem ser tentada a justificar-se permanentemente. O importante é preservar a confiança e o diálogo mãe-filho.

... e as do padrasto. Imediatamente, ele deve tranqüilizar o enteado ou enteada, e dizer-lhe que nunca será o seu pai (uma criança de dois anos já

compreende isso). Ele é "o padrasto". Se for capaz disso, pode até garantir à criança que sempre respeitará a imagem do seu pai (sem julgamentos de valor nem críticas a seu respeito). Assim, a criança se sentirá mais cedo liberta do dilema de amar ao mesmo tempo os dois homens que a educam. O padrasto deve confirmar que a criança pode contar com ele em certas situações: por exemplo, diante dos irmãos e irmãs, freará as rivalidades, restabelecerá a posição de cada um (primogênito, "do meio", caçula); em resumo, garantirá a coesão do grupo. Também estará presente na educação, no dia-a-dia, e fará com que a criança respeite a sua mãe. Como o pai teria feito, aliás.

Um novo casamento tem repercussões psicológicas na criança, a longo prazo? É difícil fazer previsões. Entretanto, se o padrasto investe afetivamente na criança, se participa da sua educação sem ir além dos seus direitos e das suas funções, e se respeita a mãe desta, a criança tem todas as chances de se desenvolver como em uma família clássica, apesar do divórcio dos pais. Ela encontrará um enriquecimento na nova família recomposta, será dotada de uma maior faculdade de adaptação e de uma abertura de espírito mais acentuada. De qualquer forma, aprenderá que um pai e um padrasto são diferentes; sem dúvida também descobrirá mais cedo a autonomia. Um estudo americano, citado em *Les enfants du divorce* pelo psicólogo Gérard Poussin, parece confirmar isso: "As filhas de pais separados cujas mães não se casaram novamente evoluíam de maneira similar às filhas que viviam em famílias unidas. Os filhos de pais separados cujas mães não se casaram novamente apresentavam mais distúrbios de comportamento, com uma inserção social não tão boa quanto os filhos que viviam em famílias unidas. Essa diferença desaparecia quando a mãe estava novamente casada há mais de dois anos."

- *O que você pode fazer*

As relações com o seu filho. Mais do que nunca, mantenha a comunicação e entenda o que está ocorrendo. Previna-o de que as regras mudaram ou mudarão. Exemplo: não se entra mais no quarto do casal sem bater. O seu filho compreenderá que você precisa de tempo e de intimidade com o seu novo cônjuge.

Explique as ausências do padrasto, certas noites ou no fim de semana, pois ele também tem que se encontrar com os próprios filhos; isso evitará que o seu faça suposições e pense que você está abandonada.

Principalmente nos primeiros tempos, multiplique os momentos de disponibilidade e de intimidade exclusiva com o seu pequeno "grudento", sem o novo cônjuge.

Lembre-lhe que esse novo casamento é importante para você. Afirme a sua felicidade, ao invés da sua culpabilidade por obrigá-lo a viver numa nova família. Apesar de tudo o que se diz, acredite que ele prefere vê-la casada de novo e feliz a vê-la sozinha, sofrendo e sacrificando-se por ele.

Em caso de crise com o seu pequeno rebelde, **repita, tantas vezes quanto necessário, que ele não tem que fazer o padrasto pagar pelo seu divórcio. De qualquer forma, o pai dele ou você teriam partido, um dia. Além disso, ninguém está querendo tomar o lugar do pai dele...**

Em caso de conflito no novo casal, fale simplesmente e sem disfarce ao seu filho. Como em todas as famílias, você está atravessando uma crise passageira; não é porque você se casou de novo que é obrigada a ser permanentemente impecável. Explicitando em palavras o que sente o seu filho ansioso, você evitará que ele perca a confiança em você e no padrasto, e que o clima degenere.

As relações com o seu companheiro. Aceite a idéia de que o seu companheiro possa não amar imediatamente o seu filho. Suportar manhas e crises de nervos não é óbvio para um pai, e menos ainda para um padrasto. Um tempo de adaptação mais ou menos longo deverá passar, esteja consciente disso...

Deixe o seu companheiro intervir na educação cotidiana do seu filho. Também ele tem algo a dizer, já que tudo isso ocorre debaixo do seu teto. É graças a isso que ele construirá um laço duradouro com os seus filhos e que a família se recomporá, verdadeiramente.

Como um casal clássico, mostre-se sempre de acordo com o seu cônjuge a propósito do seu filho, senão este se aproveitará dos seus desentendimentos a respeito dele para envenenar a situação e testar os seus limites. Ele logo aprenderá a dividir para governar. Mas, se você não concorda com certas posições educativas do seu cônjuge, resolva o problema entre vocês dois.

As relações do seu filho com o pai. É importante que o seu filho se sinta autorizado a falar do pai (mesmo que repita religiosamente tudo o que este diz), telefonar para ele, chamá-lo nos momentos mais delicados (castigo, dificuldade para dormir etc.). Deixe que ele tenha a foto do pai no seu quarto.

Suas relações com o ex-marido. Você deve deixar o seu filho ficar com o pai, sem questionar perpetuamente as decisões do juiz.

Como lhe entregar a criança? O pai deve ir até a casa, arriscando-se a encontrar o seu novo cônjuge? Você deve levar a criança até o pai? O seu novo marido pode fazer isso? Você deve deixar o pai apanhá-lo na saída da escola?

Evidentemente, a resposta depende do bom entendimento entre os adultos.

Para a criança, o ideal seria ver o pai passar alguns minutos no ambiente onde ela vive e ouvir que vocês conversam a respeito dela (resultados escolares, recomendações particulares, convites dos amigos, eventualmente por escrito, para os pais "cabeça no ar".) Se esse ideal não pode ser atingido, explique-lhe que, com o tempo, talvez vocês cheguem a um entendimento melhor. Enquanto isso, escolha lugares de encontro neutros (na portaria, perto do carro), que evitarão que o seu filho sofra (mais uma vez!) com os conflitos do ex-casal.

Em certas ocasiões (Natal, aniversário), a família ampliada poderia se encontrar, com todos presentes, para a felicidade das crianças, mas isso também exige que muitas coisas possam ser superadas.

- *Armadilhas a evitar*

Não deprecie a imagem do pai na presença da criança. Não autorize o seu companheiro a falar mal do seu ex-marido. Intervenha. É preciso que, pelo menos, você reaja e diga: "Eu não quero que você fale assim na presença do meu filho", subentendendo-se: "Você não deixa de ter razão, mas devemos respeitar a imagem do pai dele."

Em virtude do laço de filiação indissolúvel, não se recuse a confiar o seu filho aos avós paternos. Apesar do divórcio, eles continuam sendo "vovô" e "vovó". Essa relação faz parte das raízes e do equilíbrio da criança. É também uma forma de respeitar o lugar do pai. Todavia, se os avós em questão põem lenha no fogo, explique-lhes claramente que isso não é bom para eles, nem para o neto ou neta. Para bom entendedor...

Apesar do seu desejo de agir bem, o padrasto deveria limitar-se a ajudar a fazer os deveres, mas sem interferir demais na vida escolar da criança (reunião de pais, convocação da professora etc.) Legitimamente, e quando está presente, é ao pai que cabe essa função. Do mesmo modo, também é ele que deve participar das decisões essenciais na vida da criança (mudança, intervenção cirúrgica, partida para o estrangeiro).

Zoom
Mamãe vai ter um neném

Existem famílias reconstituídas em que tudo vai bem, até que um nascimento vem ameaçar o equilíbrio pacientemente conquistado. O mais velho, do primeiro casamento, terá de superar uma tripla dificuldade: como no caso de qualquer nascimento, ele ficará provavelmente com ciúme, mesmo que se mostre atento e afetuoso. Em segundo lugar, por solidariedade ao pai "abandonado", ele pode mostrar-se agressivo e hostil ao bebê do novo casal. Enfim, último obstáculo, que ele vai superar, com o tempo: o novo irmão (ou irmã) terá a chance de viver plenamente com pai e mãe verdadeiros — o que não é o seu caso.

Será importante, então, (re)explicar-lhe que, por causa das dificuldades conjugais que ele presenciou, você se separou do pai dele e quis refazer a vida, por você mesma, evidentemente, mas também um tanto por ele, a fim de que ele tivesse um casal como pais e talvez irmãos e irmãs... o que está ocorrendo agora. O mais delicado consiste em mostrar-se particularmente objetivo(a) diante de cada criança. No início, a tarefa não será fácil, pois o mais velho, vendo que você cobre o bebê de amor e afeto (como em qualquer família), imaginará talvez que está abandonado e é menos amado. Será preciso afirmar-lhe, muitas vezes, o seu amor. Depois, caberá a você, mãe(pai) comum às duas crianças, estabelecer as regras de prioridade em cada circunstância (brinquedos, quarto, refeições, hora de dormir). No interesse de todos, é melhor ser persuasivo, para evitar conflitos e situações incontroláveis, o que levaria você a justificar freqüentemente a sua escolha de vida (novo casamento, novo filho), situação que se torna insuportável, com o tempo.

Em caso extremo, o seu primeiro filho poderá obrigá-la a escolher: "É ele ou eu." Certamente, ele não expressará isso com palavras, mas agirá, seja para monopolizar a sua atenção, seja para que você abandone o caçula.

Seja vigilante, pois. Não se esqueça de informar o pai sobre o nascimento do novo bebê, ou autorize o seu filho a fazê-lo.

Passadas essas primeiras grandes dificuldades, irmãos e irmãs saberão encontrar, como em qualquer família, um terreno de entendimento, e aprenderão a amar-se a seu modo.

Nossos filhos vivem todos juntos

• *O lado dos pais*

A sua família reúne os filhos do primeiro casamento e do segundo, tanto do seu lado quando do seu companheiro. E todos vivem, bem ou mal, sob o mesmo teto. Que salada! Como ser duplamente mãe? O homem deve impor-se como pai dos filhos da nova companheira, sem que o seja?

Pode-se reservar um destino equivalente aos próprios filhos, aos meios-irmãos e aos "agregados" com toda a imparcialidade? É óbvio amar os filhos de um outro? Como evitar privilegiá-los, para não parecer favorecer os seus a toda hora?

• *O lado das crianças*

Como em qualquer família, existem forçosamente bons momentos e rivalidades entre irmãos e irmãs, cumplicidades e atritos. Mas aqui, a questão da demarcação do território está no centro das questões. Trata-se de afirmar em primeiro lugar: "Este é o meu pai", "Este é o meu quarto", "Esta é a minha casa". Os filhos comuns ao casal provocam poucos problemas, pois ainda são muito pequenos. Em contrapartida, os do pai ou da mãe procuram a exclusividade dos seus, o que acaba, às vezes, transformando a casa em barril de pólvora.

Outro motivo de disputa: o padrasto ou madrasta só tem direitos limitados, segundo a criança: "Ela(e) não é minha mãe(pai); não tem o direito de me falar assim; ela tem obrigação de ser sempre gentil."

• *Opinião do psicólogo*

Até a idade de sete anos, as crianças vivem bem a situação original de uma família reconstituída. A memória da família precedente não está muito instalada, certamente menos do que estaria na adolescência. É para os adultos que a situação parece apresentar mais problemas. Se eles começarem a duvidar, as crianças também duvidarão e o expressarão à sua maneira, pois quando estas sentem a menor possibilidade de desestabilizar o casal, não perdoam. Essa é a sua força... e seus limites: querem ver até onde podem ir.

A família reconstituída é também e antes de tudo uma família. Pais e padrastos conhecem as dificuldades de uma família clássica, com seus altos e baixos, seus questionamentos e tensões, suas crises de gargalhadas e suas brigas memoráveis.

A experiência mostra que as reconstituições familiares mais bem-sucedidas ocorrem depois da passagem pela etapa "família monoparental". Na verdade, um trabalho de luto é indispensável antes de se assumirem novos compromissos. Em contrapartida, quando a família se reconstitui logo depois de um divórcio, as dificuldades parecem exacerbadas.

As relações com os próprios filhos. A priori, é natural preferir os próprios filhos aos do cônjuge. E, com a maior boa vontade do mundo, parece difícil ser sempre justo para com todos. Aliás, numa família clássica, é tão fácil assim ser justo com todos os irmãos e irmãs? A isso acrescenta-se um sentimento de culpa em relação aos próprios filhos. Procura-se compensar o sofrimento que lhes foi infligido pelo divórcio, ou limitar a hostilidade que se segue ao novo casamento. Existe pois a tendência a querer protegê-los, ou até superprotegê-los.

Isso fica ainda mais claro quando os filhos do cônjuge são maiores, e se aproveitam da situação ainda instável para submeter o caçula (que também é filho desse mesmo pai) aos seus caprichos.

Alguns pais, conscientes do risco de preferência em relação aos seus próprios filhos, favorecem os do outro, como que para apagar os seus excessos. A criança "legítima" acha isso especialmente injusto e acaba perdendo a confiança no seu pai(mãe). Sentindo-se lesada e rebaixada na nova irmandade, pode mover montanhas de sedução para recuperar um lugar honroso (comportamento impecável na escola ou com a babá, prestação de serviços, "gracinhas" etc.). Ao contrário, pode também exprimir o seu mal-estar de modo passivo: humor triste, isolamento no seu canto, enurese, distúrbios psicossomáticos, dificuldades do sono, falta de apetite etc. Ela mostra assim ao pai ou mãe que o seu lugar não está suficientemente defendido.

Adotar os filhos do outro. Certas mulheres amam imediatamente os filhos do outro, exatamente como os seus, afirmam elas, o que tem como conseqüência consolidar o novo laço conjugal. Dito isso, a árvore não deve esconder a floresta. Nem todos reagem dessa forma, e ninguém se torna padrasto por puro prazer. Escolhe-se o cônjuge, e não necessariamente a tribo que "vem no pacote". Só o tempo ensinará a viver juntos e apreciar-se. Os beijinhos de bom-dia ou boa-noite, os passeios, as férias e até os "estranhamentos" cotidianos, tudo isso acaba tecendo um laço e um amor, sem que se perceba.

É também com o tempo que se consegue definir melhor o seu lugar e marcar a sua autoridade. As punições e os grandes princípios devem continuar sendo enunciados pelo pai(mãe) de origem. Mas, quanto ao cotidiano (problemas de administração da casa, de indisciplina, de repartição dos trabalhos domésticos), é claro que ambos terão autoridade sobre os filhos do outro. Progressivamente, o padrasto(madrasta) acabará encontrando as palavras certas para ser tão eficiente quanto um pai(mãe) "verdadeiro". Também é com o tempo que ele aprende a ser mais justo com cada um, sem privilegiar forçosamente os seus ou os do outro.

A nova família encontra assim a sua coerência, com a dose adequada de segurança afetiva, amor e ordem.

Se, apesar de todos esses esforços, uma criança suporta mal a nova família, se sua dor se torna muito aguda, se ela procura a qualquer preço sabotar o casal, talvez seja necessário consultar o psicólogo. Ele a ajudará a expressar os seus verdadeiros sofrimentos, a distinguir entre os conflitos dos adultos e aqueles comuns a toda criança, qualquer que seja a sua situação familiar; delimitará a influência do pai ou mãe com quem ela não vive e tentará definir o lugar particular que a criança procura na nova família. Ou seja, o psicólogo se fará o porta-voz da criança, do seu mal-estar do momento e das suas expectativas.

- *O que você pode fazer*

Sem nenhum sentimento de culpa, faça valer a sua autoridade de pai(mãe): apesar das aparências, seu filho só espera isso.

Lembre-lhe que a vida em grupo é obrigatoriamente difícil e não existe situação ideal, com família reconstituída ou não.

Provavelmente, ele também tem vantagens. Ajude-o a tomar consciência delas: "Nós dois não estamos mais sozinhos", "Você tem irmãos e irmãs com quem brincar", "A casa está mais alegre", "O Marcelo gosta muito de você e cuida de você como dos próprios filhos dele".

Ajude-o também a relativizar: nem todas as suas inquietações vêm forçosamente da separação e do novo casamento; se você tivesse ficado com o pai (ou mãe) dele, ele certamente teria os mesmos problemas, ou teria outros.

Em caso de brigas entre filhos:

Escute o seu e o apóie, se ele parecer lesado. A sua simples neutralidade benevolente lhe pareceria injusta. Ele quer mais do que isso.

Como em qualquer família, por questões de mesada, de hora de dormir, de saídas, de aniversários, de televisão, resolva os problemas em função da maturidade das crianças, e não em função de uma igualdade que seria absolutamente necessário instaurar entre os filhos de cada cônjuge. É com essas pequenas coisas que a família reconstituída acaba se tornando uma família como as outras e o "enxerto" dá certo.

Vou morar com o papai

- *O lado dos pais*

Tornou-se um pouco mais freqüente ver uma criança viver com o pai, depois de um divórcio. Essa situação envolve questões delicadas, tanto para a mãe que renuncia à guarda do filho quanto para o pai que se pergunta se este não ficará excessivamente afetado por isso. Antes dos sete anos de idade, suportará ele, sem muito dano, ser afastado da mãe?

- *O lado da criança*

Quando a criança é pequena, não compreende bem os verdadeiros motivos que a levam a viver com o pai. Aliás, quando ela vê que o pai e a mãe concordam com essa escolha, ela até a aceita. É somente em caso de oposição no casal, com brigas das quais a criança é o motivo principal, que os problemas aumentam. Ela pode então sentir-se "abandonada" pela mãe e reagir através de dificuldades escolares ou comportamentais (lentidão ou regressão na aquisição do controle dos esfíncteres, na linguagem, nas brincadeiras), hostilidade, agressividade, dificuldades do sono etc.

- *Opinião do psicólogo*

Essas famílias "pai-filhos" ainda são pouco numerosas, embora as mentalidades evoluam. Em nossos dias, os homens reivindicam mais facilmente o seu status de pai em caso de divórcio. Sabem assumir melhor a sua função paterna, estão convencidos de que esta é tão indispensável quanto a materna, e isso provavelmente é verdade.

Alguns homens talvez sofreram com a indisponibilidade do próprio pai e querem ter sucesso onde este falhou. Procuram evitar que o filho sofra o que eles mesmos sofreram.

Cada vez mais psicólogos e profissionais do mundo da infância pensam que é melhor viver com um pai amoroso e responsável do que com uma mãe sobrecarregada ou psicologicamente perturbada, em nome do sacrossanto princípio de que as crianças pequenas têm necessidade absoluta das mães.

Viver com o pai, sem a mãe, apresenta certamente tantos problemas quanto viver com a mãe, sem o pai. Também nesse caso, tudo depende dos acordos feitos pelos dois. Se eles se entendem suficientemente bem quanto ao futuro da criança e seu bem-estar, tanto melhor para ela; mas se eles se dividem para obter a sua guarda, certamente a criança não será poupada.

- *O que você pode fazer*

O pai. Fique tranqüilo; uma criança pode viver perfeitamente bem com o pai, qualquer que seja a sua idade; em nome de que teoria psicológica seria necessário admitir que toda mãe é por definição uma boa mãe, e que um pai deve forçosamente ser testado?

Deixe emergir o lado materno que há em você, já que todo pai o possui. Você é perfeitamente capaz de ser carinhoso e cúmplice, sem por isso perder a sua autoridade e a sua virilidade.

Se preciso, não hesite em chamar a mãe ao telefone, para recriar o laço de que o seu filho tem momentaneamente necessidade. Mas não ceda à chantagem ou aos caprichos muito freqüentes. Restaurar excessivamente esse laço pode agravar a carência, ao invés de acalmá-la, principalmente entre a idade de um e quatro anos.

Se o seu filho quer saber por que não mora com a mãe, como os seus amiguinhos, diga-lhe francamente a verdade, sem ofender a imagem materna. Exemplos:

"Mamãe não está bem agora; quando ela ficar melhor, você irá vê-la mais vezes e talvez um dia você possa morar com ela"; "Mamãe está procurando trabalho, e o apartamento dela é muito pequeno. Assim, combinamos que, durante algum tempo, é melhor você ficar comigo. Depois, a gente vê"; "Mamãe quer viver com o namorado, ela não dorme muitas vezes na casa dela e assim não pode tratar de você tão bem quanto ela queria. De modo que é melhor você ficar comigo neste momento"; "Depois da nossa separação, mamãe foi trabalhar muito longe. Ela prefere que você more comigo; assim você continua com os seus amigos, a sua escola, o vovô e a vovó etc. Quando ela voltar, quem sabe você vai morar com ela?"

Para encontrar-se com a sua namorada, nos primeiros tempos, é melhor passar a noite fora. Se necessário recorra à baby-sitter ou aos avós. Para as apresentações oficiais da sua namorada, recorra ao tema "os namorados da mamãe". Certamente, a situação é a mesma.

Se você não é perito em matéria de educação, de arrumação de quarto, de escolha harmoniosa de roupas, de convite aos amigos ou de idéias para passeios, admita a sua diferença: você não é a mãe. Provavelmente, ela tinha as suas qualidades, você tem outras e, de qualquer forma, a profissão de pai se aprende no dia-a-dia.

A mãe. Reconheça que é preferível, para o seu filho, conservar com o pai um ambiente familiar estável e acolhedor a compartilhar com você uma precariedade (financeira ou psicológica) ou assistir aos episódios de uma vida sentimental tumultuada; isso poderia provocar nele o medo do futuro e até uma depressão.

Aliás, nada é definitivo. Se a sua situação evoluir, quem a impedirá de obter uma guarda alternada, depois?

Tome coragem para explicar os seus motivos ao seu filho, que, aliás, espera isso.

Admita, dizendo-lhe isso claramente, que é melhor morar com o papai, que o ama de todo o coração, do que com a mamãe, que também o ama, mas que, neste momento, não vai bem. De qualquer forma, insista no fato de que confiá-lo ao pai não significa que você o abandona. Enfim, livre-o da dor que ele percebe em você: "Você está vendo que eu estou triste, mas você não é a causa disso, não é sua culpa. Não se preocupe comigo, com o tempo tudo vai dar certo para mim."

- *Armadilhas a evitar*

O pai. Não exagere, para compensar a ausência materna. Eduque o seu filho normalmente, mas estabelecendo ordem e limites, o que supõe, da sua parte, aceitar às vezes o papel antipático de fiscal.

Não considere nunca a guarda obtida como um instrumento de vitória! Você pode estar legitimamente orgulhoso de cuidar plenamente do seu filho (de fato, é raro para um pai), mas não exiba isso ostensivamente; ele poderia sentir como um ataque contra a mãe e, assim, considerá-la como injustiçada.

A mãe. Não supervisione, à distância, a educação do seu filho, telefonando uma ou duas vezes por dia. Essa é uma maneira perniciosa de tornar-se indispensável, de desacreditar a ação do pai controlando-o, e além disso, de interferir na vida dele. A criança não terá nenhum benefício com isso, mesmo que pareça contente em falar com você...

Raízes e Crenças

Muitas vezes, nós nos casamos com quem se parece conosco ou compartilha os nossos valores. Mas os acasos da vida e a nossa própria história fazem com que sejamos atraídos, e até fascinados, pela diferença. O que interessa no outro é justamente a sua singularidade, a sua cultura ou a sua religião. Freqüentemente, é preciso lutar para que as duas famílias aceitem essa escolha. Com isso, o amor do casal é reforçado, enquanto os mais hesitantes renunciam um ao outro bem antes do casamento.

Durante os primeiros anos, esses conflitos em torno das diferenças são superficiais e muitas vezes atiçados pela pressão do ambiente. É preciso tempo para cortar o cordão umbilical com a sua família e não sentir-se mais ameaçado pela cultura ou pela religião do cônjuge. A vida prossegue então sem muitos problemas. E quando o filho ouve o pai ou a mãe evocarem a terra natal e a história da sua família, não se pensa mais que é para dominá-lo ou integrá-lo ao "clã". As coisas são vividas mais serenamente.

Para a criança, pertencer a um casal misto revela-se uma força, uma dupla oportunidade, uma abertura para a tolerância e para o compartilhamento dos valores, desde que os pais e a família ampliada façam o esforço de se respeitarem mutuamente quanto a essa questão. No caso contrário, a criança pode sentir-se dividida e conseqüentemente fragilizada.

No que se refere à adoção, os horizontes também se abriram. Agora, os casais vão até o fim do mundo para procurar o filho desejado. Qualquer que seja a sua origem, eles estão prontos a tentar a aventura. É algo novo, que deixa prever uma capacidade de amor muito forte por parte dos pais adotivos. Capacidade de amor que, para a criança, vem compensar a infelicidade de ter sido abandonada. Mas a nova família atravessará, como as outras, momentos felizes e vicissitudes.

Mamãe é cristã, papai é ateu

- *O lado dos pais*

Vocês se amam, vivem juntos, têm um bebê. De repente, surpresa! A fé adormecida desperta em você ou no seu cônjuge. Então, você quer de qualquer maneira que o bebê seja batizado e tenha padrinho e madrinha. Até já imagina o ensino religioso que ele terá de receber, a primeira comunhão, o catecismo etc.

Quando se forma um casal misto, é melhor considerar bem antecipadamente a questão da transmissão dos valores religiosos, sob pena de improvisar, na hora da emoção, e arriscar-se a repetidos conflitos, ou até miniguerras religiosas. Mas isso só se descobre depois, quando é preciso solucionar os problemas do dia-a-dia...

- *O lado da criança*

É apenas por volta dos quatro anos de idade que o pequeno filósofo se indaga sobre as práticas e os rituais religiosos dos pais. Ele observa, compara, interroga, teme ofender o papai agindo como a mamãe (e vice-versa). Mas, principalmente, descobre com perplexidade que os adultos podem ter dois pontos de vista sobre uma questão tão essencial: "Mamãe acha que Deus existe, mas papai não acha! Se ele não existe, por que a mamãe acha que existe?"

"Mas então" pensa ele, por volta dos seis ou sete anos "como é que os dois podem ter razão, se as opiniões deles são tão diferentes? Em quem devo acreditar?" "Na mamãe, claro", diz Bruno, que ainda está cheio de adoração por ela; "No papai, lógico", diz Marta, que só tem olhos para ele.

- *Opinião do psicólogo*

Não há motivo de preocupação. Até os sete ou oito anos de idade, a questão da religião está longe de ser um problema para a criança. E se os próprios pais, de confissões ou crenças diferentes, podem se amar apesar disso, é porque é possível superar essas questões.

Os pais que, com muita antecedência, tiveram o cuidado de refletir na transmissão dos valores religiosos e na prática cotidiana, têm, em princípio, menos surpresas. Muitos têm como objetivo realizar com sucesso essa educação, mesmo que finalmente ela leve ao ateísmo. O importante é que o filho escolha por si mesmo e com conhecimento de causa.

Segundo as famílias e as escolhas de cada um, as festas de Natal serão, para a criança, a ocasião de ir à missa. Se a mãe é judia praticante, a família festejará o Yom Kippur, Páscoa e Hanuká (festa das luzes); a criança não comerá carne de porco na cantina da escola ou no restaurante. O mesmo para os muçulmanos. O pai ateu já terá aceito essas condições previamente, sem questioná-las a cada ocasião. Ele se lembra de que, ele próprio quando criança, recebeu uma educação religiosa. E afinal, muitas vezes considera a transmissão dos valores religiosos como uma cultura geral, tão enriquecedora quanto o latim ou a mitologia grega, livres de toda "tralha religiosa".

Os pais que preferem não antecipar os problemas são logicamente obrigados a reagir na hora e muitas vezes sob emoção, com mais atritos e até sérias dissensões. A negociação sobre o batismo, a missa aos domingos, a utilidade de usar uma medalha, de pôr um crucifixo acima da cama, a necessidade de mandar a criança ao catecismo, os leva a defender, em cada ocasião, as suas convicções. Esses pais são mais atingidos pelo sentimento de deixar-se prejudicar pelos valores do outro do que aqueles que refletiram sobre tudo isso a frio. "Ceder terreno" nem sempre é bem vivido. É como se eles se sentissem ameaçados em sua identidade. Freqüentemente, as crianças são espectadoras desses choques ao vivo.

Dito isso, é preciso relativizar. Pode-se muito bem ter previsto a circuncisão ou o batismo do filho e desistir da idéia, ou simplesmente viver mal a situação, quando ela se apresenta no "dia D". Também é possível não ter antecipado nada e não encontrar nenhuma dificuldade especial. Quando o pai ou a mãe se desinteressa da religião, o casal misto raramente tem problemas.

Em contrapartida, os conflitos têm mais chance de surgir quando ambos (ou as duas famílias respectivas) defendem ferozmente as suas convicções. Efetivamente, no começo do casamento, a família ainda tem um forte impacto sobre o jovem casal. Este tem dificuldade em romper o laço e assumir com serenidade suas diferenças, pois teme, inconscientemente ou não, ser excluído do clã. Só com o tempo esses temores se apagam ou deixam de causar medo, e aprende-se a pensar por si mesmo.

Aliás, é preciso reconhecer que cada configuração é particular. Uma mulher judia que se casa com um cristão, uma cristã que se casa com um muçulmano, um budista que se casa com uma atéia têm, evidentemente, pouca coisa em comum. No primeiro caso, por exemplo, é a mãe que transmite a sua judeidade ao filho. A família judaica o reconhece como tal; existem, pois, menos atritos a propósito das questões de transmissão, pois esta é adquirida logo de saída.

Como a criança vive a sua dupla filiação religiosa? Pertencer a um casal misto se revela como uma força, uma dupla chance e uma abertura para a tolerância, para a alteridade e para o compartilhamento dos valores, desde que os pais façam o esforço de se respeitarem mutuamente. No caso contrário, a criança pode sentir-se dividida, e conseqüentemente fragilizada.

Quando os pais amadureceram longamente as suas posições religiosas, a criança parece, geralmente, mais poupada. Ela compreende rapidamente que se pode ter dois pontos de vista quanto à mesma situação, e admite de boa vontade que o pai pense diferentemente da mãe, se tudo isso acontece sem grandes dificuldades. Essa é uma escola precoce da relatividade e da tolerância. Para a criança, é, pois, uma autêntica riqueza. Em geral, os mais jovens se identificam com aquele que está mais convencido — e que, logo, é convincente. É ele que acaba transmitindo os seus valores, e mais ainda quando estes são apoiados e reforçados pelos avós. Antes dos sete anos, a criança ainda não conhece os verdadeiros questionamentos espirituais. Assim, apenas segue o que decidiram transmitir-lhe. Quando ainda acredita no Papai Noel, é particularmente sensível ao folclore, aos rituais que cercam as festas, ao ambiente e, principalmente, aos presentes ligados a essa ocasião. A religião também a seduz por esse lado.

Só aos sete ou oito anos questões sérias, como a necessidade, a velhice, a doença ou a morte, a fazem duvidar. É então que ela precisa apoiar-se em valores humanos e religiosos verdadeiros.

Quando os pais discutem questões religiosas no dia-a-dia, a criança fica mais exposta às suas dissensões eventuais. Arrisca-se a ter, com mais freqüência, duas versões dos fatos, enunciadas de modo enfático ou até agressivo. Assim, acaba não fazendo mais perguntas, fugindo das discussões a esse respeito, o que produz, pouco a pouco, um desinteresse ou mesmo uma aversão. Ela também pode escolher o campo do pai(mãe) "preferido" para mostrar-lhe o seu amor.

Dito isso, qualquer que seja a situação, nenhuma orientação religiosa é definitiva. Um filho que, aos cinco anos, se afirma cristão como a mãe, pode, aos dez ou aos 18, declarar-se ateu, judeu ou budista, como o pai.

- *O que você pode fazer*

Qualquer que seja a sua confissão (ou ateísmo), a transmissão de uma cultura religiosa básica é importante para compreender as chaves, símbolos e valores do mundo em que vivemos. Uma criança deve saber quem é Abraão, Moisés, Jesus, Maria ou Maomé. No mínimo, deve ter ouvido falar do Jardim do Éden e da arca de Noé, que encontrará muitas vezes em leituras, filmes ou pinturas...

Livros especialmente escritos para os pequenos permitem compreender as metáforas e imagens religiosas. É essencial apresentá-las respeitando a cronologia do Antigo e do Novo Testamento, no caso das religiões judaico-cristãs. Do mesmo modo, para a religião islâmica, é importante apresentar as figuras emblemáticas (que permitem estabelecer pontes entre as diferentes confissões) como as de Abraão, Isaac e Ismael, ou de Jesus, considerado um profeta pelos muçulmanos.

Se o seu filho não manifestar nenhum interesse pelas questões religiosas, paciência. Será melhor iniciá-lo quando ele mesmo pedir. Isso ocorrerá, muito provavelmente, em torno dos sete anos.

Os avós têm, naturalmente, um papel de transmissão, mas respeitando as convicções diferentes das suas.

No cotidiano, responda com simplicidade às perguntas, sem esquecer que o pai (ou a mãe) pensa de outra forma. "Quanto a mim, estou convencida de que Jesus era o filho de Deus, mas o seu pai não pensa assim. Se você quiser, pode discutir isso com ele." Essa é uma bonita prova de ecumenismo.

Se você não encontra facilmente um consenso sobre determinada questão, e se isso é possível, adie a prática de um ritual de passagem para uma data posterior. Com seis anos, por exemplo, o seu filho ainda pode ser batizado, e aos dez, ir ao catecismo etc.

Alguns temas incomodam os casais mistos: escolha dos nomes, batismo, circuncisão, possibilidade de comer carne de porco, de ir ao catecismo ou de celebrar as grandes festas.

Não existem soluções satisfatórias para todos. Cada um deve agir em função de suas convicções, dos princípios educativos e da pressão do ambiente familiar.

Escolha dos nomes. Não imponha um nome excessivamente marcante, se o seu cônjuge se opuser. Isso pode tornar-se objeto de acusações contra você e até constituir um afastamento da criança, em caso de conflitos repetidos no casal. Alguns pais inventam nomes mistos, evocando as sonoridades culturais procuradas (Maíla, Iloan etc.).

A circuncisão. Para alguns, ela ocorre de maneira neutra, no hospital. Para outros, é acompanhada de um batismo cristão. Mais excepcional, um casal judaico-muçulmano decidiu esse ritual para o seu filho quando este tinha um mês de idade. Não foi no 8º dia, como manda a religião judaica, nem aos seis ou sete anos, como é costume entre os muçulmanos. Os pais que optaram por essa solução encontraram um meio-termo astucioso, que evita que o filho pertença, logo de saída, a uma ou outra dessas religiões...

Regras alimentares. Às vezes, elas parecem difíceis de admitir pelo outro cônjuge, pois ritmam e influenciam consideravelmente a vida cotidiana. Entretanto, elas têm um significado essencial, na medida em que o respeito a essas regras equivale a integrar-se na comunidade crente (judaica ou muçulmana) e a identificar-se com ela. O pai ou mãe que exige que o filho do casal respeite essas regras alimentares espera, pois, um verdadeiro compromisso. A discussão a dois é, mais do que nunca, necessária.

As grandes festas. Em geral, prevalece a lei do tudo ou nada. Ou se praticam as festas de cada um, conscienciosamente, para respeitar o equilíbrio, ou não se celebra nada, para respeitar, também, um certo equilíbrio. Alternativa possível: os avós paternos e maternos organizam, sucessivamente, as festas. A criança fica feliz quando percebe uma real união entre os pais e quando os vê celebrarem juntos as festas de um e de outro. Assim, ela integra em si as duas religiões. Sua identidade é reforçada, ao invés de ser abalada.

- *Armadilhas a evitar*

Não use a criança como arauto das suas convicções contra o seu cônjuge. Isso a dividiria e se tornaria um peso para ela.

Na sua presença, não deprecie a religião do outro, aberta ou disfarçadamente, com comentários insistentes sobre certas práticas "bárbaras", "arcaicas", "medievais".

Não ponha o seu cônjuge diante do fato consumado. O batismo ou a circuncisão são atos irreversíveis. Praticá-los sem ter discutido juntos, antecipadamente, pode deixar profundas cicatrizes. As dissensões e acusações a esse respeito podem fragilizar o casal e não farão bem ao seu filho.

Um conflito pode esconder outro: as divisões no casal emergem freqüentemente através da questão da religião. Amman foi com os pais ao psicólogo por problemas de concentração na aula e distúrbios de comportamento (agressividade, alternando com uma passividade total). Em casa, o pai e a mãe se opunham abertamente a respeito da religião e da identidade de cada um, sem perceber que, no fundo, não se amavam mais.

Se você é ateu ou agnóstico, tenha paciência, antes de ensinar as suas convicções ao seu filho. Só se podem testar crenças depois que estas se edificaram... E elas devem ser edificadas, ao menos em nome da cultura geral, mesmo que depois sejam relativizadas.

Mamãe é brasileira, papai é japonês

- *O lado dos pais*

A chegada do primeiro bebê à família reativa as questões esquecidas e os debates em torno da diferença. Volta-se a pensar nas primeiras discussões apaixonadas com o cônjuge, a respeito das crianças que se teriam juntos e dos valores que se gostaria de transmitir-lhes. Agora, estamos no meio do problema. A criança cresce e os pais se indagam como comunicar-lhe a cultura de cada um, a fim de favorecer o seu desenvolvimento no seio de uma dupla filiação. É melhor ensinar-lhe as duas línguas (e eventualmente as duas tradições religiosas)? É necessário ir regularmente ao país do outro cônjuge, para manter uma aparência de "igualdade"? Ou seria preferível adotar a cultura do pai(mãe) brasileiro(a), para facilitar a assimilação da criança e não confundir as suas referências culturais?

Caso particular: A transmissão não se faz porque o pai ou a mãe tem vergonha de suas origens ou deseja enterrar o passado. Isso pode ter conseqüências para a criança?

- *O lado da criança*

Duas nacionalidades, dupla cultura. Todas essas palavras adultas são ocas para ela. Ela tem o papai e a mamãe, só isso. Ela os ama como eles são, brancos, amarelos, negros, com ou sem sotaque. Só em caso de conflito com as famílias dos pais, de atrito no casal a respeito dos usos e costumes de um ou outro, ou de ambivalência de um deles sobre as suas origens, é que a criança começa a duvidar ou até a sentir-se gravemente ameaçada, principalmente se os pais a forçam a escolher o seu campo.

- *Opinião do psicólogo*

Num casal clássico, a vida a dois já é suficientemente complicada, pois trata-se de serem "livres juntos", como escreveu o sociólogo François de Singly. E mais ainda para um casal misto, que reúne não apenas individualidades, mas também culturas e valores às vezes muito diferentes. Nesse caso, a união pode ser tanto uma força quanto uma fraqueza.

A vida é boa para uma criança quando ela cresce no seio de uma família aberta e tolerante, na qual os conflitos de diversidade foram superados. Graças às vantagens dessa dupla cultura, ela se sente mais forte, mais rica e mais confiante. **Inversamente, a criança pode sentir-se fragilizada quando os avós foram hostis à união dos seus pais (os quais tiveram dificuldade em separar-se do seu domínio). Ela também pode sentir-se dividida, e logo enfraquecida, quando o pai ou mãe "estrangeiro(a)" não assume bem a sua nacionalidade de origem. Ora, é fundamental afirmar as suas raízes, não para impô-las, mas para não negá-las.**

Em caso de diferenças físicas ou lingüísticas evidentes no casal (cor da pele, olhos puxados, sotaque etc.), a criança é levada a interrogar-se mais cedo quanto à sua dupla origem, o que no fim simplifica a situação.

O problema surge quando os sinais exteriores de diferença são menos visíveis (mãe brasileira e pai argentino, por exemplo). A criança precisa sentir que o seu pai e a sua mãe são fortes e seguros a respeito das suas origens. Por volta dos cinco, seis anos, ela se apresenta às pessoas que não conhece e se define em relação aos outros dizendo "eu". Se os pais são intolerantes entre si, ambivalentes ou enigmáticos a respeito de si mesmos, se o filho sente o que o pai esconde ou o que a mãe não diz, isso cria dúvida e mal-estar. Conseqüências imediatas: dificuldade em expor-se ou afirmar-se diante dos outros, inibições e dificuldades em integrar-se num grupo, silêncio junto aos amigos sobre tudo o que se refere à sua vida de família, "amnésia" quanto aos avós estrangeiros, como se essas raízes fossem virtuais e imaginárias.

Com que finalidade esconder as origens de uma criança?

As boas razões não faltam. Por trás delas, está sempre a idéia de protegê-la. Sentem isso os exilados e refugiados políticos que não querem ter nada mais a ver com o seu país e desejam esquecer o êxodo e as humilhações, os alemães ainda traumatizados pela história do seu país ou o papel que sua família teve durante a II Guerra Mundial etc. O segredo e o silêncio durante tanto tempo guardados acabam vindo à tona, às vezes uma ou duas gerações mais tarde. Veja também "Preciso mesmo dizer *tudo*?"

- *O que se deve fazer*

Não há idade certa para abordar a questão das origens com o seu filho. Isso lhe permite definir-se, ter uma identidade, mesmo dupla, e firmar as suas raízes. É com essa condição que ele(a) poderá ser depois um homem ou uma mulher livre. É apoiando-se no concreto (na história dos pais e dos avós), que ele poderá crescer sem tantas indagações.

Conte-lhe as suas lembranças da infância no país de origem, fale da sua família, da sua escola, dos amigos de outrora, das lendas e crenças que o(a) acompanharam. E, chegada a hora, quando ele fizer as primeiras perguntas, fale da história do seu país. Já aos seis ou sete anos, ele é capaz de compreender os acontecimentos felizes (independência, criação do Estado) e infelizes (êxodos, perseguições, guerras etc.). Afirmamos que é inútil entrar nos detalhes dos horrores passados. Mas também não os camufle. Use uma linguagem simples e discreta, adaptada à idade e à maturidade da criança.

Na ausência dessas lembranças necessárias, podem surgir lacunas que se manifestarão na criança mais tarde: notas baixas em História não são raras, e com razão! Ela também pode sentir-se "incompleta" e deixar aparecerem falhas: memória seletiva, desejo de mudar o nome quando este é marcado, adoção de sintomas psicológicos ou até psicossomáticos (crise de asma, eczema), cujo sentido pode estar diretamente ligado às razões pelas quais os pais se calam sobre suas origens.

Se você é brasileiro(a), deve apoiar o seu cônjuge nesse trabalho de informação e sensibilização à sua cultura. Seu filho deve perceber a união do casal nesse ponto específico. É graças a isso que ele se sentirá autorizado a aceitar as duas culturas.

Escolha do nome e do sobrenome. A dupla identidade já pode aparecer na escolha do sobrenome ou do nome: Farida Cunha, Toyoko Soares, Olivia Millet etc. Essa composição é uma afirmação daquilo que somos e de onde surgimos. Apesar da distância, todos tecem assim um laço afetivo, graças a esse signo de reconhecimento e filiação.

Aprendizagem das duas línguas. Nada impede que os pais se comuniquem nas duas línguas com o neném, desde o nascimento. Mas, nesse caso, é melhor que o estrangeiro lhe fale exclusivamente na sua língua de origem e que o brasileiro fale sempre em português, mesmo que domine a língua do cônjuge. Assim, a criança terá referências estáveis e ficará menos tentada a criar palavras novas, tiradas das duas línguas, o que em si é natural. Ela saberá que, com a mamãe, é sempre o português e com o papai, sempre o japonês ou o italiano. Por volta dos quatro anos de idade, essa precaução é ainda mais importante porque a sua identidade está em plena formação. Assim, é mais fácil para ela impregnar-se de cada língua de maneira autônoma.

Segunda possibilidade: falar com a criança exclusivamente em português durante os primeiros anos e esperar a idade de cinco ou seis anos para sensibilizá-la para a segunda língua. Essa solução não proporciona um domínio da língua tão bom (principalmente quanto ao sotaque), mas permite menos implicação por parte do cônjuge estrangeiro. Nesse caso, pode-se recorrer a aulas particulares, escolas bilíngües, centros culturais, avós etc.

Cultura do pai (ou mãe) estrangeiro. Ela passa por detalhes bem simples: folclore, culinária, artes, visitas a exposições. Leia para o seu filho contos e lendas do país em que você viveu, faça com que ele veja filmes que falam dele, escutem juntos canções e melodias que o evoquem. Essas impressões abrem o campo do pensamento, criam a noção de relatividade e já sugerem ao seu menino(a) uma certa forma de tolerância.

Viagens ao país de origem. Sempre que possível, vá ao seu país de origem com seu filho. A dupla integração se fará melhor, a referência das raízes será mais autêntica. E se você evocar com ele as suas próprias lembranças da infância e a sua história, ele estará em terra conhecida, pois foi até lá.

Irmãos e irmãs. O ideal seria oferecer a mesma abertura e a mesma riqueza a todos os seus filhos. Mas saiba que nem todos terão uma sensibilidade idêntica à sua cultura, que alguns terão talvez dificuldade em aprender a língua. Não se perturbe com isso. Nada prova que o apego deles às suas raízes não se manifeste mais tarde.

- *Armadilhas a evitar*

Nada de excessos, nem num sentido nem em outro. Não ensine de maneira exageradamente exclusiva a cultura estrangeira (escola, comida etc.). Isso acabaria isolando o seu filho. Sua integração poderia ficar gravemente ameaçada.

Não ceda ao orgulho de dizer: "Ingrid é uma verdadeira alemã, bem da nossa terra, mas o irmão é 100% brasileiro, como a mãe." Colar rótulos nos filhos, catalogá-los, pode não apenas atiçar os conflitos no casal, mas também criar clãs na família e dissensões entre irmãos e irmãs. Assim, a sua Ingrid perde toda a possibilidade de ser um dia "alemã e brasileira ao mesmo tempo". O menino pode sentir-se afastado e menos amado pelo pai, já que se parece com a mãe... como lhe repetem constantemente.

Também não ceda à miragem da assimilação a qualquer preço. Abrasileirar 100% o seu filho, para melhor integrá-lo, seria apagar uma parte da sua história. Ele poderia interpretar isso como uma falta de estima pelas suas origens, ou até como vergonha, como se houvesse alguma coisa a esconder.

Nós te adotamos

- *O lado dos pais*

Agora, ELE chegou. Esse filho tão desejado, vocês o amam, ele é seu! Como todos os pais, vocês não contam mais as noites de insônia ao lado do berço; vocês dão pulos de alegria quando aparece o primeiro dentinho e quando ele balbucia "papapa...". Vocês estão cansados, exaustos, mas tão felizes!

Entretanto, desde o começo, há uma dúvida: vocês conseguirão compreender o seu neném tão bem como quaisquer pais? Outras fantasias se apresentam: será que essa criança, que não é sua, herdou bons genes? Será que os pais biológicos eram doentes? E mesmo que vocês tenham todas as garantias a respeito da sua saúde, será que ela já não tem um problema inicial? Enfim, quando ela compreender mesmo que foi adotada, não procurará os verdadeiros pais e as verdadeiras raízes? E então, o que será de vocês? Apesar do seu otimismo e da sua confiança no futuro, essas interrogações os perturbam, sem que vocês consigam contra-argumentar...

- *O lado da criança*

Desde a primeira mamadeira, vocês sempre disseram e repetiram à criança que ela era adotada. Mas só por volta dos seis ou sete anos ela percebe verdadeiramente a diferença entre a sua situação e a das outras crianças. A partir desse momento, ela compreende que vocês a quiseram e escolheram. Sabe que foi plenamente desejada. Por isso, ela se mostra contente e segura. Mas também começa a fazer perguntas a si mesma: "Por que eu?", "Por que eles?", "Quem são meus pais de verdade?", "Por que eles me abandonaram?", "Se estes aqui me pegaram, será que podem me devolver?". Muitas variações sobre esse tema rondam a sua cabeça. Ela pensa muito nisso, à noite antes de dormir, quando fica distraída na aula, quando está sozinha no recreio. Em torno dos sete anos, começa a sentir (conscientemente) a necessidade de falar disso com vocês. Mas como? Vocês podem imaginar o seu tormento? E se ela falar, isso não irá induzir em vocês dúvidas e uma reação de rejeição? Daí a extraordinária agitação da criança, enquanto essas perguntas não encontram resposta.

- *Opinião do psicólogo*

Todos os pais adotivos conhecem esse difícil trajeto. Anos de espera repletos de providências, interrogatórios, e às vezes de humilhação, falsas esperanças e desespero. O investimento moral, afetivo, financeiro superou de muito os nove meses fisiológicos da gravidez. Antes de ser adotado, o bebê ou a criança já tem uma longa história. E seus pais também.

Os pais adotam uma criança, mas a criança também adota os pais. A prova disso é o mimetismo às vezes tão flagrante de algumas, que tanto os amigos quanto as pessoas que se encontram na rua exclamam: "Ela é o seu retrato!" Como se caracteres genéticos tivessem se transmitido por simples contato. A pele, traços característicos do rosto (olhos, lábios, nariz) evocam com uma curiosa nitidez o pai ou mãe adotivos. Não se sabe em virtude de que mecanismo biológico esse fenômeno surpreendente é possível. No plano psicológico, dizemos simplesmente que a criança está mostrando aos outros que ela "pertence" a esses pais, que ela os adotou, à sua maneira. Esse mimetismo se desenvolve na idade de cinco, seis anos e não impede que existam pequenas especificidades físicas que lembram as origens da criança.

Como todas as crianças, o filho adotivo tem momentos de regressão, de crise, todo tipo de angústias e até o Édipo. Assim, os pais não devem relacionar todos esses problemas com a adoção. A maioria dessas passagens delicadas são naturais e ocorrem em todas as famílias.

Para a criança, as primeiras preocupações psicológicas inerentes à adoção emergem quando o pai ou a mãe se sente culpado de ter adotado por razões erradas. Muitas vezes, é a mãe que se sente atingida em sua integridade física, magoada por não ter podido gerar o bebê. A criança adotada assume então, aos seus olhos, uma função reparadora, e a mãe sente que tem uma dívida para com ela. O sentimento de culpa começa a manifestar-se quando a mãe pensa que não conseguirá retribuir. É então que começam a atuar os mecanismos de compensação. A mãe dá tudo à criança, arriscando-se a induzir nesta exigências e manhas. Desde pequena, ela percebe a culpabilidade no comportamento dos pais. Por volta dos três anos, em pleno período de oposição, serve-se disso como de um instrumento para reforçar as suas vontades e passar dos limites. O pai ou mãe que cede indica assim ao pequeno provocador(a) que poderá continuar usando essas manobras. Inicia-se um círculo vicioso. Às vezes, é uma amiga, a professora, o médico que servem de revelador e ajudam os pais a tomarem consciência de que o filho é excessivamente mimado.

Aliás, o pai e a mãe podem discordar em relação aos limites, como acontece em todas as famílias. Essas dissensões são favoráveis ao pequeno agitador, que não deixa de usá-las. Assim, Cláudio, quatro anos, usava a mãe contra o pai, para se deitar mais tarde à noite, introduzir-se no leito conjugal, continuar a chupar o dedo, ficar agarrado nas suas saias e recusar-se a ir à escola se não fosse acompanhado por ela até o seu lugar na sala. Resultado: o pai de Cláudio ficava exasperado com essa atitude, o que levava a mãe a superprotegê-lo mais ainda. A culpabilidade materna só fazia manter a regressão e as exigências do menino.

Outro problema da adoção: a força do desejo dos pais, que às vezes gera expectativas descabidas. "E pensar que lutamos tanto para ter você!" Essa pequena frase parece insignificante, mas tantas vezes repetida torna-se um leitmotiv culpabilizante para a criança. Com o tempo, ela pode ver-se encerrada nesse julgamento definitivo, freando o seu equilíbrio e até ameaçando o seu desenvolvimento afetivo. Sente-se obrigada a satisfazer as exigências dos pais e, quando não o faz, é uma amarga decepção para todos. Adriana, bem antes de ir à escola, era insolente com a mãe, distraída e manhosa; na aula, era impossível contê-la e fazê-la obter bons resultados. Adriana não se deixava amar. Seus pais se sentiam frustrados, como se tivessem "tido azar" ao escolhê-la. A partir daí, diminuíram o interesse por ela. O laço afetivo começou a se afrouxar. Felizmente, essa incompatibilidade foi logo detectada pelo psicólogo, o que talvez tenha evitado dificuldades insuperáveis na adolescência. Nesse contexto difícil, o problema aumenta quando um segundo filho, biológico ou adotivo, aparece na família. Assiste-se então a um desapego progressivo dos pais em relação ao primeiro filho e a um superinvestimento sobre o segundo, origem de tensões e ciúmes fraternos. Às vezes, colam-se rótulos em cada um: o "filho bom", que dá plena satisfação, e o "mau", que decepciona.

Para não chegar a esse ponto, é melhor consultar um psicólogo, mesmo a título preventivo, à menor ameaça ao laço afetivo.

Enfim, sabemos que, quanto mais tarde foi adotada uma criança, mais dolorosa pode ser a sua vivência e maiores podem ser as dificuldades. Aos quatro, cinco, seis anos ou mais, a criança já lançou os primeiros alicerces da sua personalidade, muitas vezes em condições difíceis. Ela tem, pois, grandes dificuldades para readaptar-se. Sua energia psíquica e seus mecanismos de defesa devem ser completamente repensados e modificados na família que a acolhe. Daí este conselho aos pais adotivos: sejam pacientes, dêem tempo ao tempo. Principalmente no início, dêem à criança um tempo de adaptação suficiente para que ela encontre em vocês novas referências.

Na prática, quando a criança é adotada no estrangeiro, isso significa passar várias semanas num hotel, a fim de fazer-lhe visitas cada vez mais longas e freqüentes. Será preciso conservar um laço simbólico com o seu primeiro ambiente (orfanato, instituição), mandando notícias de vez em quando. Um dia, esses atos reais serão importantes quando a criança souber que eles foram realizados.

Freqüentemente, trechos inteiros da história da criança adotada são desconhecidos. Muito pequena, ela talvez tenha sofrido, o que pode ter repercussões no seu comportamento atual (angústia de abandono e fobias). No caso dessas adoções tardias, e à menor dúvida, é aconselhável consultar um psicólogo experiente nessas situações, a fim de garantir um bom desenvolvimento psíquico para a criança. Vamos ser bem claros: não é porque foi adotada tarde que ela terá forçosamente problemas, mas se estes se apresentam é melhor reagir sem demora.

• *O que se deve fazer*

Fale com ela das suas origens. Durante os cuidados cotidianos, durante o banho, na hora de dormir, conte pedacinhos da história da criança.

Faça isso logo, diga as coisas com simplicidade e com suas próprias palavras. A idéia poderia ser esta: "O papai e eu, a gente queria tanto ter um filho, mas não podia. Então, fomos procurar você. Quando nós te vimos em... (diga o nome do lugar), ficamos sabendo na mesma hora que era você que a gente queria." Continue, narrando os elementos da história, as viagens para encontrar-se com ela até que ela pudesse vir, os preparativos (o quarto, os brinquedos, as roupas, a família esperando) e a conclusão: "No dia em que chegamos em casa com você, fomos os pais mais felizes do mundo. Aliás, naquele dia, você... etc."

Também é importante responder às perguntas que ela fará progressivamente: "Mamãe, você também me carregou na barriga?", "Por que você me escolheu?"

Mas se o seu filho não quiser saber nada sobre as suas origens e as razões da sua adoção, adie as explicações. Elas virão forçosamente mais tarde, com mais serenidade. Mesmo que você esteja certa(o) de que conhecer as circunstâncias da sua adoção o ajudaria a sentir-se melhor, ele ainda prefere pensar que não foi abandonado e que nada aconteceu. Só um psicólogo poderia lhe falar do interesse de ser libertado do sintoma que o trouxe à consulta (agitação, insônia, impossibilidade de concentrar-se na escola etc.) e que talvez esteja relacionado com a sua história.

Que nome lhe dar? Por que não dois nomes, um bem brasileiro e um segundo que lembre as suas origens? Mais tarde, ele tomará consciência de que você nunca procurou esconder nada. Caberá a ele decidir então se quer usar esse nome com orgulho ou se prefere não o divulgar.

Vocês devem conservar um laço com a família de origem? Sim, caso se trate de falar dela e limitar-se à lembrança da história primeira do seu filho. Não, caso se trate de estabelecer contatos regulares e excessivamente diretos (telefonemas, internet, viagens repetidas) ou se vocês devem manter um apoio moral ou financeiro à família biológica. Isso perturbaria demais a situação, introduziria permanentemente uma ambigüidade no laço que une a criança aos seus quatro pais. Antes da idade de sete anos, é essencial para ela constituir-se de maneira coerente.

Deve-se falar da adoção à babá ou à professora? Não há resposta sistemática para isso, nem nenhum princípio psicológico estabelecido. Tudo é verdadeiramente função da maturidade do seu filho, e também da abertura de espírito do pessoal da creche ou da escola. Se há problemas ligados, com toda evidência, à adoção e se o ambiente geral do lugar lhe parece sereno e acolhedor, então fale. Talvez isso ajude a criança. Em contrapartida, se a monitora ou a professora lhe parece "quadrada" ou pouco sensível a esse gênero de questão, é melhor não dizer nada, para que o seu filho não seja "rotulado".

- ***Armadilhas a evitar***

Nunca faça isto:

Não dizer nada sobre a adoção.

Compensar e fazer do filho uma criança mimada.

Falar mal do país de onde ela vem, sem relativizar. Exemplo: "Nunca gostei do Uruguai, esse país nunca me atraiu." Pelo menos, diga: "Depois que fomos lá para te buscar, estamos vendo as coisas de outra maneira. Sem esse país, você não estaria com a gente."

Responda às perguntas da criança, mas evite dizer tudo. Certas revelações, feitas demasiado precocemente ou de modo inábil, podem alterar a imagem que a criança faz de si mesma. Seja discreta(o) sobre o passado eventualmente duvidoso dos pais (droga, prisão, prostituição etc.).

Se vocês voltarem juntos ao país dela (para uma visita turística ou para uma nova adoção), é melhor evitar levá-la justamente ao seu bairro de origem. Em certos casos, o confronto com a miséria pode ser rude e violento demais. É melhor que ela não se identifique demasiadamente com essas crianças sofredoras, que esperam nos orfanatos ou vagueiam pelas ruas. Espere que ela tenha nove ou dez anos.

Zoom
A história de Lilu

Lilu sempre soube que era adotada. Tinha seis dias quando os pais adotivos foram buscá-la no Taiti. Tinha três anos quando eles foram, sem ela, adotar uma irmãzinha. Assim, Lilu teve que passar dois meses com os avós, no campo. Foi nesse momento que ela começou a ter pesadelos e insônias intermináveis. Dormia pouco à noite, de dia ficava agitada e só fazia "bobagens". Tudo isso durou... dois anos. Na escola, as professoras, esgotadas, desistiam diante da sua agitação.

Os pais de Lilu partiram uma terceira vez para o Taiti, para buscar um irmãozinho. Mas, desta vez, levaram a família inteira. Lá, aconteceu uma metamorfose para Lilu. Ela parecia calma, dócil e paciente, ela que habitualmente não conseguia ficar sentada por mais de meio minuto. Era como se finalmente ela desse um sentido às palavras que sempre ouvia, como se desse cores ao país de onde vinha. Também talvez compreendesse que não tinha sido "abandonada", mas "dada", para ser mais feliz com outros pais.

Hoje, Lilu tem seis anos. Todas as quartas-feiras, participa do ateliê terapêutico de um centro médico psicopedagógico. Fala da sua adoção e faz perguntas: "Se alguém me roubar, eu vou continuar sendo a filha da mamãe?" "Quando eu crescer, vou ficar da cor dela?" Um fato novo: ela aceita, finalmente, olhar as fotos em que ela está na maternidade, no berço.

O Tempo das Perguntas

Chega um período em que a criança faz perguntas, todo tipo de perguntas. "De onde vem o mundo?", "Por que existe água no mar, e quem fabricou o mar?", "Você é minha mãe de verdade?". E por quê, por quê, por quê...?

Entre os três e os seis anos, o "filhote" humano tem períodos de evolução fundamentais. Controla os esfíncteres, aprende a andar e a falar, e também filosofa nas horas vagas. A criança pressente que está entrando numa vida nova, atraente mas também séria, pois ela tem de obedecer, ir à escola, ser bem-educada, ser cada vez mais autônoma e responsável.

Não pode escapar, então, à profusão de interrogações existenciais: *Como é que eu nasci? O que eu vou ser?* Ela exige que lhe definam sempre mais precisamente os contornos do mundo ainda enigmático dos adultos.

Os pais respondem de boa vontade a essa curiosidade natural, embora, às vezes, sejam pegos de surpresa. "É mesmo, por quê?..." Eles têm o direito de não saber tudo a respeito de tudo e de dizer isso, o que já é uma informação formidável: os adultos também têm coisas a aprender com a vida e com as crianças.

Expressando as suas próprias convicções e as dos outros, os pais oferecem, além disso, os fundamentos da tolerância e do espírito crítico, sementes que devem ser plantadas bem cedo na cabeça de uma criança.

Preciso mesmo dizer tudo?

- *O lado dos pais*

Entre as notícias dolorosas que pontuam a existência e os segredos de família, tão pesados de carregar, é grande a tentação de manter a criança afastada, para protegê-la. Essa atitude é sempre saudável?

Um tal acontecimento lhe parece penoso e até insuportável. Mil interrogações vêm à sua mente e você não sabe se deve falar disso com a sua pequena Ana. Será melhor esperar que as coisas melhorem? Ou não dizer nada? Mas como não demonstrar o seu sofrimento diante dela e enfrentar a onda de perguntas? O desemprego, o divórcio que se anuncia, a doença grave de uma pessoa que ela ama: será que ela compreenderá o alcance da notícia?

- *O lado da criança*

Apesar da reserva dos pais, essa incomparável observadora põe o dedo na ferida. Forçosamente, ela tem a sua atenção dirigida para o pai e a mãe. Mesmo que não conheça as razões, ela sente o mal-estar. Ela ficaria abalada com o problema? Talvez não, porque, como todas as crianças da sua idade, ela já tem as suas próprias preocupações e suas prioridades, que estão longe de ser as de vocês.

O que é mais importante para ela, na existência? Será que o Papai Noel virá de novo, neste ano? Será que ela irá à Disney, apesar da última grande "arte"? Terá boa nota na escola? Vai fazer as pazes com a amiguinha que a preocupa tanto? Eis algumas das questões relevantes da sua existência. E, evidentemente, esta obsessão latente: como está o clima entre os pais? Está tudo azul?

Basta que a mamãe chore ou que o papai fale muito ao telefone, com ar sério e silencioso durante alguns segundos, para que a menina perceba rapidamente a noção de perigo e todo o seu mundo de brinquedo resvale para a seriedade.

- *Opinião do psicólogo*

Deve-se falar da morte, da doença, da separação ou do desemprego, mesmo a uma criança tão pequena? Sim, mas não de qualquer modo nem a uma hora qualquer.

Uma notícia má é bem mais fácil de suportar quando é acompanhada de palavras tranqüilizadoras. Mas certos pais são tão afetados pela situação que não ousam ou não sabem falar dela com a criança. Esta, entretanto, sente o mal-estar. Quando as explicações lhe faltam, ela começa a ruminar pensamentos errantes e a preencher os "buracos" com fragmentos de raciocínio confusos e infantis.

O exemplo do pequeno Pedro, ao consultar o psicólogo, mostra os estragos causados por certas coisas que não foram ditas. Sua mãe, grávida, ausentou-se para uma interrupção voluntária da gravidez. Quando ela partiu, seu ventre estava redondo; quando voltou estava chato. Não disse nada ao filho. E a vida continuou... Pedro, como a mãe, não fez nenhum comentário. Porém, alguns meses depois, manifestou um sintoma psicossomático que dizia muito. Sofria de um problema de trânsito intestinal, que provocava o inchamento do abdome durante semanas e o obrigava a repetidas consultas médicas. Até o dia em que tudo terminou no psicólogo, que descobriu a causa do problema. Com a sua barriga grande, Pedro exibia o bebê desaparecido da sua mãe. Esse tipo de superproteção, por segredo ou omissão, às vezes mais prejudica a criança do que a protege.

Enquanto os pais contiverem a sua dor e o fizerem com coragem, enquanto souberem consolar a criança, esta será capaz de lidar com a notícia grave.

- *O que você pode fazer*

As crianças suportam bem melhor as situações negativas do que se pode imaginar. Em nossa opinião, tudo ou quase tudo pode ser revelado a elas, mesmo quando são muito pequenas. Evidentemente, a criança não compreenderá com exatidão o sentido das palavras, mas perceberá a intenção das palavras tranqüilizadoras, assim como percebeu a preocupação ou a reserva dos pais.

Palavras simples como "Estou triste porque o vovô está muito doente", bastarão muitas vezes para acalmá-la e mostrar-lhe, com carinhos e com afeto, que ela não tem culpa da sua tristeza.

Você pode dizer a verdade a uma criança sobre muitas coisas, como o desemprego, a doença, a separação ou a morte. Tato e delicadeza evitam que se entre em grandes explicações, que teriam como efeito apenas entristecer ainda mais a notícia.

Antes dos seis anos, podemos esperar que o impacto de uma notícia séria seja menor. As fadas e os mágicos ainda estão presentes para atenuar os dramas do mundo infantil.

Por volta dos seis ou sete anos, ela se torna particularmente sensível e exigente sobre a questão das origens: adoção, mito da família unida, identificação com o pai ou a mãe. A notícia de uma doença grave de um dos dois ou de uma separação certamente a afetará mais do que antes.

Qual a melhor maneira de lhe dar a notícia?

- O vovô está no hospital e tem pouco tempo de vida

Isole-se tranqüilamente com o seu filho, para que ele sinta que a situação é excepcional. Aborde a questão muito progressivamente: "Vou falar do vovô. Você sabe que ele está muito doente... Como é que eu vou te dizer isso? Acho que você vai ficar triste, mas, sabe, acho que ele não vai viver mais muito tempo." A criança sabe antecipar o desenlace e dizer, ela própria, as coisas.

Ela também pode impacientar-se e ter apenas um desejo: voltar às suas brincadeiras. Sua "indiferença" é um escudo contra o sofrimento. Respeite-a, pois ela se defende a seu modo daquilo que acha não poder suportar. Diga então que vocês voltarão a falar do assunto numa hora melhor. Se ela quiser, ela pode procurá-la(o).

Há também alguns livrinhos que podem ajudar. Neles, o herói tem de enfrentar essa situação. É uma ocasião de preparar o seu filho e ajudá-lo a viver essa passagem difícil. Informe-se nas livrarias. Há excelentes editoras que dedicam várias obras a esse tema.

- *O cachorrinho dele morreu*

Explique-lhe resumidamente as circunstâncias do acidente (ele não viu o carro ou estava doente). Evite sugerir-lhe substituir o animal imediatamente. Deixe que ele tenha tempo de fazer o luto do seu companheiro, sem fingir que os seres são tão facilmente intercambiáveis.

- *Na escola, disseram que ele é filho adotivo*

Primeira hipótese. É mentira. O seu filho, como 80% das crianças da sua idade, atravessa uma etapa essencial na sua busca de identidade: a *fase de confirmação das origens*. Essa fase, natural e saudável, lhe é necessária para progredir no conhecimento de si mesmo. Responda simplesmente, mostre-lhe fotos da maternidade. Isso apagará como por encanto as suas últimas suspeitas.

Segunda hipótese: É verdade, e ele ainda não sabia. Se a criança lança essa frase sem acreditar muito nela, seria uma pena responder-lhe sem nenhuma preparação. Tenha a certeza de que a "revelação" foi realmente feita. Se for o caso, tenha tempo para uma boa explicação: "Acho que agora você já está bem grande para compreender umas coisas sérias. Eu sou o teu papai e sempre serei, pois sou eu que cuido de você há muito tempo. Mas foi um outro papai (ou outros pais) que fez você. Você sabe, para mim isso não muda nada, você ficou sendo meu filho na hora em que eu te peguei no colo, e é desse jeito que eu te amo. Se você conhecesse o seu verdadeiro pai, será que isso mudaria alguma coisa para você? Você me amaria menos do que antes? Não se preocupe, você vai ficar pensando nisso, mas eu vou responder a todas as suas perguntas."

Qual é o melhor momento para a revelação? Deve-se esperar que a criança faça a pergunta sobre a sua origem, depois de saber disso por acaso, ou antecipá-la, escolhendo o momento oportuno? Constata-se muitas vezes que, quando a criança conhece a própria história desde bebê, ela se sente muito pouco afetada, posteriormente. Ou, pelo menos, o impacto psicológico é mais fraco do que para aquelas que ficam sabendo essa notícia de grande importância em uma idade mais avançada, por volta dos seis ou sete anos. Assim, é do interesse dos pais não esconder nada da criança, quer se trate de adoção ou de procriação assistida. E devem fazer isso cedo.

- *Armadilhas a evitar*

Há um mal-estar na casa; a criança, inquieta, pode imaginar que isso se deve à sua última travessura. Saber a verdade a liberaria da sua eventual culpabilidade e lhe evitaria, de qualquer forma, inventar medos ainda mais terríveis do que a realidade.

Mas pode-se realmente dizer tudo, absolutamente tudo, à criança? Às vezes, é mais sensato que pais com um passado difícil (drogas, prisão etc.) não lhe revelem cedo demais esse período da sua existência, pois a impediriam então de identificar-se com eles, comprometendo a tão necessária confiança em si.

A revelação poderá ser feita depois dos sete anos, ou num momento de maior maturidade e menos vulnerabilidade, como o fim da adolescência.

Vovó foi para o céu

- *O lado dos pais*

Entre os três e os sete anos, o que a criança imagina sobre a morte ou sobre a vida depois da morte? Será possível resumir 25 séculos de reflexão filosófica sobre a condição humana e sua precariedade em duas palavras, terminando com uma pirueta: "E vamos todos para o céu"? Não é tão simples encontrar um acordo aceitável entre as suas convicções e a realidade dela, sem preocupá-la!

- *O lado da criança*

Até os três anos, ela pensa, com uma lógica desconcertante, que, se a vovó morreu foi porque não a protegeram contra os malvados. "Onde ela está agora?" pergunta. "Se ela está no céu, então é só tomar o avião para encontrar com ela?"

Nessa idade, se alguém não está ali é porque está em outro lugar. Ela lhe pede que situe esse outro lugar, para melhor imaginar o ente querido no seu novo universo. Apenas isso.

A partir dos quatro anos, algumas crianças são capazes de compreender que a morte significa ausência de vida.

Somente aos oito ou nove anos, elas assimilam que, quando se morre, é para sempre. Antes dessa idade, a morte não tem a mesma significação que para os adultos. Ela é muito menos dramática e talvez até um tanto teatral: cai a cortina sobre o herói, um pouco como nos contos de fadas ou nos devaneios que alimentam o imaginário da criança. A televisão a habituou às mortes em série, fictícias ou reais, mas tão longínquas e abstratas. O que têm elas a ver com o seu universo próprio?

- *Opinião do psicólogo*

Encontrado em um livro de Françoise Dolto:

"— Tenho medo de morrer, disse-lhe uma criança.

— Nós morremos quando acabamos de viver. Você acabou de viver?, respondeu ela.

— Não.

— Então...”

Fazer com que uma criança, sempre impulsionada para a vida, compreenda o que a morte significa é um momento delicado de superar, sem por isso ser trágico. Trata-se de evitar que ela tenha cedo demais uma representação macabra ou mórbida.

A criança começa indagando-se de modo pragmático e com grande perplexidade. Espera, antes de tudo, respostas concretas, e não metafísicas.

Virgem de todas as angústias dos adultos, ela ainda não carrega o fardo da cultura, nem das representações sociais da morte, nem mesmo dos seus tabus. Ela ignora a história pessoal dos pais, em que às vezes há algumas mortes. Em geral, ela nunca sentiu pessoalmente o sofrimento da perda de um ente querido. Então, evidentemente, para ela a morte é bastante teórica e se limita concretamente à visão de um pássaro caído do ninho ou de um ouriço esmagado na praia.

- *O que você pode fazer*

Se, depois de um falecimento na família, a criança exigir explicações e você estiver ainda muito afetado(a), diga-lhe ao menos que mais tarde vocês falarão disso. Isso a aliviará, pois provavelmente ela se preocupa com o seu sofrimento.

As questões de caixão e cemitério são hoje bem menos familiares às crianças das cidades. Seria desejável, para efetuar melhor o luto, levar a criança ao velório ou à cerimônia do enterro? Não pensamos assim, pelo menos antes da idade de oito anos. Imagens excessivamente reais e muitas vezes penosas a impediriam de imaginar uma outra forma de vida da pessoa desaparecida, enquanto isso lhe é ainda tão necessário.

O que responder à criança que se preocupa em saber o que acontece depois que se está morto? A explicação do céu, por ingênua que pareça, lhe convém até a idade de seis ou sete anos. O céu é azul, com um grande sol e passarinhos. No fundo, isso representa uma imagem do infinito bastante suave e alegre. Nem por isso exagere.

Alguns pais, suficientemente à vontade com esse tema, preferirão filosofar com o filho, mesmo muito pequeno. Essa convicção e a espontaneidade dessa conversa serão a mais bela prova para ela de que a morte não é um assunto tabu, e ela se sentirá respeitada.

Se no casal parental as convicções religiosas ou filosóficas são divergentes, é fácil explicar à criança que ninguém sabe verdadeiramente o que acontece depois, mas o papai prefere pensar assim e a mamãe pensa de outra forma. Ela pode muito bem entender e compreender as diferenças de cada um. Momentaneamente, ela escolherá a versão que melhor lhe convém.

- *Armadilhas a evitar*

Se ela abordar com você a questão da morte e temer muito a morte do pai ou da mãe, não evite o assunto, dizendo que não se fala dessas coisas. Pelo contrário, a morte também faz parte da vida e não deveria ser apenas uma abstração. É melhor falar dela serenamente, e não durante a emoção imediata da perda de um próximo. De qualquer forma, tranqüilize o seu filho inquieto, afirmando que, geralmente, só se morre quando se é muito velho. Evite metáforas como "morrer é dormir para sempre". Ele poderia interpretar ao pé da letra e ficar com medo de ir para a cama.

Se você não sabe o que responder a essas perguntas sobre o além, por que não dizer simplesmente que você não sabe, mas que certas pessoas pensam que...

Ele acabou de perder a madrinha querida ou o avô? Espere um momento oportuno, mas não deixe de lhe dar a notícia. Ele começará assim o seu "trabalho de luto", tão necessário. Na verdade, na ausência de toda explicação, a criança sofreria talvez com o longo desaparecimento dessa pessoa falecida, que ela acreditava viva, perguntando-se por que não recebe mais as suas visitas.

Fale com ela do desaparecido, lembre essa pessoa ao acaso de uma foto ou de uma observação ocasional. É assim que a criança continuará a fazê-la viver no seu coração.

Por que aquele moço é preto?

- *O lado dos pais*

Geralmente, acontece no ônibus ou no metrô. Você fica encurralado(a), impossível escapar. O seu Fred está sentado diante de um africano em trajes típicos. Com a sua vozinha aguda, ele faz a pergunta fatídica, aquela que você já temia. A situação é delicada, pois o "moço" em questão ouviu tudo e parece que não vai descer. Você tem de responder, ao Fred e à metade do ônibus, que, maliciosamente, espera para ver como você vai se sair dessa.

- *O lado da criança*

Ele não achava que essa pergunta fosse incomodar os pais a esse ponto. Logo que constata diferenças ou semelhanças, ele procura a explicação. Quando não encontra, são os pais que devem ajudá-lo, não é? Nessa idade, as perguntas desfilam na sua cabeça no mesmo ritmo que as suas visões insólitas: "Por que esse senhor é tão gordo, será que ele está com um bebê na barriga?"; "Ah, você viu a moça na cadeira de rodas? Compra uma pra mim também?"

- *Opinião do psicólogo*

Muitas vezes, as respostas às perguntas das crianças são bem menos complicadas do que parecem. Vamos tomar o exemplo do "moço preto". O pai ou mãe já estava prevendo longas explicações sobre a evolução humana, desde as origens, o percurso histórico da escravidão, a colonização da América, o aparecimento do apartheid, Martin Luther King e o Front National. A criança é mais simples, apenas faz uma pergunta infantil e espera uma resposta sucinta. Por quê, em certas pessoas, a cor da pele é negra? É isso que lhe interessa, e nada mais. Assim, os pais poderiam limitar-se à evidência: em muitos lugares, a pigmentação da pele é diferente. Na África, as pessoas têm a pele mais ou menos negra, o que as protege contra o sol; na Europa a pele é mais clara, só isso. Essa resposta será suficiente... durante algum tempo.

Entretanto, os pais podem aproveitar esse tipo de perguntas para ensinar a relatividade das coisas ao filho: se ele viajasse pela África ou pela China, seria ele que pareceria diferente, e as crianças africanas e os chinesinhos ficariam surpreendidos com a sua aparência...

Enfim, por que não prolongar a reflexão sobre a Fada Natureza, tão maravilhosamente diferente e semelhante ao mesmo tempo? Como a vida seria triste e monótona se todo o mundo fosse igual, se se vestisse da mesma forma, pensasse e comesse a mesma coisa! Se todas as casas fossem iguais, se todos os papais e mamães do mundo fossem iguaizinhos! A vida nos quatro cantos do universo é um motivo de encantamento e surpresa infinitos, justamente porque é o fruto da diversidade e de eternas transformações.

• *O que você pode fazer*

Ele faz perguntas difíceis? Comece sendo muito claro(a), respondendo de modo satisfatório. Às perguntas incômodas, como "Por que ele não sai daquela cadeira?" "Por que o rosto dela está assim?", fale sem complexo das evidências: "Deve ter sido um acidente"; "Talvez ele tenha nascido assim. Você tem a sorte de ter duas pernas, ele não. Mas mesmo na cadeira de rodas, a gente pode ir até o fim do mundo e mover montanhas."

Quando o mal-estar for muito acentuado e você temer embaralhar-se nas explicações, adie a resposta: "Para te explicar isso, preciso de um pouco de tempo. Quando chegarmos em casa, a gente conversa."

• *Armadilhas a evitar*

Uma pergunta nunca é incômoda, é a resposta que pode ser. Se você ficar muito evasivo(a) ou até muito embaraçado(a) com a pergunta sobre o homem negro ou sobre o paralítico, a criança poderia pensar que é errado ser diferente. E ficaria ainda mais convencida disso, se você dissesse: "Cale a boca, isso não se diz!" Por que isso não se diz? Não seria tomando consciência das nossas diferenças que aprenderemos a ser nós mesmos?

Papai Noel existe?

• *O lado dos pais*

Ele já está no primeiro ano e muitos dos seus colegas de sala já não acreditam mais. É preciso mantê-lo ainda nesse sonho infantil, ou dizer a verdade? Escolher o sonho ou a mentira? Mas então, se ele ficar sabendo, vai se sentir iludido e não compreenderá por que lhe mentiram?

• *O lado da criança*

Esse "papai" o faz sonhar.

O Natal é daqui a 32 dias, repete ele incansavelmente, antes de dormir. Como é bom ficar na cama sonhando esse sonho delicioso! E melhor ainda pensar que ele chega do Pólo Norte no trenó puxado por renas, trazendo montanhas de presentes! Não se sabe exatamente de onde ele vem nem para onde vai, nem mesmo o que faz durante o ano... Será que ele também tem filhos? Quem compra os brinquedos? De qualquer forma, ele é "demais"; dá presente sem pedir nada em troca e gosta das crianças como elas são.

Esses são os pensamentos que o agitam antes da época abençoada dos presentes. E depois, se os pais acreditam, é porque é verdade. Mas os amigos afirmam que são justamente os pais que põem os brinquedos debaixo da árvore. Que horror! Em quem acreditar? O que pensar?

• *Opinião do psicólogo*

Claude Lévi-Strauss escreveu: "**Não é apenas para iludir as nossas crianças que mantemos a crença no Papai Noel. O fervor delas nos aquece ... e nos ajuda a acreditar que um mundo de generosidade sem contrapartida não é absolutamente incompatível com a realidade.**"

Ele disse tudo, não é?...

Na verdade, quem é o Papai Noel? É um patriarca, uma espécie de divindade onisciente, generosa e fiel. É um personagem fantástico e, mais ainda, cercado de magia e de um belo cerimonial. Às vezes, acusa-se o Papai Noel de afastar a criança do princípio de realidade. E, no entanto, os seus "fiéis" se apegam a detalhes bem concretos: como é que ele vai entrar, se não existe chaminé? Será que a gente podia deixar uma comidinha para ele, se ele estiver com fome, ou um cobertor, se estiver com frio?

Esse Papai Noel é um "bilhete premiado" para o País-onde-tudo-é-possível; é um refúgio e uma proteção contra as preocupações da existência (castigos, notas baixas, brigas, frustrações).

Além dos seis anos, algumas crianças ainda acreditam. Para que tirá-las desse sonho maravilhoso? Nenhuma razão válida permite pensar que seja nocivo acreditar nele. Evidentemente, alguns pais se perguntam: "Se eu mantiver meu filho na ilusão, arrisco-me a perder a sua confiança e decepcioná-lo no dia em que ele descobrir que eu menti durante anos. Devo abreviar esse mito?"

Por que deveria? Basta simplesmente prever a resposta adequada para o famoso dia em que ele fizer a pergunta-negação: "É verdade que o Papai Noel não existe, não é?" A revelação será talvez dolorosa, pois equivale a entrar no mundo dos adultos e deixar em parte as utopias da infância.

• *O que você pode fazer*

É preferível que o seu filho esteja pronto para ouvir a verdade, antes que ela desabe sobre ele. Se a pergunta consiste em verificar a existência do Papai Noel ("É verdade, papai, que ele existe?"), responda com outra pergunta: "O que você acha?" Se ele disser "não", basta acrescentar: "Está vendo, você sabe!". Se ele disser "sim", então vamos à grande revelação.

Para quem gosta, eis um plano muito progressivo, que fará com que a criança descubra a verdade por si mesma:

• Primeiro tempo: "O que você acha? Se o Papai Noel existir ou se não existir, sempre haverá presentes? Você sempre ganhou e continuará ganhando (ela respira, aliviada). Se alguém te disser agora que ele não existe, assim mesmo foi uma coisa boa e maravilhosa sonhar esse tempo todo e pensar no Papai Noel desse modo, não é? (A criança pensa. Espere que ela pareça convencida, pois o seu sonho talvez esteja se desfazendo, mas suavemente.)"

• Segundo tempo: "Se eu disser a verdade, você vai me prometer não contar para os menores. Isso é um segredo entre nós, senão eles não poderão sonhar como você sonhou."

• Terceiro tempo: "Com certeza, se eu disser a verdade, você não vai ficar triste?..." Por raciocínio dedutivo, a criança constrói a sua própria convicção. O mundo encantado se apaga pouco a pouco. Mas essa conivência com você e a convicção de pertencer doravante ao clã dos adultos a ajudarão a perpetuar, por sua vez, essa bonita tradição. Se ela parecer verdadeiramente muito decepcionada, por que não sugerir que vocês dois façam de conta que acreditam, por algum tempo ainda?

- *Armadilhas a evitar*

Se, para ela, é certo que Papai Noel existe, deixe-a sonhar à vontade, sem inventar, no lugar dela, os infinitos detalhes da vida do velhinho de barba branca. Todos os sonhos, perdidos como aviões nas nuvens, acabam pousando um dia...

Dez Coisas e Mais Algumas... para Não Dizer e Não Fazer

Levados pela raiva, pela exasperação ou pelo medo, certos pais cedem à tentação de usar frases contundentes como mísseis de guerra. Se elas são pronunciadas muito freqüentemente, como um leitmotiv, a criança pode, com o tempo, ser catalogada em uma atitude ou um julgamento definitivo, freando o seu equilíbrio, e até ameaçando o seu desenvolvimento afetivo.

1. **Cuidado, você vai se machucar!** (Variante: Você sabe que não consegue!)
A criança ouve essa frase banal desde a mais tenra idade; os pais superprotetores e ansiosos lhe predizem catástrofes permanentes. O que eles tanto temem? Evidentemente, que ela se machuque, já que projetam nela os seus medos e angústias, a despeito de o perigo ser muito relativo. Do mesmo modo, esses superpais desejariam evitar ao "filhote" fracassos inúteis, como se estes não tivessem nenhum valor educativo. Ora, é só depois de muitas tentativas e erros que a criança aprende por si mesma e se torna autônoma. Assim, enquanto ela não se aventurar sozinha na bicicleta, não saberá como fazer para dirigi-la sem cair. O preço a pagar por essa liberdade passa por algumas quedas e eventuais arranhões. E, apesar dos bons sentimentos que os inspiram, os pais devem admitir que a sua própria experiência nem sempre é transmissível. A criança deve, por sua vez, vivê-la e tirar as suas conclusões. Assim, é necessário aceitar essas etapas negativas ou dolorosas, que ajudam a crescer.

Seria melhor dizer: "Você pode se machucar." Essa fórmula é condicional: a criança é prevenida, responsabilizada. Admite-se implicitamente que ela poderia agir melhor e surpreender positivamente os pais. Também se pode expressar o que se sente: "Tenho medo de que você...", "Espero que você possa..." Isso estimula a criança a prestar mais atenção.

2. **Você é in-su-por-tá-vel!** (Ou: Você é uma peste!)
Visivelmente, o pai(mãe) não agüenta mais e comunica isso ao provocador, dizendo-lhe que não o suporta mais, quando é, antes, a atitude da criança que é insuportável. A criança é atingida no mais profundo de si mesma, é ferida por esse julgamento sobre a sua pessoa inteira, o que pode torná-la ainda mais agressiva.

Seria melhor dizer: "Não suporto mais isso, você passou dos limites." Nessa circunstância é preciso saber antecipar, antes que a situação degenere e dizer a tempo "chega!". Essa atitude é bem mais eficaz e tranqüilizante para a criança do que a permissividade de um pai que teme usar a sua autoridade, mas acaba, um pouco depois, "estourando".

3. **Você é mau; você quer me enlouquecer.** (Ou: Você está querendo me matar?)
Aqui, o pai ou mãe não só deixa subentendido "Você é insuportável", mas também ""Você quer me fazer mal". Essa é uma clara chantagem afetiva, o que é duplamente perturbador. A criança se sente ao mesmo tempo rejeitada por aquilo que é ("mau", como dizem) e culpabilizada (ela desejaria "enlouquecer a mãe"). De certa maneira, o pai(mãe) passa para o filho a idéia de que ele só o ama quando é gentil e submisso ao seu desejo. Para se sentir sempre amado, ele nunca deveria sair da linha de conduta traçada pelo pai. Essa chantagem sistemática é nociva, pois o obriga a renunciar ao próprio *ego* para dobrar-se ao do pai ou mãe.

Seria melhor dizer: "Isso que você está fazendo é mau" ou "Não gosto do seu comportamento".

Em ambos os casos, não é a criança inteira que é rejeitada, mas apenas uma parte. Outra solução: inverter o tom do pedido. "Tente ser mais gentil; é muito mais agradável." Ou ainda: "Estou espantada de te ver fazer uma coisa tão má (ou tão burra); isso não pode ser coisa sua." Em todos os casos, a mãe deve deixar de pensar que o filho faz tudo em referência a ela, por ela ou contra ela. Este pode cometer um erro ou fazer uma "bobagem", sem verdadeira intenção de decepcioná-la ou magoá-la.

4. **Se você continuar, não viaja mais de férias conosco amanhã.**
Por que fazer uma ameaça que você sabe que não pode cumprir? Acenando com uma punição que nunca vem, o pai acaba perdendo a credibilidade e a criança age como quer, sem medo da autoridade. Seria melhor dizer (adotando o tom persuasivo adequado): "Se você não se comportar, eu vou me irritar de verdade!". Há fortes chances de que a mensagem seja totalmente compreendida. E, se apesar de tudo ele passar dos limites, só resta aplicar a punição prometida, o que, provavelmente, a criança já espera.

5. **Você deveria seguir o modelo da sua irmã.** (Variante: A sua irmã, pelo menos...)
Esse tipo de frase, dita como quem não quer nada, tem dois problemas: primeiro, é a criança que escolhe os seus modelos, e não os pais que os impõem, pois, afinal, ela tem o direito de idealizar quem quiser. Segundo: apresentando per-

petuamente a irmã como exemplo, o pai só faz "botar lenha na fogueira"e atiçar o rancor e o ciúme fraternos, com prejuízo para as duas crianças. Mas, principalmente, o seu filho pode pensar que todo esforço é inútil, já que, como dizem os pais, a irmã é a menina-prodígio, imbatível no seu terreno. Então, para que tentar? Seria melhor dizer: "Faça um esforço, seja bem-educado e um pouco mais prestativo" ou "Estude mais". Aqui, não há comparação, apenas se diz ao interessado o que se espera dele. Se quisermos absolutamente lembrar o modelo a seguir, é preferível uma fórmula mais positiva: "Cada um tem as suas qualidades; a sua irmã, por exemplo, é muito prestativa e você também tem as suas coisas boas. Então mostre-as."

6. **Com você, é sempre a mesma coisa.** (Variante: Nunca se pode confiar em você; você está atrasado, como sempre.)
"Sempre", "nunca", "como de costume": são qualificações excessivas, pois uma criança não faz sempre a mesma coisa. Para obter uma guloseima ou se deitar mais tarde, ela não berra sistematicamente; também sabe ser sedutora, bem-educada ou persuasiva. Aliás, essas adverbiações estão inscritas numa duração ilimitada. Não deixam nenhuma alternativa à criança, ou seja, não lhe deixam a possibilidade de mudar. É como se lhe colassem um rótulo indelével, lhe dessem uma espécie de papel ao qual ela seria condenada de uma vez por todas. Aliás, pensa ela com razão, quando ela se esforça ninguém percebe, pois continuam repetindo a mesma ladainha. Então, para que tentar melhorar? Seria melhor dizer: "Você me prometeu chegar na hora (ou arrumar a sua bagunça). Da próxima vez, conto com você!" Nesse caso, a repreensão é formulada de maneira aberta, sem noção de duração indefinida. Outra possibilidade: usar o aviso. "Se você recomeçar, ficará de castigo." O pai(mãe) lembra a regra ao filho. Para bom entendedor...

7. **Você é feio, não serve para nada, é incapaz...**
Repetir incansavelmente ao seu filho que ele é isto ou aquilo equivale a martelá-lo psicologicamente, ou até um assédio moral. É uma maneira de lhe dar uma identidade definitiva, mais perigosa certamente do que a primeira. Esse tipo de julgamento acaba deixando marcas profundas na criança e pode gerar uma falta real de confiança, da qual será difícil livrar-se mais tarde. Se o pai(mãe) age assim, não é por mal, mas muitas vezes porque ele próprio foi vítima de semelhantes depreciações por parte dos próprios pais. No fundo, ele tem uma imagem tão medíocre de si mesmo que lhe é difícil imaginar que tem um filho dotado de certas qualidades. Ora, estas existem forçosamente (pois todos têm qualidades e defeitos), mas ele mesmo nunca aprendeu a ver as qualidades. Seria melhor dizer o contrário: "Você fica tão bonita, penteada

assim" (ou "vestido com essa roupa"); "Continue assim, você é perfeitamente capaz..."

8. **Ninguém te agüenta mais!!!**
Essa sentença é pronunciada para mostrar à criança excitada que passou dos limites. Usada excepcionalmente, atinge o seu objetivo. A pestinha, "nocauteada", pára de fazer bobagens. O problema é quando a frase é dita cada vez mais freqüentemente. Se decodificarmos bem o seu sentido, ela significa várias coisas: antes de tudo, é uma porta fechada, não há mais diálogo nem negociação possível. Também é uma ausência de escuta à criança e ao seu mal-estar. Enfim, esse gênero de palavra reativa instantaneamente a angústia de abandono que existe em todas as crianças dessa idade. Ela se sente então excluída e rejeitada, o que é muito triste, mesmo que ela tenha feito tudo para exasperar os pais.

Seria melhor dizer: "Agora, chega! Não agüentamos mais e te aconselhamos a parar. Senão...!"

9. **Não, é claro que você não está com medo!**
Às vezes, um adulto tem dificuldade em se lembrar dos seus próprios medos de criança. É pena! Se ele se lembrasse, poderia compadecer-se dos temores do filho, e não considerá-los sistematicamente como criancices. Compreenderia que é possível ficar apavorado(a) diante de um corredor escuro ou com a idéia de mergulhar a cabeça na água. Infelizmente, o pai ou mãe "amnésico" está sempre pronto a minimizar esses medos e a despojar a criança das suas emoções, negando-as. Por que ele(a) faz isso? Por sadismo? Não, por simples decepção. Não quer admitir que seu menino ou sua menina se apavorem de maneira tão pueril. O adulto poderia consolar-se dizendo que isso é passageiro e ficar encantado ao ver que o filho exterioriza os seus medos com toda a confiança (ao passo que poderia dissimulá-los, mesmo à custa de grandes esforços). Se o seu protetor lhe responde: "Não, é claro que você não está com medo!", ele se sente ainda mais desamparado. O risco é que, no futuro, a criança hesite em se entregar a alguém.

Seria melhor dizer: "Não se preocupe, estou aqui, agora vai correr tudo bem." Ou então: "Eu também, quando era pequeno, tinha o mesmo medo e quando cresci, o medo foi embora." Ou, finalmente: "Muitas crianças são como você, mas você vai ver, isso passa..."

10. **Você quer sempre se fazer de interessante.** (Variante: Vai ver se eu estou na esquina.)
Duas palavras importantes nessa frase: "sempre" e "interessante". A primeira já foi comentada acima, então vamos abordar a segunda. Se a criança se sente obrigada a se fazer notar por "bobagens" ou palhaçadas, é porque, na sua

opinião, não lhe dão suficiente atenção ou tempo. Essa criança está "carente", precisa captar os olhares, ser tranqüilizada, amada, ou contida em limites nesse momento preciso. É por isso que o "exibido" aproveita a platéia para obrigar os olhares a convergirem para ele. Para acalmá-lo, é melhor consagrar-lhe três minutos de qualidade do que dez minutos de repreensões ou de raiva. De qualquer forma, se a criança não obtiver a atenção de que precisa, ela pode, a qualquer momento, exagerar nas suas intervenções. Também se pode prometer-lhe passar um momento com ela, porém mais tarde: "Hoje à noite, nós temos convidados, não podemos; mas amanhã, está prometido!"

11. **É para o seu bem.**

Vamos nos pôr, mais uma vez, no lugar da criança. Como reagiríamos se nos repetissem, o dia inteiro "Mas é para o seu bem!"? Como sempre, o problema está no excesso, quando os pais acabam sabendo melhor que o filho, e em todas as ocasiões, aquilo de que ele precisa. O pai ou mãe gosta de repetir: "Eu te conheço como a palma da minha mão (ou melhor do que você mesmo)", ou pior: "Eu leio os teus pensamentos."

A criança, tornada assim transparente, perde o direito de emitir a sua própria opinião. Ora, desde a idade da razão, ela sabe bastante bem o que lhe convém e o que é bom para ela. Tem o direito de não gostar de feijão ou de alface, "mesmo que estejam cheios de vitaminas". Pode preferir passear de manga curta, mesmo que a mãe esteja com frio, ou ler e ficar distraída em vez de fazer a caminhada saudável no parque, como querem os pais. Às vezes, seria melhor... não dizer nada. Ou então, pôr a criança diante do fato consumado, sem essa cantilena de que é para o seu bem. Se ela tem de acompanhar você ao parque, basta dizer: "Sei que você não está com vontade, mas tem que vir assim mesmo e pronto!" Esse tipo de atitude determinada será mais aceito se, anteriormente, as reticências da criança foram ouvidas. Mas atenção para não abusar de uma tal autoridade. A criança relutante também tem direito à preguiça e até a ter mau gosto. Não é obrigada a ser impecável em todos os pontos.

12, 13, 14 etc.

Você ainda é um verdadeiro neném!
Não compreendo essa sua preocupação, nessa idade...
Não gosto mais de você.
Você não é mais meu filho (minha filha).
Pense no mal que você está nos fazendo...
E pensar que eu só vivo para você!
Temos vergonha de você.
O que eu vou fazer com você?!
Se você tirar nota baixa, vai ser varredor de rua.

A lista das pequenas frases "assassinas" é infinita.

Epílogo

• *Duas ou três coisas que você deve saber se decidir levar seu filho ao psicólogo*

O código de ética dos psicólogos foi elaborado em 1996 pelo Conselho Federal de Psicologia. Eis alguns dos seus principais pontos:

Princípios fundamentais:

I — O psicólogo baseará o seu trabalho no respeito à dignidade e integridade do ser.

II — O psicólogo trabalhará visando a promover o bem-estar do indivíduo e da comunidade, bem como a descoberta de métodos e práticas que possibilitem a consecução desse objetivo.

VI — O psicólogo colaborará na criação de condições que visem a eliminar a opressão e a marginalização do ser humano.

VII — O psicólogo, no exercício de sua profissão, completará a definição de suas responsabilidades, direitos e deveres, de acordo com os princípios estabelecidos na Declaração Universal dos Direitos Humanos, aprovada em 10.12.1948 pela Assembléia Geral das Nações Unidas.

Das responsabilidades gerais do psicólogo:

Art.02 — Ao psicólogo é vedado:

h) Pleitear comissões, doações ou vantagens outras de qualquer espécie, além dos honorários estabelecidos;

i) Atender, em caráter não-eventual, a menor impúbere ou interdito, sem conhecimento de seus responsáveis.

Art.03 — São deveres do psicólogo nas suas relações com a pessoa atendida:

c) Em seus atendimentos, garantir condições ambientais adequadas à segurança da(s) pessoa(s) atendida(s), bem como à privacidade que garanta o sigilo profissional.

Do sigilo profissional

Art.21 — O sigilo protegerá o atendido em tudo aquilo que o psicólogo ouve, vê ou de que tem conhecimento como decorrência do exercício da atividade profissional.

Art.23 — Se o atendimento for realizado por psicólogo vinculado a trabalho multiprofissional numa clínica, empresa ou instituição ou a pedido de outrem, só poderão ser dadas informações a quem as solicitou, a critério do profissional, dentro dos limites do estritamente necessário aos fins a que se destinou o exame.

Art.26 — O sigilo profissional protegerá o menor impúbere ou interdito, devendo ser comunicado aos responsáveis o estritamente essencial para promover medidas em seu benefício.

Das comunicações científicas e da divulgação ao público

Art.30 — Ao psicólogo, na realização de seus estudos e pesquisas, bem como no ensino e treinamento, é vedado:

b) Promover atividades que envolvam qualquer espécie de risco ou prejuízo a seres humanos ou sofrimentos desnecessários para animais.

- *A primeira vez*

Não se vai ao psicólogo por impulso. Em geral, os pais que o procuram para os seus filhos amadureceram longamente essa decisão. É apenas quando não conseguem mais suportar a situação que resolvem pedir ajuda (ou opinião) a uma pessoa exterior. Muitas vezes, é o pediatra, uma amiga ou a professora que lhes sugere essa medida.

Quais são os motivos da consulta? Todos: do banal xixi na cama à insônia que deixa a família esgotada, passando pela recusa do alimento (mais séria), pelos problemas escolares (falta de concentração, repetência, agressividade) ou pela agitação da criança, "que não pára no lugar".

Na primeira consulta, proponho à criança que me diga, ela própria, as razões da sua vinda. Ela as conhece perfeitamente, mesmo que nem sempre possa expressá-las. Então, os pais fazem isso. Nesse exato momento, fico igualmente atento às declarações destes e ao comportamento do principal interessado; este participa sempre daquilo que se diz a seu respeito, mesmo que pareça indiferente ou agitado. A atitude que ele escolhe adotar e me mostrar durante a entrevista preliminar deve me fornecer informações. Ela me indica o lugar que a criança desejaria atingir graças à minha ajuda, já que não pode fazê-lo sozinha, e principalmente o lugar que os seus pais lhe atribuem na família: vítima, tirano, criança desorientada e sobrecarregada por tudo o que se espera dela, criança superprotegida, idealizada, ou, ao contrário, pouco valorizada.

Logo nessa primeira entrevista, digo a ela que terá posteriormente um tempo em que estará só comigo, a fim de que possa, se desejar, dizer certas coisas sem a presença de outros. É importante que, logo de saída, a criança esteja segura da atenção que eu lhe dedico, que é igual ou até superior à que dou aos adultos. Na verdade, o inconsciente da criança está "em carne viva", muito próximo e autêntico, e logo frágil. Seu pequeno mundo íntimo já está povoado de temores, interdições, tabus, desejos inacessíveis, frustrações dolorosas, mas também de magníficos recursos ainda não utilizados. Tudo isso merece escuta e paciência. Como ocorre no caso de adultos, tenho a obrigação de guardar o segredo profissional e comunico isso à criança. É só nesse instante, depois de estar convencida da minha discrição e do interesse que lhe dedico, que ela me concederá a sua confiança e talvez as suas confidências. Então, o trabalho poderá começar.

Agradecimentos

Agradecemos muito especialmente a Laure Boyer, psicanalista, Pierre Bitoun, pediatra, e Nicole Vallée, revisora.

FONTES DE DOCUMENTAÇÃO

A maioria dos organismos citados fornecerão, a pedidos, os endereços de seus correspondentes na França e no estrangeiro.

• Fédération Française des Psychomotriciens (FFP)
5, rue Copernic
75116 Paris
Tel: 33 01 45 05 12 77

• Fédération Nationale des Orthophonistes (FNO)
2, rue des Deux-Gares
75010 Paris
Tel: 33 01 40 35 63 75
Fax: 33 01 40 37 41 42
E-mail: fno@wanadoo.fr

• Groupe de Recherche et d'Action pour la Petite Enfance
8, rue Meyran
75009 Paris
Tel: 33 01 48 78 30 88
Fax: 33 01 40 16 95 92
E-mail: enfance.grape@wanadoo.fr
Pesquisa e formação sobre a infância e a adolescência.
Associação essencialmente destinada aos órgãos e instituições.

• Union Nationale des Associations de Parents d'Enfants Inadaptés (UNAPEI)
15, rue Coysevox
75018 Paris
Tel: 33 01 44 85 50 50
Fax: 33 01 44 85 50 60
E-mail: public@unapei.org
Site: www.unapei.org

• Syndicat National des Psychologues (SNP)
40, rue Pascal
75013 Paris

Tel: 33 01 45 87 03 39
Fax: 33 01 45 35 25 83
E-mail: snp@club-internet.fr

• Association Nationale des Psychologues de la Petite Enfance (ANAPSYPE)
28, rue Didot
75018 Paris
Tel: 33 01 45 41 40 32
Fax: 33 01 45 41 40 32

• IRAEC: Institut Recherche Appliquée Enfant Couple
41, rue Joseph-de-Maistre
75018 Paris
Tel: 33 01 42 28 42 85
Fax: 33 01 42 28 34 83

• La Maison Verte
13, rue Meilhac
75015 Paris
Tel: 33 01 43 06 02 82
Fax: 33 01 43 06 41 46

• Fédération Nationale des Écoles des Parents et des Éducateurs
5, impasse du Bon-Secours
75011 Paris
Tel: 33 01 44 93 44 88
Fax: 33 01 44 93 44 84

• Fédération Syndicale des Familles Monoparentales
53, rue Riquet
75019 Paris
Tel: 33 01 44 89 86 80
Fax: 33 01 40 35 29 52
E-mail: c.s.f@wanadoo.fr
Site: www.perso.@wanadoo.fr/c.s.f

• Fédération de Conseil de Parents d'Élèves (FCPE)
108, avenue Ledru-Rollin
75011 Paris
Tel: 33 01 43 57 16 16
Fax: 33 01 43 57 40 78
E-mail: fcpe@fcpe.asso.fr
Site: www.fcpe.asso.fr

• Fédération des Parents d'Élèves de l'Enseignement Public (FPEEP)
89, boulevard Berthier
75017 Paris
Tel: 33 01 44 15 18 18
Fax: 33 01 47 66 33 02
E-mail: peep@peep.asso.fr
Site: www.peep.asso.fr

Endereços úteis no Brasil

Associação Brasileira Beneficente de Reabilitação — ABBR
Rua Jardim Botânico 660
Jardim Botânico
Rio de Janeiro RJ
22461-000
tel: (21) 294-6642 / 294-5145 / 294-8996

Associação Brasileira de Educação Infantil — ASBREI
Entidade de creches e pré-escolas
Rua Conde Lages 44/619
Glória
Rio de Janeiro RJ
20241-080
tel: (21) 224-1804 / fax: 224-3226
http://www.asbrei.org.br

Associação Brasileira Multiprofissional de Proteção à Infância e à Adolescência — ABRAPIA
Rua Fonseca Teles 121, 2º andar
São Cristóvão RJ
20940-200
tel: (21) 589-5656 / fax: 580-8057
http://www.abrapia.org.br

Associação de Assistência à Criança Deficiente — AACD
Avenida Professor Ascendino Reis 724
Vila Clementino
São Paulo SP
04027-000
tel: (11) 5576-0777 / fax: 5576-0660
http://www.aacd.org.br

Associação de Assistência à Criança Surda — AACS
Rua Visconde de Vila Isabel 276
Vila Isabel

Rio de Janeiro RJ
20560-120
tel: (21) 577-1241

Conselho Federal de Fonoaudiologia
SCLN 102, Bloco B/sala 101
Asa Norte
Brasília DF
70722-520
tel: (61) 226-1213 / fax: 321-0691
http://www.fono.com.br
fonoaudiologia@fono.com.br

Conselho Federal de Psicologia
SRTVN, quadra 702
Edifício Brasília Rádio Center, conjunto 4024-A
Brasília DF
70719-900
tel: (61) 328-1814 / 223-1947 / fax: 223-1728
http://www.psicologia-online.org.br
federal@rudah.com.br

Federação Nacional de APAEs (Associação de Pais e Amigos Excepcionais) — Fenapae
SDS Edifício Venâncio IV, cobertura
Brasília DF
70393-900
tel: (61) 224-9922 / fax: 223-5899
http://www.fenapae.org.br
fna@fenapae.org.br

O site http://www.defnet.org.br/linkasso.htm oferece os contatos de diversas associações para problemas tão variados como surdez, síndrome de Down e dislexia.

Sociedade Brasileira de Psicomotricidade — Colégio Nacional
Rua Alberto de Campos 125/103
Ipanema
Rio de Janeiro RJ
22471-020
tel: (21) 247-8361
http://www.psicomotricidade.com.br

BIBLIOGRAFIA

ANTILOGUS, P., FESTJENS, J.-L. *Guide de survie à l'usage des parents* Presses de la Cité, 1991.

BADINTER, E. *L'Amour en plus*. Flammarion, 1980. [*Um amor conquistado*. Rio de Janeiro: Nova Fronteira, 1985.]

BETTELHEIM, B. *Psicanálise dos contos de fadas*. Rio de Janeiro: Paz e Terra, 1996.]

_____. *Uma vida para seu filho*. Rio de Janeiro: Campus, 1989.

BOUKOBZA, Cl. (org.). *Les relations précoces mères-enfants*. Ed. Association Santé mentale et Culture, 1995.

BRIGGS, D.C. *Auto-estima do seu filho*. São Paulo: Martins Fontes.

BRUN, G. *Pais, filhos e cia limitada*. Rio de Janeiro: Record, 1999.

CHALLAMEL, M.-J. e M. THIRION. *Le sommeil, le rêve et l'enfant*. Ramsay, 1988.

CHEMAMA, R. (org.). *Dictionnaire de la psychanalyse*. Larousse, 1993.

CYRULNIK, B. *Les nourritures affectives*. Odile Jacob, 1993. [*Os alimentos do afeto*. São Paulo: Ática, 1995.]

DOLTO, F. *La cause des enfants*. Robert Laffont, 1986.

_____. *As etapas decisivas da infância*. São Paulo: Martins Fontes, 1999.

_____. *Quando os pais se separam*. Rio de Janeiro: Jorge Zahar Editor, 1989.

DUMAS, D. *Sans père et sans parole*. Hachette Littératures, 1999.

_____. *Et l'enfant créa le père*. Hachette Littératures, 2000.

FABER, A. e E. MAZLISH. *Jalousies et rivalités entre frères et soeurs*. Stock, 1989.

_____. *Pais liberados, filhos liberados*. São Paulo: Ibrasa, 1985.

FREUD, S. *Trois essais sur la sexualité*. Gallimard, 1962. [*Três ensaios sobre a teoria da sexualidade*. Rio de Janeiro: Imago, ESB, vol.VII (1905) 1972.]

GOBERT, D. *Il était une fois le bon Dieu, le père Noël et les fées*. Albin Michel, 1992.

HUYETTE, M. *L'Enfant et la justice en 60 questions*. Dunod, 1998.

KREISLER, L., M. FAIN e M. SOULE. *L'Enfant et son corps*. PUF, 1981.

_____. La Lettre du GRAPE. *Le désarroi des parents*. Erès, 1994.

LAUFER, D. *Traité de savoir-vivre à l'usage des familles recomposées*. Calmann-Lévy, 1996.

LOBO, L. *Escola de pais*. Rio de Janeiro: Lacerda, 1997.

NAOURI, A. *Une place pour le père*. Seuil, 1992.

_____. *Le couple et l'enfant*. Odile Jacob, 1995.

NASIO, J.-D. *Enseignement de sept concepts cruciaux de la psychanalyse*. Ed.Rivages, 1988. [*Lições sobre os 7 conceitos cruciais da psicanálise*. Rio de Janeiro: Jorge Zahar Editor, 1989.]

PHILLIPS, A. *Dizer não*. Rio de Janeiro: Campus, 2000.

POUSSIN, G., e MARTIN-LEBRUN, E. *Les enfants du divorce*. Dunod, 1997.

RENAUD, J. Dr. *Faut-il dire non à ses enfants?*. Hachette, 1988.

ROBIN, M., I. CASATI e D. CANDILIS-HUISMAN. *La construction des liens familiaux pendant la première enfance*. PUF, 1995.

ROUDINESCO, E. e M. PLON. *Dicionário de psicanálise*. Rio de Janeiro: Jorge Zahar Editor, 1998.

SINGLY, F. DE. *Libres ensemble: l'individualisme dans la vie commune*. Nathan, 2000.

THERY, I. (org.). *Recomposer une famille, des rôles et des sentiments*. Textuel, 1995.

VIGOR, M.-F. *Profession parents*. Ramsay, 1991.

WINNICOTT, D.W. *Jeu et Realité*. Gallimard, 1975. [*O brincar e a realidade*. Rio de Janeiro: Imago, 1975.]

_____. *A criança e seu mundo*. Rio de Janeiro: LTC, 1982.

_____. *A família e o desenvolvimento individual*. São Paulo: Martins Fontes, 1993.

_____. *Conversando com os pais*. São Paulo: Martins Fontes, 1993.

ZAGURY, T. *Limites sem trauma*. Rio de Janeiro: Record, 2000.

ZAZZO, R. *Le Paradoxe des jumeaux*. Stock-Laurence Pernoud, 1984.

ÍNDICE REMISSIVO

Os números em negrito remetem ao desenvolvimento mais detido de um tema.

Este livro foi composto por TopTextos Edições Gráficas, em Berkeley e Gill Sans, e impresso por Cromosete Gráfica e Editora em junho de 2001.